秘伝のワザ

ぜんぶ教えます

美容外科手術 とらの巻

WEB
動画付き

109の動画で熟練医の妙技を習得

著
市田正成　いちだクリニック 院長
阿部聖孝　美容外科よこはまエーブクリニック 院長

文光堂

[著者略歴]

市田正成（いちだまさなり） 1945年2月13日生まれ

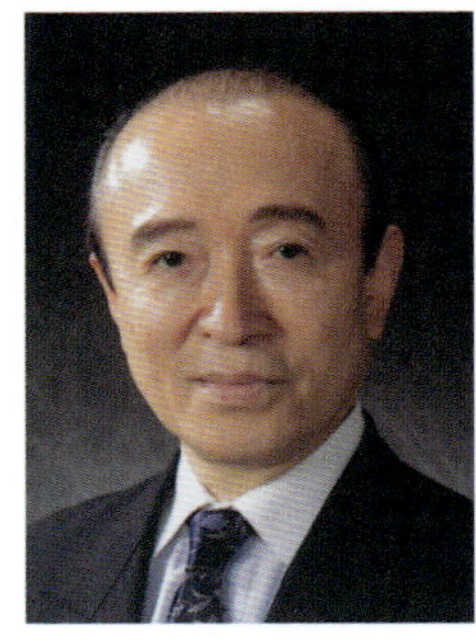
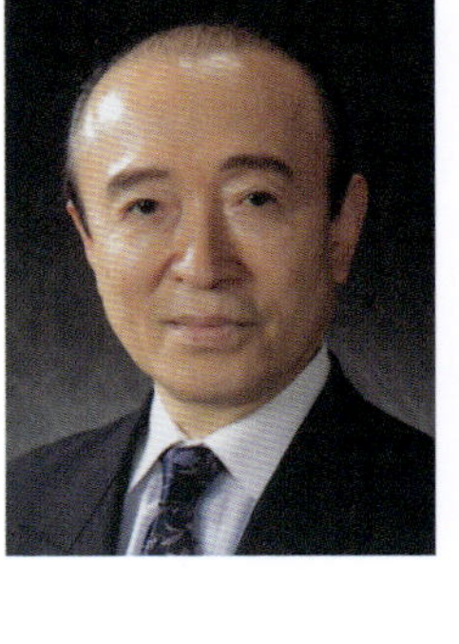

1970年　京都府立医科大学卒業
　　　　同大学整形外科学教室入局
1974年　朝日大学附属村上記念病院整形外科助手
1977年　北里大学形成外科学教室講師
1979年　京都府立医科大学眼科学教室　客員講師兼任
1980年　朝日大学附属村上記念病院形成外科講師
　　　　近畿大学皮膚科形成外科 非常勤講師兼任
1985年　市田形成外科開業
1995年　医療法人社団いちだクリニック（改称）理事長，院長　現在に至る

資格
日本形成外科学会認定医
日本美容外科学会専門医
1998年　日本美容外科学会会長を務める（第21回日本美容外科学会総会開催）
日本臨床形成美容外科医会理事
2014年　福岡大学形成外科臨床教授
2016年　日本美容外科学会（JSAPS）名誉会員

著書
形成外科手術アトラスⅠ（共著），文光堂，1982
美容外科手術プラクティス1（編著），文光堂，2000
美容外科手術プラクティス2（編著），文光堂，2000
スキル美容外科手術アトラスⅠ　眼瞼，文光堂，2003
スキル美容外科手術アトラスⅡ　脂肪吸引・注入術，文光堂，2005
スキル美容外科手術アトラスⅢ　鼻（共著），文光堂，2009
スキル外来手術アトラス（改題第3版），文光堂，2006
ホクロ手術図鑑，文光堂，2013
スキル美容外科手術アトラス　眼瞼（第2版），文光堂，2016
匠が教える美容外科注入術，文光堂，2018
脂肪注入移植術（共著）（編著：浅野裕子・関堂　充），克誠堂出版，2019
スキル　プロフェッショナル外科ナース入門，文光堂，2022

現住所
いちだクリニック
〒500-8351　岐阜県岐阜市清本町10-18
TEL：058-253-5911，FAX：058-252-2481

阿部聖孝（あべきよたか） 1957年8月24日生まれ

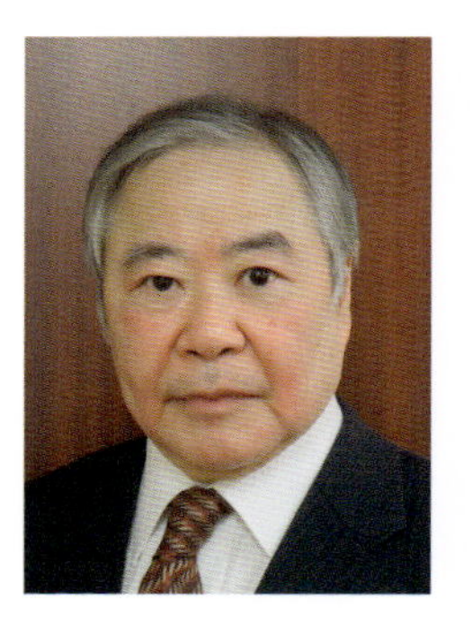

1983年　北里大学医学部医学科卒業
　　　　同大学形成外科学教室入局
1988年　日本医科大学麻酔科学教室入局
1997年　コムロ美容外科入職
2000年　リッツ美容外科横浜院開業
2013年　よこはまエーブクリニック開業（名称変更）　現在に至る

資格
日本麻酔科学会専門医
日本ペインクリニック学会専門医

所属学会
日本美容外科学会（JSAPS）
日本美容外科学会（JSAS）
日本美容医療協会
日本美容外科医師会
日本麻酔科学会
日本ペインクリニック学会
日本良導絡自律神経学会

現職
美容外科よこはまエーブクリニック院長
日本医科大学付属病院麻酔科・ペインクリニック助手

現住所
美容外科よこはまエーブクリニック
〒220-0004　神奈川県横浜市西区北幸2-10-50 北幸山田ビル7F
TEL：045-411-5062，FAX：045-411-5105

序　文

この度，私は北里大学の後輩の阿部聖孝先生を相方として，「交換日記」のような形式で，二人で専門の「美容形成外科」に関した話題を中心にして，お互いの常用する手術のアイデアや成果についてディスカッションしながら，手術を解説する本を書くことを企画しました．美容形成外科手術に関する世間話や教養話を交えながら，これから同じような道を目指す若い先生方に，何らかの参考になればという発想で執筆しています．

相方の阿部先生は，横浜でクリニックを開業しているのですが，北里大学の同門誌に載せる文章などを通じて，いつもその幅広い教養とユーモアのセンスについて，密かに注目していたのです．そして，私のパートナーとしてお願いしてみたいと思うようになったわけです．

私には親友といえるドクターは何人かいますが，このような交換日記形式の文章を書くには，あらゆる意味で，近すぎても，遠すぎても良くないと思います．つまり，適当な距離感があり，お互いをリスペクトしあえる関係が良いのだと思います．阿部先生は私の得意でない麻酔科の専門医資格があり，私にないものも数多くお持ちなので，内容も充実して，特に若い先生方の参考になる手術解説書にもなると確信しております．

2025年3月

市田正成
いちだクリニック

刊行にあたって

1978年，医療法の標榜診療科として認可された美容外科は，今では形成外科の中でも主要なカテゴリーに置かれる存在となりました．しかしながら実際に美容外科を研修，勉強する場所と機会を得ることは，なかなか難しいのが現状です．本書は，美容外科を学ばれる先生方が，その場で手術を見学しているようなリアリティを感じながら，美容外科手術の知識，技量を習得して頂きたいという思いから生まれました．

第一の特徴としては，掲載項目のコンテンツに手術動画を取り入れたことです（動画が入っていない項目もあります）．動画には各手術操作の内容が伝わりやすくなるように，場面ごとにキャプションを入れました．テキストと一緒に動画を閲覧することで，実際の手術の細かい部分まで，より理解が深まることと思います．

美容外科手術の習得にあたっては，動画で学ぶことがとても有用であると考えています．ただし本書の動画に関しては，医療現場の手術動画を制作，編集している専門家にお任せしたものではないので，未熟な箇所がある点を御容赦ください．

また，実際の手術場面でふと湧き上がる素朴な疑問に対して，恩師である市田先生とお互いの経験を基にした本音の意見交換をいたしました．本書の第二の特徴になりますが，その際の突っ込んだやり取りを掲載いたしましたので，動画と合わせてお読み頂くことで，手術を見ている臨場感がさらに高まることと思います．

本書の作成にあたり，私が共同執筆の機会を頂いた背景には，市田先生から医局を通して御恵贈戴いた，先生の著書『スキル美容外科手術アトラスⅡ　脂肪吸引・注入術』（文光堂，2005年）との出会いがあります（これは施術動画のDVDが付属している，当時としては大変画期的な書籍です）．当書を拝読いたしまして，美容外科の知識，技術さらに医師としての考え方を学ばせて頂き，市田先生には感謝と敬愛の念がより一層深まりました．

動画を取り入れた医学書を共同執筆するお誘いを市田先生から頂いたときには，何か運命的な御縁を感じ，一も二も無く快諾のお返事を申し上げました．

さて，この書籍は美容外科を志す若い先生方を対象といたしました．手術経験の浅い先生方が，美容外科医師として独り立ちできるまでの道のりは大変長く困難を極めますが，その手引きとなれば嬉しく思います．

本書は，今現在山の麓に立っている若い先生が，山の頂上となる自主独立した一人の美容外科医師となる道を目指すとき，「頂上までヘリコプターで連れて行ってあげるよ」というものではありません．一般的な登山ルートにはありませんが，「こういう近道，楽で安全なショートカットがあるよ！」ということが書いてある【手引き書】として活用頂けましたら，著者として幸甚です．

2025年3月

阿部聖孝
美容外科よこはまエーブクリニック

CONTENTS

F アンチエイジング

G 全身麻酔

Column

動画一覧

A 目元

1 重瞼術（埋没法）

動画①

デザイン・計測

https://www.bunkodo.co.jp/movie/cossur/a1-1.html

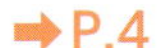
➡P.4

動画②

麻酔（皮膚・点眼・結膜）

https://www.bunkodo.co.jp/movie/cossur/a1-2.html

➡P.5

動画③

皮膚切開（穴開け）

https://www.bunkodo.co.jp/movie/cossur/a1-3.html

➡P.6

動画④

糸かけ

https://www.bunkodo.co.jp/movie/cossur/a1-4.html

➡P.7

動画⑤

糸の結紮（結び玉の処置）

https://www.bunkodo.co.jp/movie/cossur/a1-5.html

➡P.10

動画⑥

術後処置（ヒアルロニダーゼ注入）

https://www.bunkodo.co.jp/movie/cossur/a1-6.html

➡P.11

2 抜糸式重瞼術（ビーズ法）

動画①

デザイン

https://www.bunkodo.co.jp/movie/cossur/a2-1.html

➡P.18

動画②

麻酔

https://www.bunkodo.co.jp/movie/cossur/a2-2.html

➡P.18

動画③

保護コンタクト装着

https://www.bunkodo.co.jp/movie/cossur/a2-3.html

➡P.18

動画④

右側：糸かけ

https://www.bunkodo.co.jp/movie/cossur/a2-4.html

➡P.19

動画⑤

右側：糸しごき

https://www.bunkodo.co.jp/movie/cossur/a2-5.html

➡P.19

動画⑥

左側：糸かけ

https://www.bunkodo.co.jp/movie/cossur/a2-6.html

➡P.19

動画⑦

左側：糸しごき

https://www.bunkodo.co.jp/movie/cossur/a2-7.html

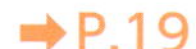

➡P.19

動画⑧

ビーズ固定

https://www.bunkodo.co.jp/movie/cossur/a2-8.html

➡P.20

3 重瞼術（切開法）

動画①

デザイン

https://www.bunkodo.co.jp/movie/cossur/a3-1.html

➡P.23

動画②

麻酔

https://www.bunkodo.co.jp/movie/cossur/a3-2.html

➡P.24

動画③

皮膚切開

https://www.bunkodo.co.jp/movie/cossur/a3-3.html

➡P.24

動画④

皮膚切除

https://www.bunkodo.co.jp/movie/cossur/a3-4.html

➡P.24

動画⑤

軟部組織切除

https://www.bunkodo.co.jp/movie/cossur/a3-5.html

➡P.24

動画⑥

皮下縫合

https://www.bunkodo.co.jp/movie/cossur/a3-6.html

➡P.25

動画⑦

皮膚縫合

https://www.bunkodo.co.jp/movie/cossur/a3-7.html

➡P.26

4 眼瞼下垂手術（挙筋腱膜前転術）

動画①

デザイン

https://www.bunkodo.co.jp/movie/cossur/a4-1.html

➡P.30

動画②

麻酔

https://www.bunkodo.co.jp/movie/cossur/a4-2.html

➡P.30

動画③

皮膚切開・皮膚切除

https://www.bunkodo.co.jp/movie/cossur/a4-3.html

➡P.31

動画④

皮下剥離

https://www.bunkodo.co.jp/movie/cossur/a4-4.html

➡P.32

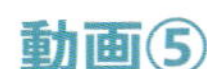

動画⑤

軟部組織切除

https://www.bunkodo.co.jp/movie/cossur/a4-5.html

➡P.33

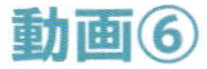

動画⑥

挙筋腱膜前転・状態確認

https://www.bunkodo.co.jp/movie/cossur/a4-6.html

➡P.35

動画⑦

瞼板固定（アンカリング）

https://www.bunkodo.co.jp/movie/cossur/a4-7.html

➡P.36

動画⑧

皮膚中縫い

https://www.bunkodo.co.jp/movie/cossur/a4-8.html

➡P.36

動画⑨

頭側の軟部組織切除

https://www.bunkodo.co.jp/movie/cossur/a4-9.html

➡P.37

5 下眼瞼切開術

動画①

皮膚切開

https://www.bunkodo.co.jp/movie/cossur/a5-1.html

➡P.42

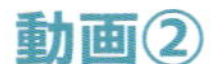

動画②

皮下剥離

https://www.bunkodo.co.jp/movie/cossur/a5-2.html

➡P.42

動画③

眼輪筋下剥離

https://www.bunkodo.co.jp/movie/cossur/a5-3.html

➡P.43

動画④

眼窩脂肪の処置

https://www.bunkodo.co.jp/movie/cossur/a5-4.html

➡P.44

動画⑤

眼輪筋吊り上げ

https://www.bunkodo.co.jp/movie/cossur/a5-5.html

➡P.45

動画⑥

皮膚切除

https://www.bunkodo.co.jp/movie/cossur/a5-6.html

➡P.46

B 鼻

1 シリコンプロテーゼによる隆鼻術

動画①

デザイン

https://www.bunkodo.co.jp/movie/cossur/b1-1.html

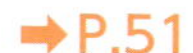

➡P.51

動画②

麻酔（局麻）

https://www.bunkodo.co.jp/movie/cossur/b1-2.html

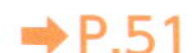

➡P.51

動画③

皮膚切開

https://www.bunkodo.co.jp/movie/cossur/b1-3.html

➡P.51

動画④

皮下剥離

https://www.bunkodo.co.jp/movie/cossur/b1-4.html

➡P.52

動画⑤

骨膜下剥離

https://www.bunkodo.co.jp/movie/cossur/b1-5.html

➡P.52

動画⑥

止血・洗浄

https://www.bunkodo.co.jp/movie/cossur/b1-6.html

➡P.54

動画⑦

プロテーゼ仮挿入

https://www.bunkodo.co.jp/movie/cossur/b1-7.html

➡P.54

動画⑧

プロテーゼ微調整

https://www.bunkodo.co.jp/movie/cossur/b1-8.html

➡P.55

動画⑨

縫合

https://www.bunkodo.co.jp/movie/cossur/b1-9.html

➡P.55

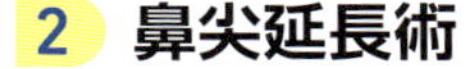

2 鼻尖延長術

動画①

グラフトの採取

https://www.bunkodo.co.jp/movie/cossur/b2-1.html

➡P.60

動画②

グラフトの作成

https://www.bunkodo.co.jp/movie/cossur/b2-2.html

➡P.60

動画③

麻酔

https://www.bunkodo.co.jp/movie/cossur/b2-3.html

➡P.61

動画④

皮膚切開

https://www.bunkodo.co.jp/movie/cossur/b2-4.html

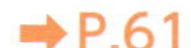

➡P.61

動画⑤

皮下剥離

https://www.bunkodo.co.jp/movie/cossur/b2-5.html

➡P.62

動画⑥

グラフトの挿入と固定

https://www.bunkodo.co.jp/movie/cossur/b2-6.html

➡P.63

4 鼻孔縁下降術

動画①

耳介皮膚・軟骨の採取

https://www.bunkodo.co.jp/movie/cossur/b4-1.html

➡P.74

動画②

皮膚切開（含：デザイン・麻酔）

https://www.bunkodo.co.jp/movie/cossur/b4-2.html

➡P.75

動画③

皮下剥離

https://www.bunkodo.co.jp/movie/cossur/b4-3.html

➡P.75

動画④

グラフトの挿入

https://www.bunkodo.co.jp/movie/cossur/b4-4.html

➡P.76

動画⑤

縫合・固定

https://www.bunkodo.co.jp/movie/cossur/b4-5.html

➡P.76

C 輪郭・その他（顔面）

1 顔面骨切り術（おとがい形成術）

動画①

切開

https://www.bunkodo.co.jp/movie/cossur/c1-1.html

➡P.83

動画②

剥離

https://www.bunkodo.co.jp/movie/cossur/c1-2.html

➡P.84

動画③

骨切り

https://www.bunkodo.co.jp/movie/cossur/c1-3.html

➡P.85

動画④

削骨

https://www.bunkodo.co.jp/movie/cossur/c1-4.html

➡P.86

3 リップリフト(2)：筋肉弁法

動画①

皮膚切除

https://www.bunkodo.co.jp/movie/cossur/c3-1.html

➡P.96

動画②

皮下剥離

https://www.bunkodo.co.jp/movie/cossur/c3-2.html

➡P.96

動画③

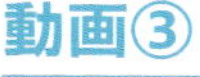

筋肉弁の作成

https://www.bunkodo.co.jp/movie/cossur/c3-3.html

➡P.97

動画④

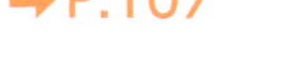

筋肉弁の固定

https://www.bunkodo.co.jp/movie/cossur/c3-4.html

➡P.97

D 脂肪吸引・注入

2 脂肪吸引術(1)：下顎頸部

動画①

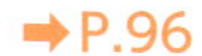

デザイン(脂肪吸引)

https://www.bunkodo.co.jp/movie/cossur/d2-1.html

➡P.107

動画②

脂肪吸引

https://www.bunkodo.co.jp/movie/cossur/d2-2.html

➡P.107

動画③

デザイン(皮膚切除)

https://www.bunkodo.co.jp/movie/cossur/d2-3.html

➡P.107

動画④

皮膚切開

https://www.bunkodo.co.jp/movie/cossur/d2-4.html

➡P.107

動画⑤

皮膚切除

https://www.bunkodo.co.jp/movie/cossur/d2-5.html

➡P.107

動画⑥

広頸筋縫縮

https://www.bunkodo.co.jp/movie/cossur/d2-6.html

➡P.107

動画⑦

皮膚中縫い

https://www.bunkodo.co.jp/movie/cossur/d2-7.html

➡P.107

動画⑧

皮膚外縫い

https://www.bunkodo.co.jp/movie/cossur/d2-8.html

➡P.107

E 乳房・その他（体幹）

1 豊胸術

動画①

（豊胸術）皮膚切開

https://www.bunkodo.co.jp/movie/cossur/e1-1.html

➡P.126

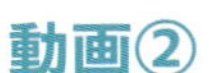

動画②

大胸筋下剥離

https://www.bunkodo.co.jp/movie/cossur/e1-2.html

➡P.126

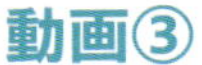

動画③

ドレーン挿入

https://www.bunkodo.co.jp/movie/cossur/e1-3.html

➡P.127

動画④

バッグ挿入

https://www.bunkodo.co.jp/movie/cossur/e1-4.html

➡P.127

動画⑤

縫合

https://www.bunkodo.co.jp/movie/cossur/e1-5.html

➡P.128

動画⑥

手術終了

https://www.bunkodo.co.jp/movie/cossur/e1-6.html

➡P.128

2 乳輪縮小術

動画①

デザイン

https://www.bunkodo.co.jp/movie/cossur/e2-1.html

➡P.140

動画②

麻酔

https://www.bunkodo.co.jp/movie/cossur/e2-2.html

➡P.140

動画③

皮膚切開

https://www.bunkodo.co.jp/movie/cossur/e2-3.html

➡P.140

動画④

皮下剥離

https://www.bunkodo.co.jp/movie/cossur/e2-4.html

➡P.141

動画⑤

皮下組織切除

https://www.bunkodo.co.jp/movie/cossur/e2-5.html

➡P.142

動画⑥

皮下組織縫合

https://www.bunkodo.co.jp/movie/cossur/e2-6.html

➡P.142

動画⑦

巾着縫合

https://www.bunkodo.co.jp/movie/cossur/e2-7.html

➡P.143

動画⑧

皮膚中縫い

https://www.bunkodo.co.jp/movie/cossur/e2-8.html

➡P.144

動画⑨

皮膚外縫い

https://www.bunkodo.co.jp/movie/cossur/e2-9.html

➡P.145

F アンチエイジング

1 ヒアルロン酸注入

動画①

面状注入法

https://www.bunkodo.co.jp/movie/cossur/f1-1.html

➡P.150

動画②

眼瞼部注入

https://www.bunkodo.co.jp/movie/cossur/f1-2.html

➡P.151

動画③

鼻唇溝注入

https://www.bunkodo.co.jp/movie/cossur/f1-3.html

➡P.154

動画④

豊胸術後の修正

https://www.bunkodo.co.jp/movie/cossur/f1-4.html

➡P.156

動画⑤

ヒアルロニダーゼ注入

https://www.bunkodo.co.jp/movie/cossur/f1-5.html

➡P.156

動画⑥

感染例

https://www.bunkodo.co.jp/movie/cossur/f1-6.html

➡P.158

2 フェイスリフト(1)

動画①

デザイン

https://www.bunkodo.co.jp/movie/cossur/f2-1.html

➡P.161

動画②

麻酔

https://www.bunkodo.co.jp/movie/cossur/f2-2.html

➡P.162

動画③

皮膚切開

https://www.bunkodo.co.jp/movie/cossur/f2-3.html

➡P.162

動画④

脂肪吸引

https://www.bunkodo.co.jp/movie/cossur/f2-4.html

➡P.162

動画⑤

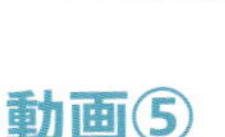

皮下剥離

https://www.bunkodo.co.jp/movie/cossur/f2-5.html

➡P.163

動画⑥

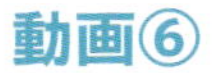

SMAS下剥離

https://www.bunkodo.co.jp/movie/cossur/f2-6.html

➡P.163

動画⑦

SMAS弁作成

https://www.bunkodo.co.jp/movie/cossur/f2-7.html

➡P.163

動画⑧

SMAS縫縮

https://www.bunkodo.co.jp/movie/cossur/f2-8.html

➡P.163

動画⑨

耳後部の処置

https://www.bunkodo.co.jp/movie/cossur/f2-9.html

➡P.164

動画⑩

SMASプライケーション

https://www.bunkodo.co.jp/movie/cossur/f2-10.html

➡P.164

動画⑪

皮膚切除・縫合

https://www.bunkodo.co.jp/movie/cossur/f2-11.html

➡P.165

動画⑫

脂肪注入

https://www.bunkodo.co.jp/movie/cossur/f2-12.html

➡P.165

3 フェイスリフト(2)：美容鍼

動画①

頬

https://www.bunkodo.co.jp/movie/cossur/f3-1.html

➡P.172

動画②

上眼瞼

https://www.bunkodo.co.jp/movie/cossur/f3-2.html

➡P.174

G 全身麻酔

2 全身麻酔の注意点

動画①

全身麻酔：導入

https://www.bunkodo.co.jp/movie/cossur/g2-1.html

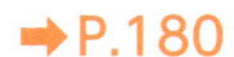

➡P.180

動画②

全身麻酔：覚醒

https://www.bunkodo.co.jp/movie/cossur/g2-2.html

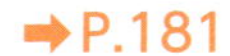

➡P.181

INDEX

重要度★★☆ 難易度★☆☆

1 重瞼術(埋没法)

阿部聖孝

この手術法の適応

- 重瞼術を希望する患者さんのなかで，切開法を望まないケース.
- 比較的瞼が薄く，軟部組織(皮膚・眼輪筋・瞼板前組織・ROOF〈retro-orbicularis oculi fat〉・眼窩脂肪など)を切除する必要がないケース.

概要

- 埋没法(埋没式重瞼術)は，糸をかけて二重瞼のクセをつける方法です.
- 皮膚切開をしないので，傷ができず，ダウンタイムも短いのが特徴です.
- 重瞼線のクセがつかない場合，ラインが消失してしまうのが欠点です.

いとぐち

① 一重瞼と睫毛内反症

一般的に欧米人と比較して，日本人を含めたアジア人の上眼瞼は軟部組織が豊富に存在するために，重瞼線の折れ込みが出にくい状態になっています．そのために「睫毛内反」の状態になってしまうのですが，これは外見上だけではなく機能的にも問題となることがあります.

② 埋没法の仕組みと特徴

上眼瞼にはもともと睫毛を上に向けるための重瞼線が複数存在しています．埋没法は，好みの幅のラインに合わせて糸をかけることにより重瞼線を補強し，癒着による周囲組織の瘢痕によって折れ込みの「クセ」をつける方法です．ダウンタイムが短く傷痕も残らないというメリットがありますが，「クセ」がつかないと重瞼線が消失してしまうという難点があります.

③ 埋没法の実践

埋没法は美容外科では最もポピュラーに行われている重瞼手術なので，定型的な術式や手順はすでに確立されています．しかし，糸のかけ方や固定方法など実践的な面で，諸家により多少の相違点があります.

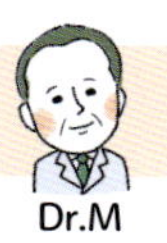

糸はどのようにかけていますか？

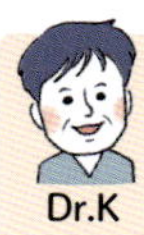

一般的に行われているポピュラーなやり方です．皮膚側の固定点と結膜側の瞼板頭側の両端を，1本の糸をループ状に回して結んでいます．少し工夫しているところは，皮膚側の固定点の糸が外れない

ように，皮下組織との癒着を強くするため各ポイントに結び玉を作っています(図1).

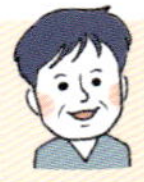

何点留めにするかという，留める点数はどのように決めていますか？

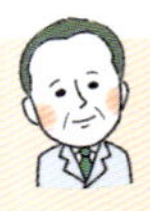

新しいラインを作成するときなど，通常は3点留めにしています．すでに薄いラインがある場合は，そのラインを補強する目的で2点留めにしています．

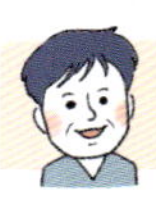

重瞼幅はどのように決めていますか？また，患者さんには出来上がりの状態をどのように説明していますか？

ブジーテストでラインを作って決定していますが，なかにはブジーを押した状態のくっきりしたラインができると思っている人がいますので，患者さんには「埋没法の出来上がりの形は，ブジーを当てているときの状態ではありません．離してから10秒程度経過すると，ラインの食い込みが浅くなります．そのときの状態が埋没法の完成の形ですよ！」とお話しています．

図1

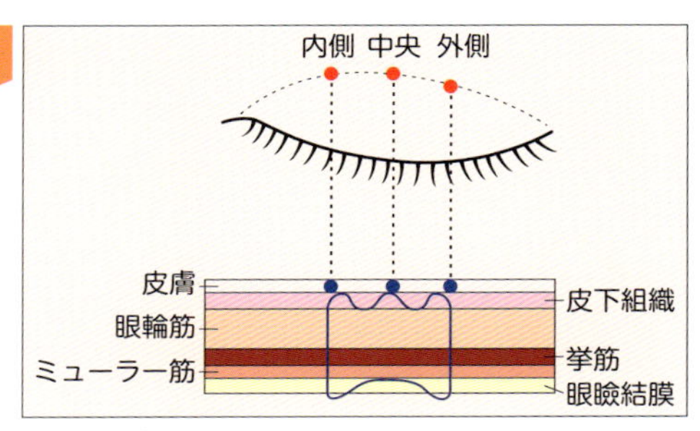

埋没法3点留め
埋没法の糸(3点留め)．1本の糸をループ状に回して，皮膚に3ヵ所固定する．

手術法(埋没法2点留め)

① デザイン

座位の状態でブジーにより重瞼線を作成します．

下方視で上眼瞼中央部にブジーを当てて，開瞼させると同時に外側へ滑らせて二重瞼を作ります．

そのままゆっくりと再度下方視すると，重瞼線が薄く浅いしわになっているので，そのライン上を点線でマーキングします．

もう一度そのラインにブジーを当てて，再度作成したラインを患者さんに確認してもらいます(図2)．

仰臥位になり，消毒が終わってから，再度マーキングの確認をします．ライン上で直下に血管のない部分を選んで，留める点の数だけポイントを付けます．

この場合は2点留めですが，2点間の距離は黒目の直径かそれよりも少し大きいくらいにします(図3)．

図2

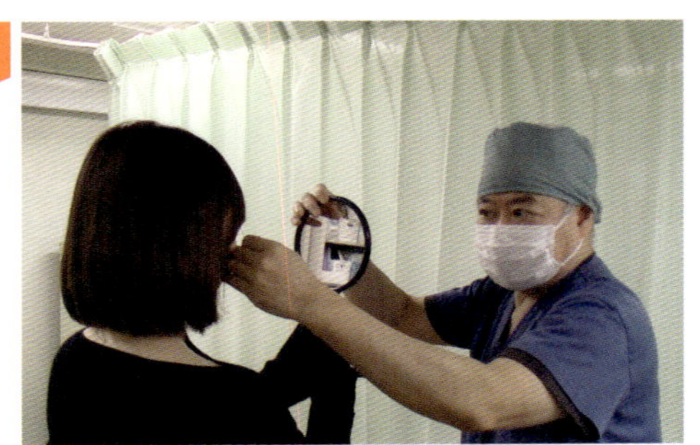

デザイン①：二重ライン確認
座位で重瞼幅の確認．患者さんと一緒に，重瞼幅とラインの状態を確認する．

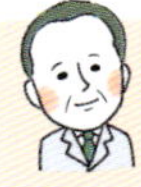

たまに術後に希望した形や幅と違うということで，クレームやトラブルになることがありますが，それを回避するために何か工夫していることはありますか？

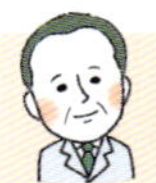

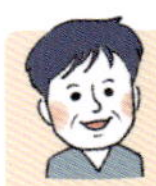

開瞼時の重瞼幅は，眉毛の位置で変わってしまうので，ブジーテストの際には前額に力を入れないようにお願いしています．

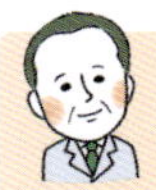

マーキングしたポイントを，患者さんにも確認してもらうのは大事なことですね．

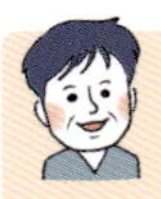

二重瞼の幅や形を決めたあとに，「この部分に留めますよ」というポイントをご本人に確認してもらうことで，手術の正確性が伝わりますし，信頼関係が深まります．

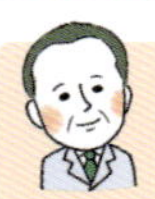

埋没法が他の手術と異なる点は，ブジーテストで出来上がりの状態がシミュレーションできることなので，ここは大切ですね．

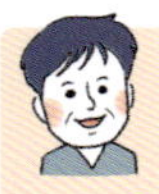

これまでの経験ですが，クレームの発生の大半は，その原因がデザイン時にあるように思えます．それだけに，デザイン時には患者さんご本人も参加して，納得いただいてから手術操作に入ることがトラブル回避につながると思います．

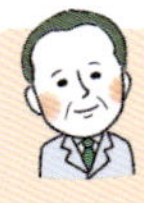

よくアイプチのラインを希望される方がいらっしゃいますが，埋没法の完成形はアイプチ使用時の形とは違いますよね．そのような場合には，どういう説明をしていますか？

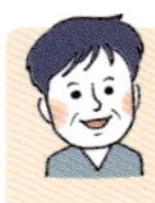

患者さんには，「埋没法の出来上がりの形は，アイプチをしているときではなく，アイプチを外してから30分後の状態です」と説明しています．

2 麻酔

埋没法では，上眼瞼の皮膚から眼瞼結膜まで，瞼の全層に針糸をかけるので，皮膚側と結膜側に十分量の局所麻酔薬を浸潤させる必要があります．

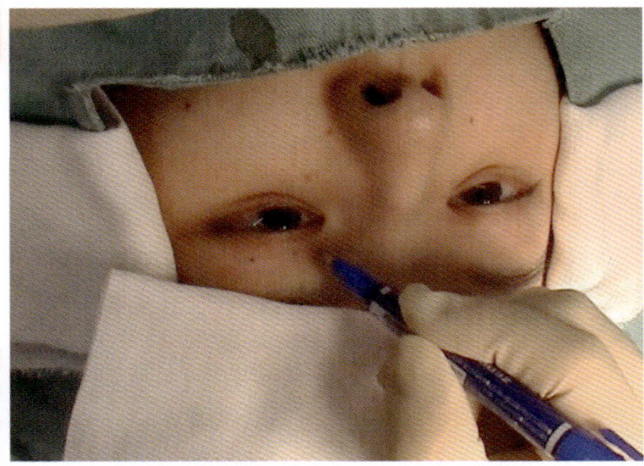

動画①

デザイン②：マーキング
仰臥位でライン上を確認，皮膚から見える血管を避けて，2ヵ所マーキングする．

1 皮膚側の麻酔

皮膚に注射針を刺入する際には，針先を進めるというよりも，針先は皮膚に当てたままで，対側の示指でカウンターをかけるようにして刺入します．そのほうが針先のコントロールがきくので，皮下浅層に注入することが容易になり，内出血することが少なくなります（図4）．

外側の点から30 G針で2％エピネフリン（E）入りリドカインを注入しますが，局所麻酔薬が浸潤して除痛されてから対側に向かって各ポイントに注入をします．

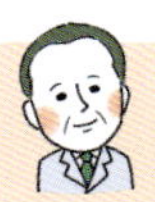

針先の位置が深いと，局麻の注射だけで内出血してしまう場合がありますね．

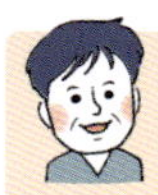

注射針による血管の損傷は，皮膚がオープンになっていないために，出血が外に流れずにそのまま皮下にたまって，結構大きな出血斑になることがあります．

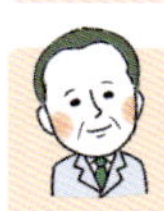

針の根元を30°程度ベンディングさせますと，シリンジを軸に沿って回転させることによって，針先の深さをコントロールしやすくなりますよ．

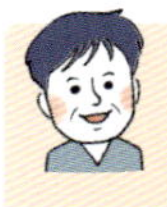

あ，なるほど，それは良いですね．やはり針先を必要以上に深く刺入しないことが大切ですね．

2 点眼麻酔

オキシブプロカイン（ベノキシール®）点眼薬で結膜の麻酔をします．このとき，点眼薬をいきなり眼球結膜に垂らすと患者さんはびっくりしますので，目頭から流し込むように点眼します（図5）．

患者さんが怖がってしまうと，瞼に力が入って，このあとの手術操作がやりにくくなってしまうので，手術を円滑に進めるために，患者さんにはリラックスしていただく必要があります．

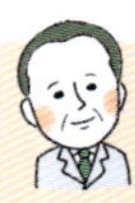

患者さんは一度恐怖を感じてしまうと，そのあと緊張をほぐすのが大変ですよね．

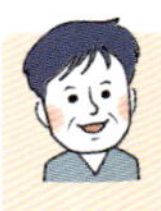

ストレスによる自律神経の不均衡で，疼痛閾値が下がってしまいますので，患者さんにはストレスフリーでいただいたほうが良いと思います．

3 結膜側の麻酔

瞼板組織は硬いので，針先を進める際に強い抵抗がありますし，薬液を注入することが難しいので，瞼板に直接麻酔をすることはありません．

瞼板より2 mm程度頭側の粘膜下浅層の組織はルーズなので，その部分に注入すると瞼板にも十分浸潤して除痛効果が得られます．その際には，針先を深く刺入しないことが肝要です（図6）．

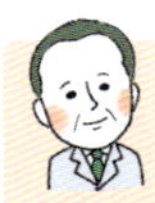

この部分の注射も，血管に当たってしまうと，結構な内出血になりますね．

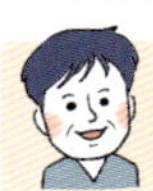

やはり皮膚と同じように，針先の刺入を深くしすぎないことが大切だと思います．

図4

動画②

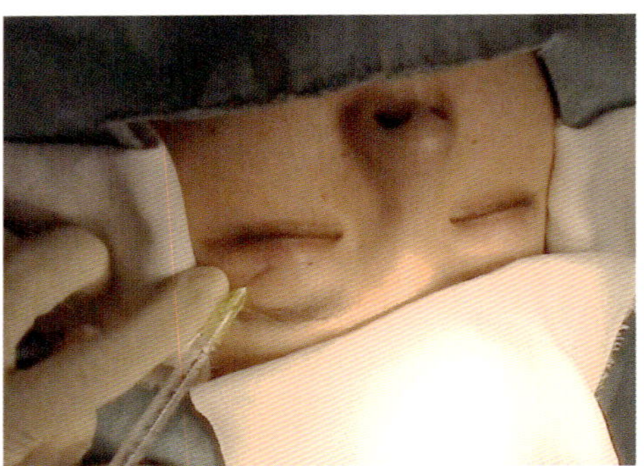

麻酔①：皮膚側
皮膚側の麻酔．対側の指先で皮膚を牽引して，カウンターをかけると，針先をコントロールしやすくなる．

図5

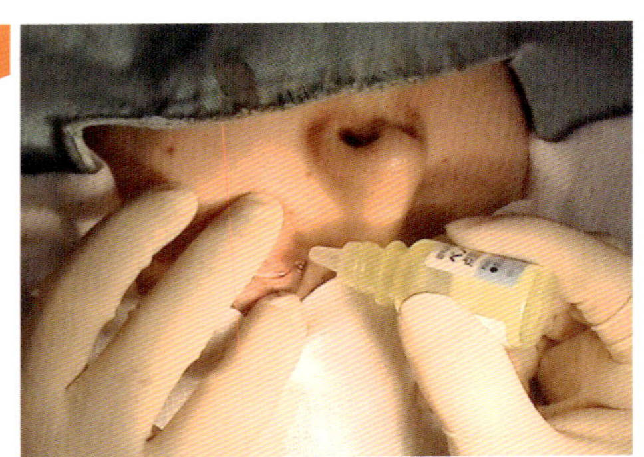

麻酔②：点眼
点眼麻酔．点眼薬は目頭から流し込むようにすると，患者の負担が少なくなる．

図6

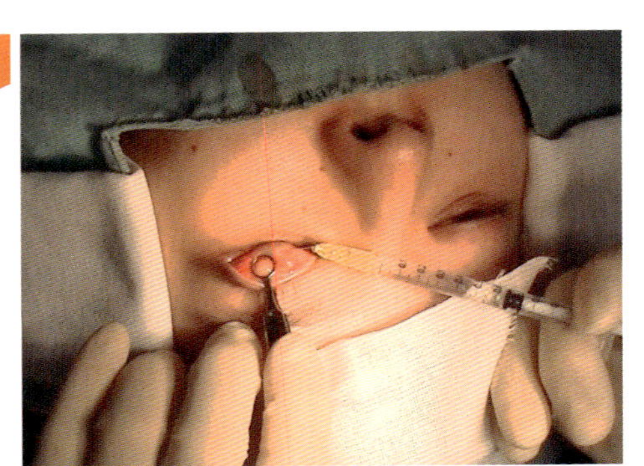

麻酔③：結膜側
結膜側の麻酔．針先を必要以上に深く刺入しない．

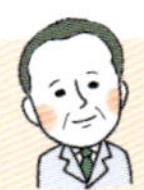

リドカイン濃度が2％ですと，挙筋への影響はどうですか？

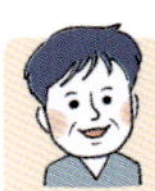

あまり影響がないように思います．瞼板は局麻が効きにくいと思われますので，通常は2％リドカインなどの濃いめの局麻を使っていますが，眼瞼下垂の傾向がある患者さんには1％にすることもあります．

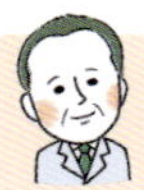

瞼が厚い人は翻転するのが大変ですよね．何かコツはありますか？

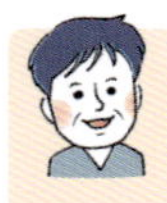

両側とも最大努力開瞼をして，そのまま下方視してもらいます．この状態ですと眼輪筋が弛緩して，上眼瞼の瞼結膜と球結膜の間隙が大きくなりますので，瞼が厚い人でも翻転が容易になります（図7）．

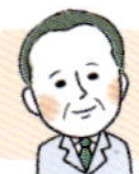

角膜板は使わないのですか？

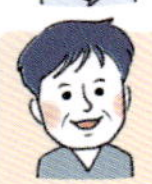

結膜に接触することで恐怖を感じる人もいると思いますので，基本的には角膜板は使っていません．しかし，無影灯の眩しさを強く感じる患者さんには，角膜板やシールドコンタクトを使用したほうが良いと思います．

3 皮膚切開（穴開け）

尖刃（11番）メスで，糸を通す皮膚側の固定点に穴を開けます．

筆者はラインの消失を回避する目的で，皮膚側の糸の癒着を強固にするために，糸の結び玉を大きくしています．その際に糸の露出を防ぐため，結び玉が完全に皮下に沈み込むように，ラインに沿って大きめ（2 mm程度）に切開しています．皮膚全層を開けるのではなく，真皮の最下層が1層残るくらいに浅めに切開します（図8）．

実際には難しいのですが，イメージとしてそのくらいの感覚で，皮膚切開を浅く行ったほうが後々の傷が目立たなくなります．

図7

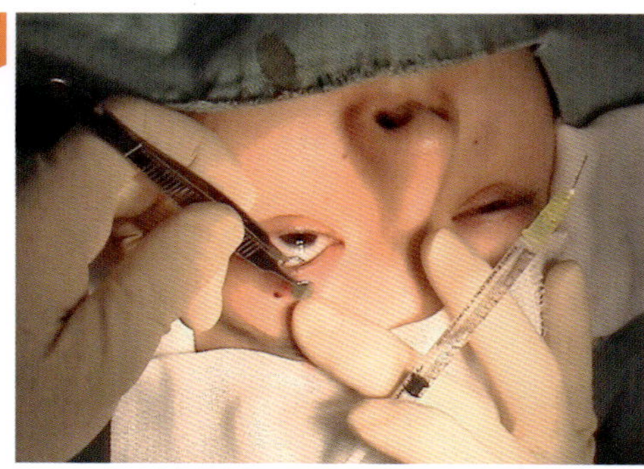

上眼瞼翻転のコツ
最大努力開瞼で下方視すると，瞼に力が入らないので，翻転しやすくなる．

図8

動画③

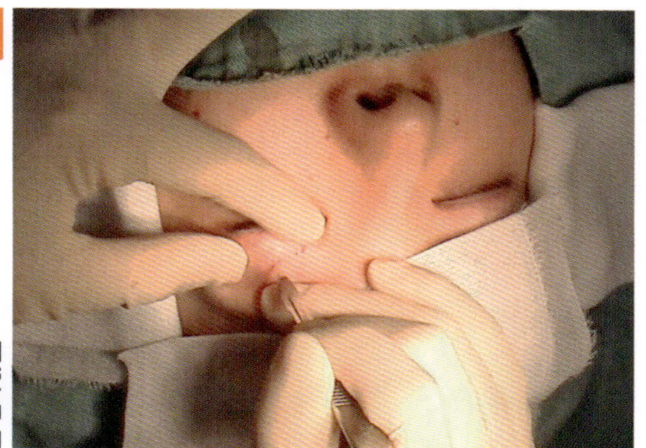

皮膚切開（穴開け）
刃先を滑らすように動かして，浅く切開する．

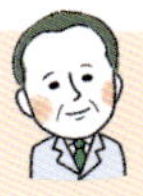

埋没法で皮膚の切開が2 mmとは，いくら何でも大きすぎるでしょう．

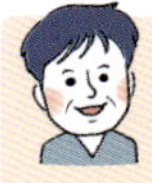

私は結紮の際の結び玉を大きくしていますので，確実に皮下に沈み込ませるために，大きく切開しています．

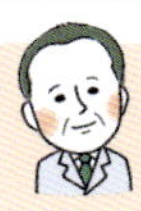

傷痕はどうなりますか？ あとでクレームになったりしませんか？

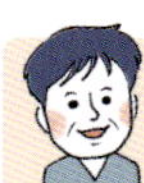

皮膚割線に沿って切開することと，真皮の最下層を1層残すようにして，切開を浅くすることで，傷は目立たない状態になります．この大きさの穴でも，術後の傷痕に対するクレームはないので大丈夫だと思います．

図9

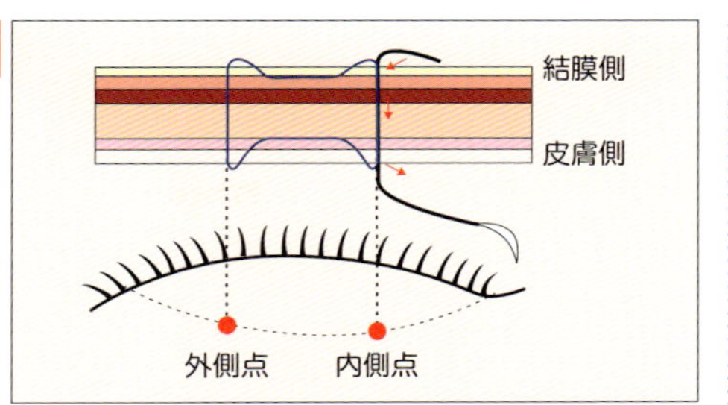

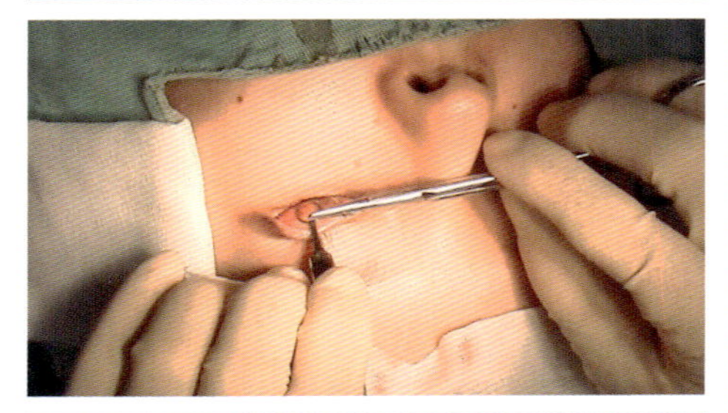

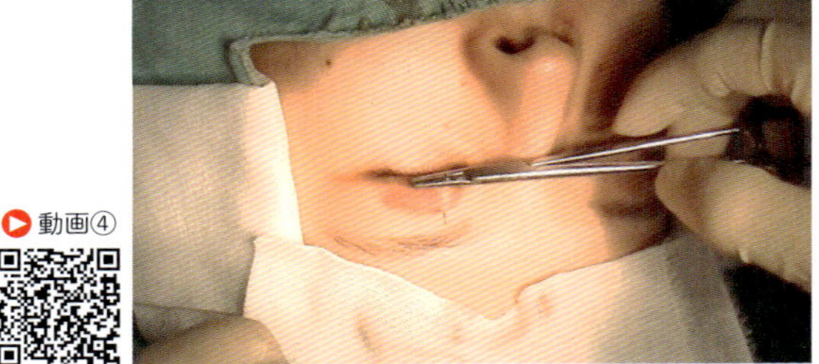

動画④

糸かけ①
結膜側から刺入して，瞼板を通過させる．

図10

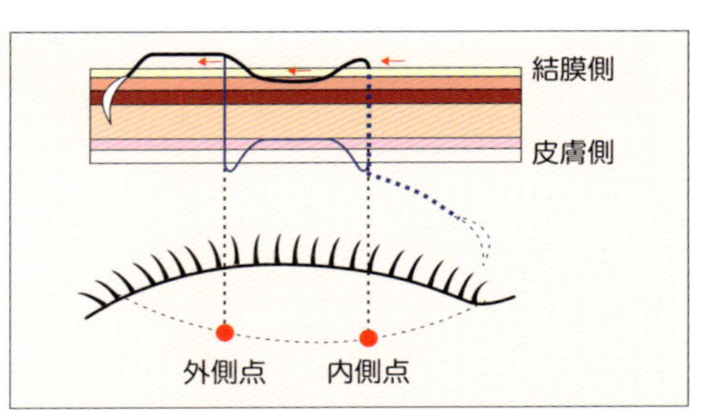

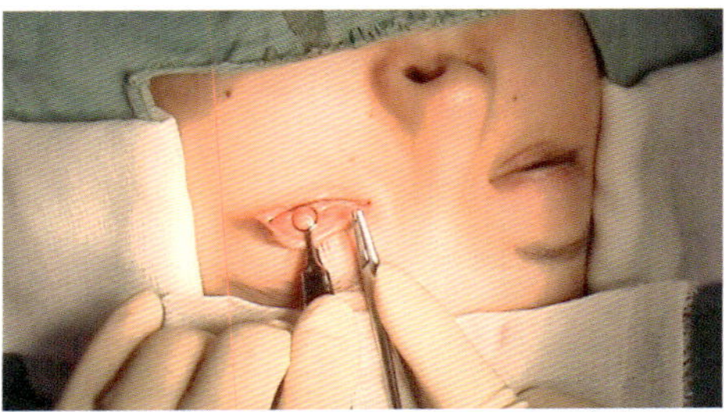

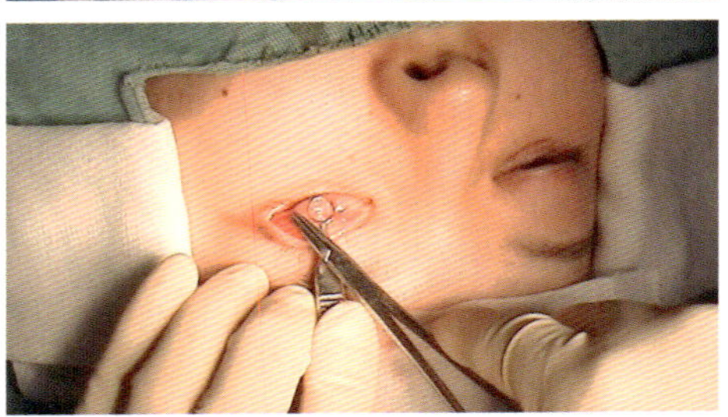

糸かけ②
結膜側の内側と外側を通す横の糸は，瞼板上縁よりも頭側にかける．

4 糸かけ

埋没法の糸をかける順番や方法は術者の好みで良いと思います．筆者は両端針の7-0ナイロン糸を使用していますが，まず結膜側から皮膚側に糸を通し，開瞼・閉瞼してもらって，二重瞼の状態を確認してから，皮膚側の糸かけをしています．

1 結膜側：内側部⇒皮膚側：内側点

まず瞼を翻転させて，針糸を結膜側から刺入し皮膚のポイントに出します．

内側部の瞼板上縁から2 mm程度尾側に針糸を刺入し，瞼板を通過させて，2点のうちの内側点に出します（図9）．

2 結膜側：内側部⇒結膜側：外側部

次に結膜側の内側から外側の粘膜下に，瞼板上縁と平行に，横方向の糸をかけます．

先程の内側部の刺入点よりやや頭側から刺入して，瞼板上縁に平行するように進めて外側部に出します（図10）．

この部分は組織がルーズなので針先を進めやすいです．

3 結膜側：外側部⇒皮膚側：外側点

外側部も内側と同様に，瞼板に直接刺入して，皮膚側の外側点に通過させます（図11）．

結膜側のポイントを内側・外側とも縦方向に間隔を空ける理由は，瞼板にかけることで固定力を強くするためですが，糸を結紮する際に，瞼板上縁部分の軟部組織が短縮することで，挙筋前転術の効果を期待する意味もあります．

図11

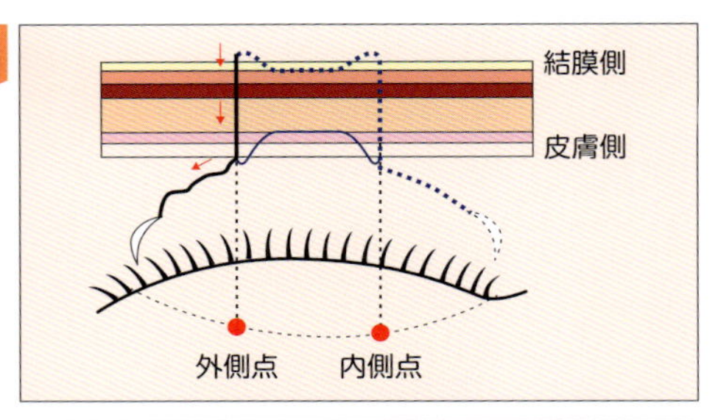

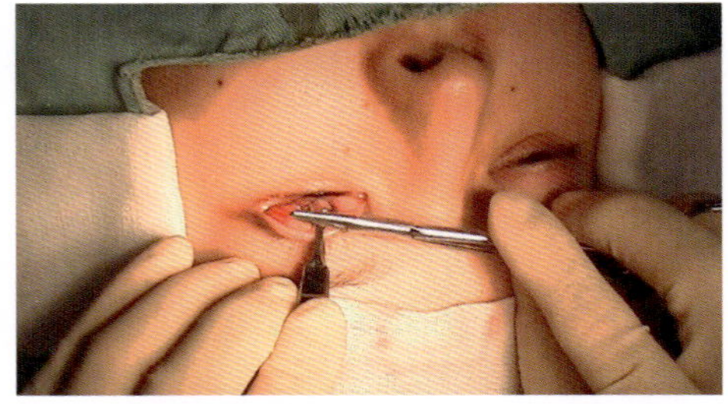

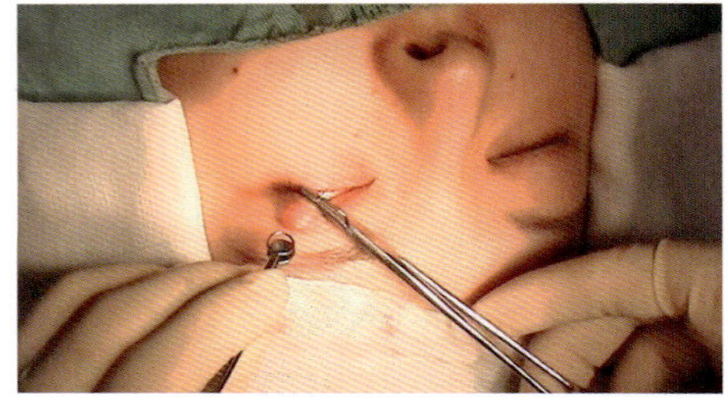

糸かけ③
内側部と同様に，外側部も針糸は瞼板を通過させる．

図12

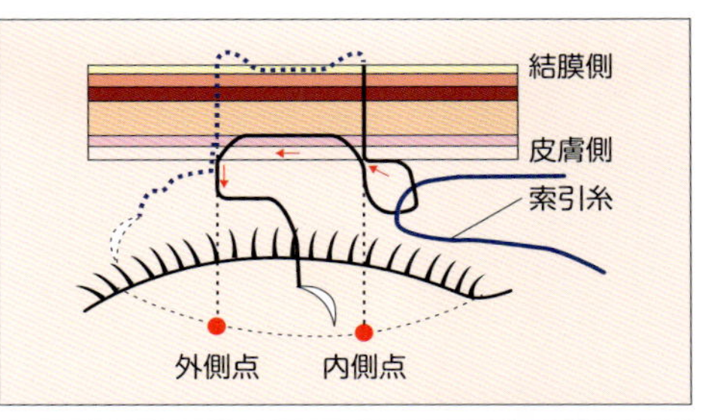

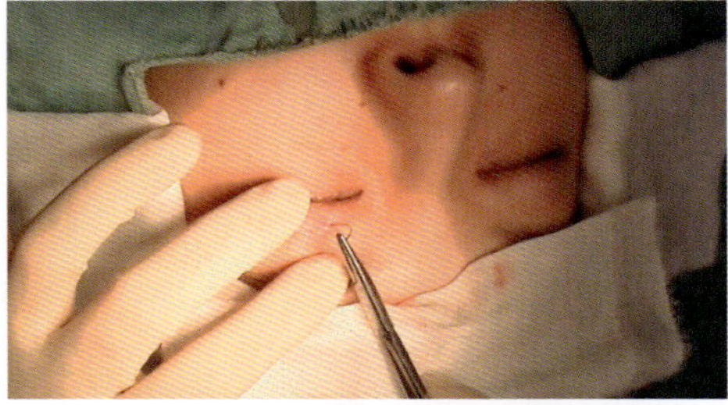

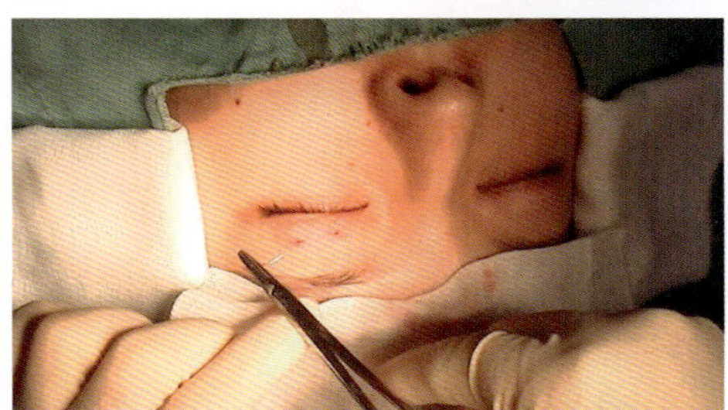

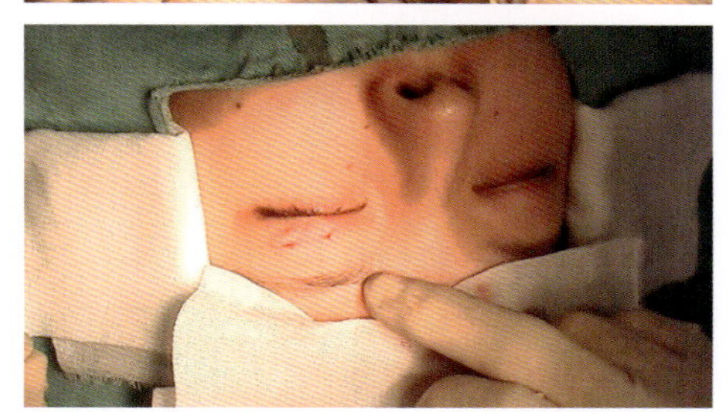

糸かけ④
皮膚側の糸をかけるときに，対側の内側部に，牽引糸を入れ込む．

4 皮膚側：内側点⇒皮膚側：外側点

皮膚側の内側点から外側点の皮下に，横方向の糸をかけます．ラインが消失しにくいように，皮下の浅層を通します．

また，各ポイントに結び玉を作成して，皮下組織に絡めることで，癒着の程度を強くしています．

筆者は外側のポイントで結紮するのでこの部分の結び玉が一番大きくなりますが，この際に糸が露出しないよう皮下にしっかりと潜り込ませるために，対側に牽引糸をかけます（図12）．

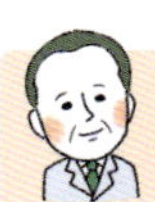

ラインの消失を防ぐために，何か工夫しているコツはありますか？

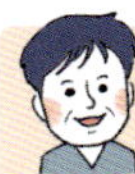

埋没法のループにかけた糸が緩まないようにするためには，皮膚側の各固定点と結膜側の内外側の2点に固定されている糸が外れないように，その部分の支持力を強くする必要がありますので，以下のことに留意しています．

①皮膚側の各固定点に結び玉を作る（図13）．

②皮下浅層に結び玉を位置させる.
③結膜側の糸は一部瞼板にかける.

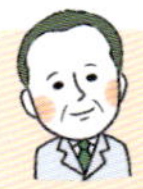

結膜側にはどのように糸をかけていますか？ 挙筋法(糸を眼瞼挙筋にかける方法)だと固定性や支持力が弱いような気がしますし，瞼板法(糸を瞼板にかける方法)だとMGB(meibomian gland dysfunction：マイボーム腺機能不全)が心配ですし….

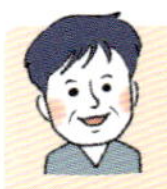

基本的に挙筋法を行っています．結膜側から皮膚側へ縦方向に針糸を通す際には瞼板上縁から2 mm程度尾側の瞼板にかけますが，瞼結膜の粘膜下を横方向に通す際には，瞼板上縁から2 mm程度頭側にかけています．これによって挙筋と瞼板上縁の距離が多少縮まるので，挙筋前転の効果が得られ，より睫毛の上りや瞼裂の拡大が期待できます．また，糸は瞼板にかかっているので，軟らかい挙筋だけにかけるよりも強固な支持性が得られます．かかっている部分は，瞼板頭側部の内側端と外側端なので，マイボーム腺への影響はほとんどないと考えています．

5 糸の結紮(結び玉の処置)

ループ状にかけた埋没法の糸は，外側のポイントで結紮します．

このとき糸を強く締めすぎると，睫毛が外反して目が開きにくい状態になってしまいます．また弱すぎると，術後に糸が露出しやすくなります．

糸の張力は“強すぎず弱すぎず”，normo-tensionで結紮することが大切です．

1 糸の結紮

①まず，単純結紮で一度結んでから，結び玉を引き締めていきます．締める強さは，結び玉がポイントの皮下に少し引き込まれるくらいのテンションにします．

②次に，結び玉が皮膚から1 cm程度浮く程度の強さで，糸を上に引っ張り上げて，糸のたわみをなくします．

図13

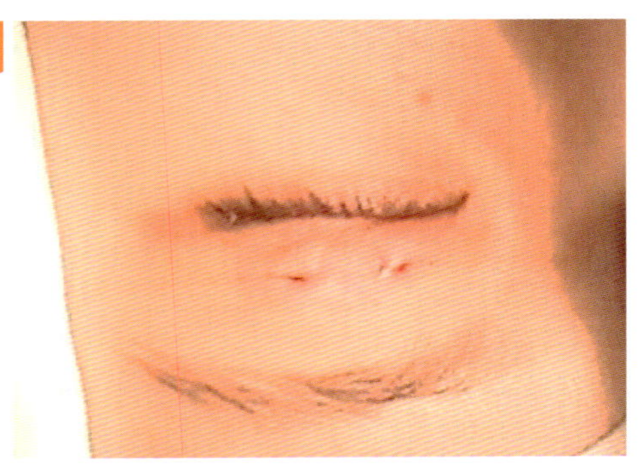

結び玉の作成
皮膚側の糸の固定力を強くするために，内側点にも結び玉を作る.

③静かに糸を離すと，結び玉は皮膚の上にストンと落ちて，ポイントから5 mm程度外に出た状態になります．

④これを再び引き締めて，結び玉が少し皮下に沈み込む状態にします．この強さがnormo-tensionの張力になります(図14)．

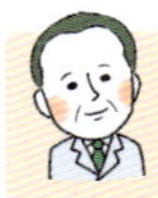

挙筋法で行う場合，糸結びのテンションが大事ですね．患者さんによって瞼の厚さもそれぞれ違いますし，適切な強さで結べるようになるまでには，ある程度の経験が必要なので，初めのうちは難しいかもしれませんね．

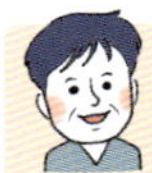

このやり方だと，簡単にどのケースでも同じテンションで結ぶことができると思います．

2 結び玉の処置

糸切りをしたあとに，先ほど内側のポイントにかけた牽引糸を引いて，外側のポイントにある結び玉を，皮下に引き込みます．鑷子で皮膚を被せてみて，結び玉が確実に埋まり込んでいることを確認します(図15)．

図14

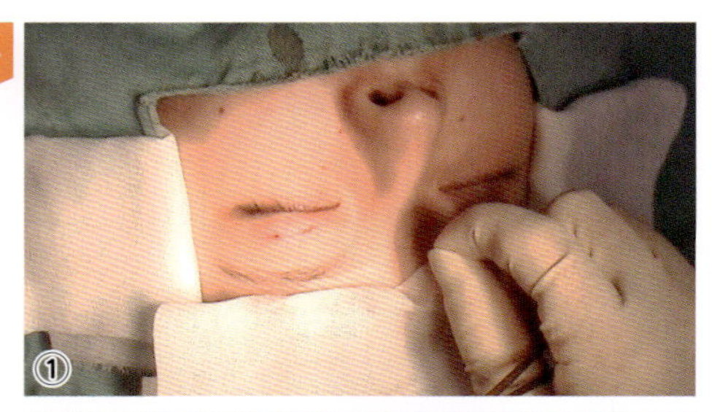

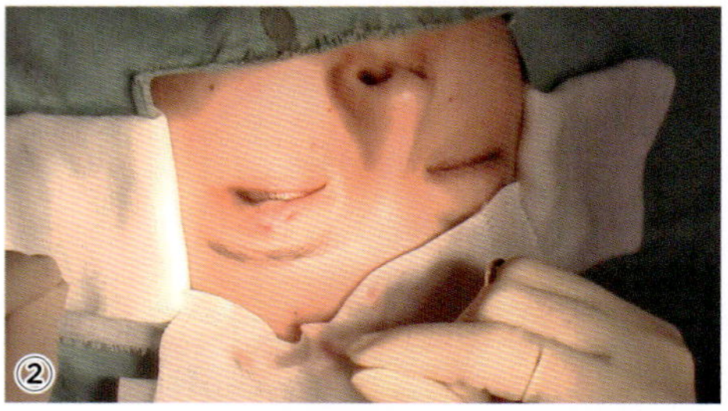

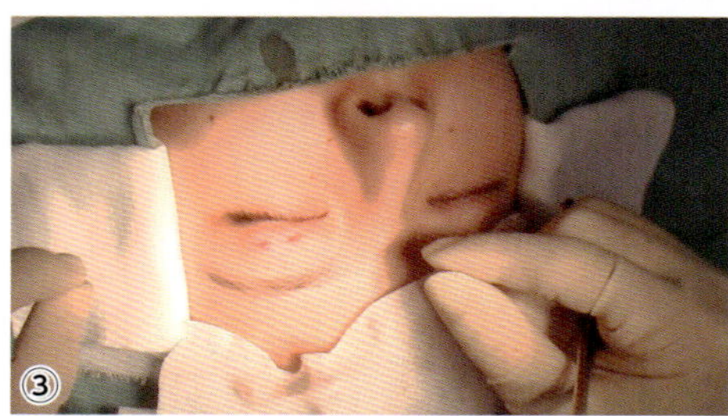

動画⑤

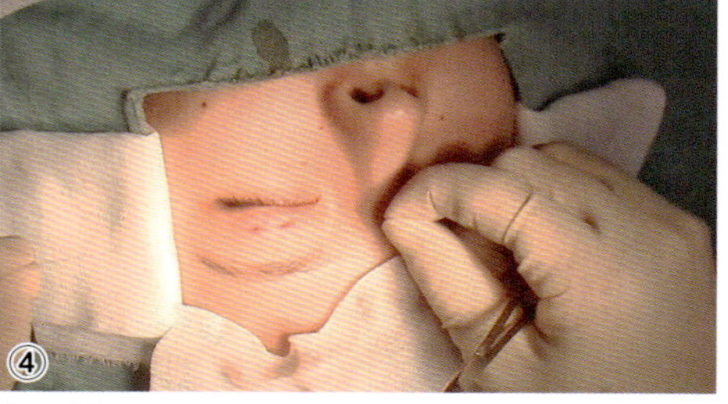

糸の結紮
①結び玉が皮下に沈むまで，糸を引き締める．
②結び玉が1 cm浮く程度に，糸を引き上げる．
③糸を離すと，結び玉は5 mm程度外に出る．
④結び玉を，再度皮下に沈むまで絞る．

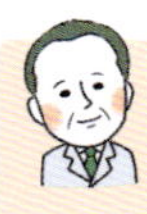

なるほど，これなら結び玉は確実に皮下に沈み込んでいきますね．

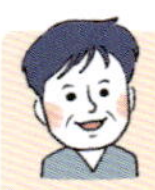

あとから糸が露出してくると，感染の原因になりますし，処置が大変になりますので，手術終了時に確認して，結び玉を確実に皮下に入れ込むようにしています．

図15

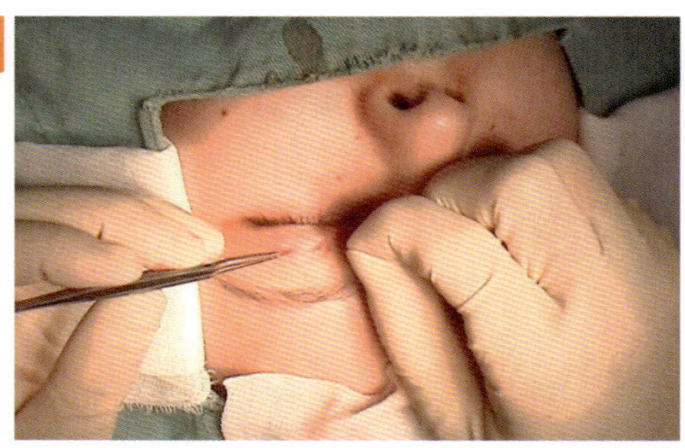

結び玉の処置
牽引糸で結び玉を引き込む．

表1 **埋没法の糸の結び玉**

	大きい結び玉	小さい結び玉
皮膚固定点の穴	大	小
瘢痕	大	小
ライン消失の可能性	低	高
露出・膨隆	多	少
抜糸	容易	難しい

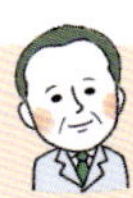

糸は何回くらい結びますか？　少ないと外れる心配があるし，多いと結び玉が大きくなるので，あとから露出する危険がありますね．

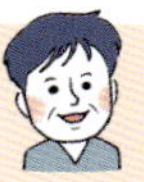

私は皮膚への癒着を強固にするために，4回程度結んで結び玉を大きくしています．そのために，糸の露出や膨隆を防ぐ意味で，皮膚固定点の穴を大きく開けています．

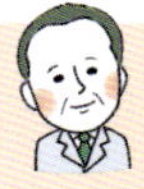

埋没法の糸の結び玉については，そのメリットとデメリットから考えて，術者は大きくしたい派と小さくしたい派の2つのタイプに分かれますね．

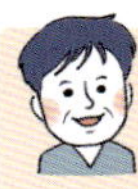

私は大きくしたい派です．一番の理由は，患者さんが抜糸を希望したときに，結び玉が大きいほうが取りやすいからです．両者の利点・欠点を簡単にまとめてみました(**表1**)．

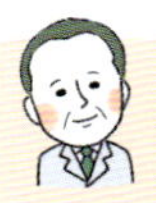

私の場合は，皮膚に一切穴を開けない“結膜側からの埋没法”も行っていますので，どちらかと言えば，小さくしたい派ですね．やはり傷はできるだけ目立たないほうが良いと思いますが，それぞれに理由があるでしょうから，ケースに応じて適切な方法を選択するのが良いでしょうね．

6 術後ケア

1 ヒアルロニダーゼ注入

ヒアルロン酸を溶解する際に使用するヒアルロニダーゼは，組織内において細胞間の水分流入・流出を促進しますので，浮腫に対してもそれを軽減させる効果があります．手術直後の腫れに対しても有効です．

このケースの場合は，片側200単位(0.15 mL)程度の量を皮下組織に注入しました(図16)．

注入後にマッサージを十分に行うことで，直後からでも徐々に浮腫が軽減していくことが確認できます．

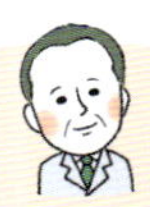

埋没法は切開法に比べて低侵襲なので，あまり腫れないと思っている患者さんが多いですね．

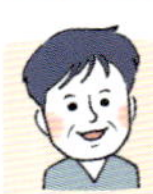

そうですね，それだけに腫れを極力少なくしたいと希望される人が多いです．

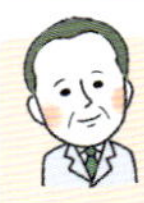

ヒアルロニダーゼの浮腫軽減効果は，思ったよりも即効性がありますね．

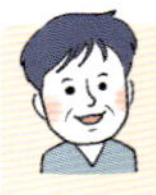

注入後にマッサージすると，2〜3分で効果が現れます．

2 局所冷却

手術処置が終了したら，その後はファーラー位で，10〜15分程度局所を冷却して，休んでいただきます．

図16

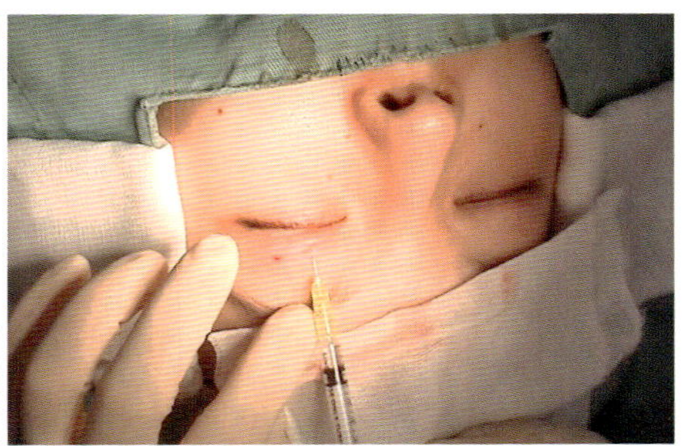

動画⑥

ヒアルロニダーゼ注入
十分なマッサージを行うことで，手術直後から効果が確認できる．

3 処方薬内服

冷却後に，感染と腫脹の予防のために，抗生剤と消炎鎮痛薬を内服していただきます．

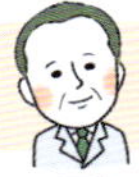

院内で服用してもらうのですか？

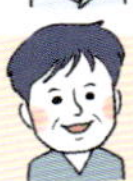

以前，帰宅してから服用後にアレルギー反応を起こした事例がありましたので，院内にいる間に飲んでいただくようにしています．

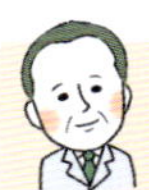

なるほど，遅発性のアレルギーは確認できないかもしれませんが，重篤な症状になりうる即時型アレルギーに対しては，早期発見・早期治療が可能になりますね．

7 トラブル対策

1 埋没法の合併症とその対処法

重瞼術のなかでも「埋没法」は侵襲の少ない方法ですので，あまり重篤な合併症は多くありません．しかし，多数の患者さんに対して頻繁に行われている手術なので，発生率が低くても合併症の件数は決して少ないわけではなく，他の手術と同様に術後のケアは常に必要です．

埋没法の合併症のなかで，比較的頻度が高いものと，筆者が行っている対処法を示します．

比較的頻度が高い合併症と対処法

①ラインの消失
- 対処法：固定力を強化する目的で，結膜側の糸は一部瞼板にかける．糸の周辺組織への癒着を強固にするために，皮膚側は各ポイントに結び玉を作成し，糸は皮下浅層にかける．

②結び玉の露出・膨隆
- 対処法：予防策としては，牽引糸を使用して，結び玉を確実に皮下に埋没させる．処置法としては，程度によって異なるが（後述），①埋め込み，②部分抜糸，③全抜糸を行う．

③穴の瘢痕・陥凹
- 対処法：ひきつれと瘢痕を防ぐために，皮膚切開は十分な大きさで浅くする．

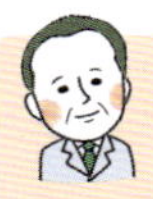

美容外科手術のなかでも埋没法は頻繁に行われるポピュラーな手術だけに，軽いものから重いものまで，いろいろとトラブルも多いですよね．早急な処置が必要な合併症としては，どのようなものがありますか？

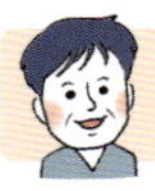

はい，感染と結膜側への糸の露出です．

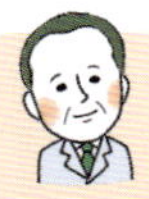

なるほど，両方とも処置としては抜糸の必要性がありますね．特に後者は球結膜や角膜を傷つける心配があるので，ただちに対処しないといけませんね．どういう処置をしていますか？

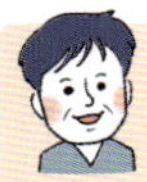

皮膚側から全抜糸したいところですが，結び玉の確認が難しい場合は，瞼を翻転して結膜側に露出している糸を牽引して，取れる部分だけ可及的に取ります．

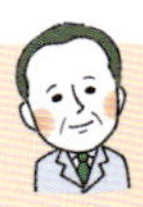

その場合，球結膜や角膜に対しては，どのような対処をしていますか？

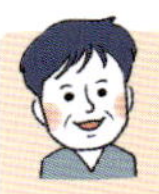

抗生剤入りの眼軟膏を塗布します．ご本人にも処方して，数日間経過観察します．場合によっては眼科受診を勧めますが，そこまで重篤になった患者さんはいません．

2 皮膚側の糸露出に対する処置

結紮糸の位置が浅いと，結び玉が皮膚側に膨隆あるいは露出してくることがあります．その場合は，状態と程度によって，以下の対処を行います．

結び玉が皮膚側に膨隆あるいは露出した場合

①埋め込み
- 軽度の場合は，消毒・局所麻酔をしたあとに，23 G程度の注射針を使用して，皮膚側から結び玉を突いて，皮下に押し込む．処置の際の腫れが少ないことと，ラインの消失がないことがメリットだが，再度露出してくることも多いので，患者にはそのことを伝える．

②部分抜糸
- 完全に露出している場合は全抜糸が確実な対処法だが，糸の結び玉が数ヵ所ある場合や腫れない処置を希望するケースには，露出している結び玉だけを抜糸する．【注意】残存糸が結膜側に露出してくる場合があるので，患者にはその旨を話し“目の異物感が出現したらすぐに連絡する”ことを伝える．

③全抜糸
- 可能であれば，ループ状にかけた糸全体の抜糸を行う．処置としては完全な方法だが，内出血や強い腫れを起こすことがあり，また結び玉が確認できない場合がある．

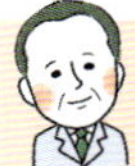

結び玉のトラブルは，結構多いですよね．実際には，どのようにして処置の方法を決めていますか？

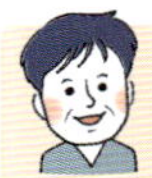

局所の状態だけでなく，抜糸の際のラインの消失や処置後の腫れについて，患者さんと相談して適切な対処法を決めています．

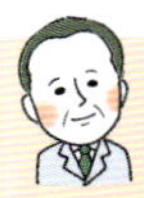

埋没法に関しては，手術よりも抜糸のほうが難しい場合がありますよね．抜糸の際に，うまく行うコツはありますか？

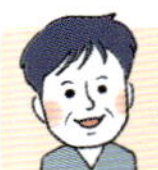

皮膚から結び玉が透見できる場合や，以前の手術の傷痕が確認できる場合は，その直上を切開して，皮下剥離を進めて結び玉を探します．このとき，上眼瞼皮膚を頭側に引くと切開部も頭側に移動するので，皮下組織の剥離を行う際には，尾側（睫毛側）方向に向かって深部に進めていくと，結び玉が見つかりやすいです．

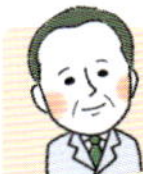

こうしてみますと，組織内に異物を残す以上，残念ながら埋没法の糸によるトラブルは避けることができませんね．

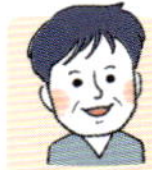

それと，異物に対して抵抗のある患者さんは「糸が入っていること自体がイヤ」と考えている人もいます．そういった問題を回避するために，何か良い方法はないのでしょうか？

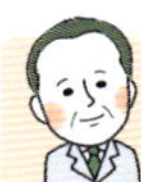

糸を残さない埋没法，“抜糸式：重瞼術”というものがありますよ．

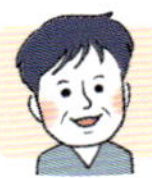

あ，なるほど，ビーズ法ですね．

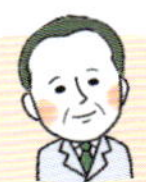

そうです．ビーズ法については，次の項目で説明いたしますね．

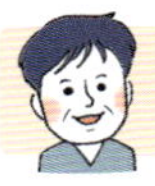

ぜひ，お願いいたします．

- ✓ デザイン時のブジーテストは，患者さんと一緒に行うことにより，信頼関係が深まる（埋没法の完成形は，ブジーを押しているときではなく，離してから10秒後の状態）．
- ✓ 結膜側の処置の際には，最大努力開瞼で下方視すると，上眼瞼が弛緩して翻転が容易になる．
- ✓ 切開（固定点の穴開け）は，メスの刃先を滑らせて浅く切開すると，傷痕が目立たなくなる．
- ✓ 術後の糸の露出を防ぐために，対側点に牽引糸を入れて，結び玉を皮下に引き込む．
- ✓ 糸をnormo-tensionで結紮するコツは，1回目の結紮後，糸を1cm程度牽引してからゆっくり離し，その状態で緩んでいる部分を再度引き締める．
- ✓ 腫れに対する処置としては，ヒアルロニダーゼの注入が有効である．
- ✓ 手術後のトラブルが起こりうることを理解し，その対処法に熟知する．

こんな事例がありました特集

埋没法手術直後にクインケ浮腫を発症

重瞼術のなかでも埋没法は，美容外科では最もポピュラーに行われている手術法です．先日，当クリニックで行った埋没法の術後に驚愕した事例がありましたのでお話いたします．

30代前半の女性に対して，両側2点留めの埋没法を局所麻酔で行いました．手術は問題なく経過し，終了時も良好な状態でした．術後は局所に氷嚢をあてて冷却し，ファーラー位で15分程度安静にして経過観察をします．冷却が終了して，氷嚢を外してみると….

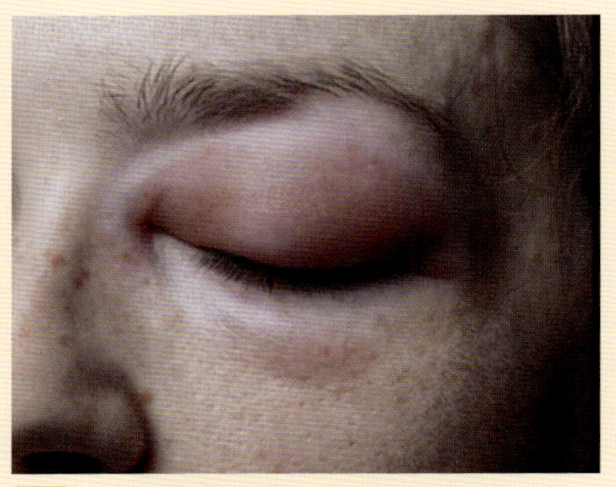

図1 クインケ浮腫病態像(本症例の写真ではありません)
クインケ浮腫(血管性浮腫)とは，皮膚や粘膜などに急に腫れやむくみが生じる，原因不明の病態．

左の上下眼瞼とその周囲がハチに刺されたように赤く腫れあがり，皮膚は蕁麻疹様の浮腫が認められました(**図1**)(上記のクインケ浮腫の写真は，ご本人ではなく別の人の画像です．しかしこの埋没法を受けた患者さんの左瞼の症状は，まさにこの写真の状態と同じでした)．

氷嚢をあて冷却する前は，腫れや内出血もほとんどなくとても良い状態であっただけに，この状況を理解できずに少々パニックになってしまいました．

「鑷子や針で，瞼の組織を傷つけてしまったのだろうか？」

「局所麻酔薬ではなく，間違えて消毒液を注射してしまったのだろうか？」

「氷嚢に何か，劇薬が付着していたのだろうか？」

手術直後に起こったことなので，手術に何かしらの原因があったのではないかと，とても不安になりました．しかし落ち着いて局所の状態をよく観察すると，血管(拡張)性の浮腫であることがわかり，(原因は特定できませんが)手術のストレスが発症要因となったクインケ浮腫が考えられました．

既往歴には記載がなかったのですが，その後患者ご本人から「数ヵ月前にアナフィラキシーショックになった」ことをお聞きしました．

ご本人にはクインケ浮腫についての説明をしたのち，抗ヒスタミン薬と消炎鎮痛薬，ステロイド内服薬を処方してご帰宅いただきました．患者さんのその後の状態が心配だったのですが，翌日に「少し良くなった」と軽快傾向にあるご連絡をいただいて，ホッと胸をなでおろしました．

最もポピュラーに行われている埋没法ですが，十分に慣れてよくわかっている手術でも「予期せぬ出来事」が起こりうるので，常に気を緩めることなく慎重に取り組むことが大切であることを再認識しました．

（阿部聖孝）

高須克弥先生の「クイック法」という埋没法が日本の美容外科の歴史を変えた

1980年代の初めごろは，日本では美容外科がブームになり始めるころでした．私と同年配の高須クリニックの高須克弥先生が提唱した「クイック法」という埋没縫合法での重瞼術は一気に有名になりました．翌日からメイクをして学校や職場に出られるというダウンタイムの短さで，手術を受ける人が激増しました．これは高須先生の手術が特別なのではなく，普通の美容外科医なら思いつく手術法で，同様の手術法を行っていた美容外科医も多かったのですが，何しろ「ネーミングの妙」で，日本ではアッという間に有名になりました．私はその手術法を六本木美容外科の許根元先生から教わりました．

そこが高須先生の持って生まれた特殊な才能なのだろうと思うのですが，その「クイック法」という埋没法が，日本では美容外科が一般社会に普及するきっかけになりました．それまでは美容外科というと，女子高校生が単独で足を踏み入れるところではないという場所とされていたのですが，高須クリニックの宣伝によって，これまでの概念が一変し，数年のうちに美容外科の患者の裾野が広がってしまいました．以後，日本の美容外科は大きく発展することになったのです．彼は私とも同年で親しいのですが，彼の人を惹きつける才能には頭が下がります．埋没法という手術法が重瞼術の第一選択の手術法として定着してしまったのですから．もちろん，クイック法という手術法はいろいろな美容外科医が基本的埋没法の「変法」を行っていて，「クイック法」という言い方もしなくなりましたが，埋没法を「クイック法」として世に広めたのはやはり高須先生の功績と言うべきだと思います．

（市田正成）

重要度★★☆　難易度★★☆

2 抜糸式重瞼術（ビーズ法）

市田正成

この手術法の適応

- 眼瞼の軟部組織が厚くて埋没法では単純に安定した重瞼が望めない人.
- 普通の埋没法や切開法でも重瞼線が消失した人.

概要

- ビーズ法というのは，縫合用の絹糸にビーズ玉を通して結紮する手術法です.
- 手技的には非常に単純簡単で，誰が行っても同様の結果が得られ，成果的には重瞼線も消失しにくく経験した患者には好評です.
- 唯一の欠点はダウンタイムの長さです.
- 本項では，よりしっかりとした重瞼のくびれができるビーズ法のコツをご紹介します.

いとぐち

1 ビーズ法とは

縫合用の絹糸にビーズ玉を通して結紮するので，便宜上ビーズ法と言っていることからそういう通称になっているだけで，深い意味はありません.

この手術法は，かつて「白壁式重瞼術」として，埋没式重瞼術（埋没法）がブームとなり，普及するまでは重要な手術法として，特に関西では比較的広く行われていました.

2 ビーズ法の特徴

この手術法は，手技的には非常に単純簡単で，成果的には重瞼線も消失しにくく，手術の経験のある美容外科医には大変好評です.

ただ，この手術法の唯一の欠点はダウンタイムの長さ（約1ヵ月）です．もし，この世の中にダウンタイムという縛りがなければ，縫合法ではこの手術法が絶対に確実に良い手術法に認定されるでしょう.

3 理にかなった手術法

残念ながら，歴史的には非常に意味のある美容外科のこの手術法は，埋没法が普及するのに反比例して，日陰の存在になってしまいました．美容医療の進歩という観点からすると，仕方がないことではありますが，解剖学的にも理にかなった手術法であることには違いないのです.

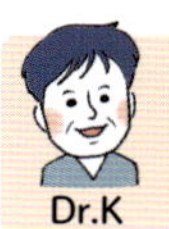

「理にかなった手術法」というのは，どういう意味でしょうか？

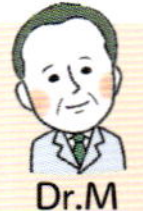

それは手術によって，生まれつきの二重瞼の解剖学的構造にすることができるという意味です．図1を見ていただくとわかります．
ビーズ法で使用した絹糸の周囲にできる線維化現象の多少がキーになります．抜糸したあとも線維化は進みますから，腫れが引くとともに，よりしっかりとした重瞼のくびれができることになるのです．

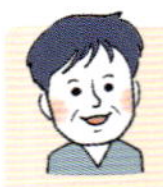

なるほど，自分自身の組織で重瞼線を作ることになるので，無理のない自然な二重瞼になりますね．
この方法ですと，重瞼線の食い込みが変に強くなったりしませんか？

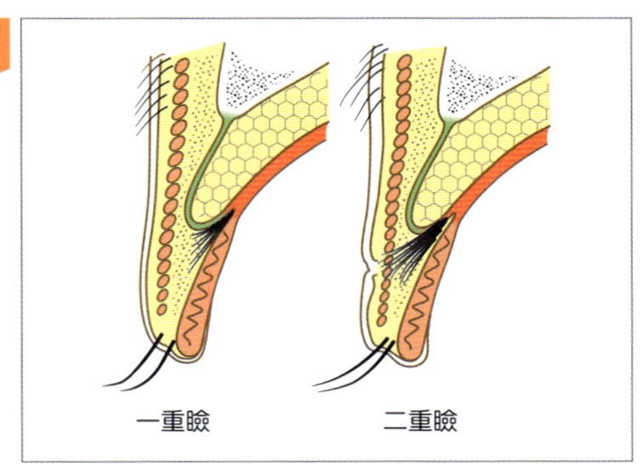

眼瞼の断面図

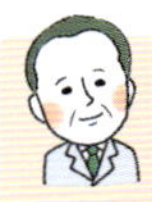

それが不思議なほどしないのです．
抜糸直後は絹糸の穴が見えますが，1ヵ月くらいの間に自然な表面になります．

手術法

1 デザイン

先に手術の実際をシェーマで示します（図2）．もちろん，手術での大切なポイントはいくつかありますが，それさえ守れば，誰でも同じ結果が出せます．

動画はさらにわかりやすいと思います．

2 重瞼線の決定

カウンセリング時に大体の重瞼幅を決めます（図3，4）．手術の直前に確認します．

3 縫合糸の刺入点のマーキング

これまでの筆者の解説では片方に5針としていました．ほとんどのケースではそれで良いのですが，最近では埋没法で緩んで重瞼線が消失したケースにこのビーズ法を行うケースが多いので，よりしっかりとしたラインが完成するように，6，7針とします（図4）．特に目頭と目尻寄りに密に糸を

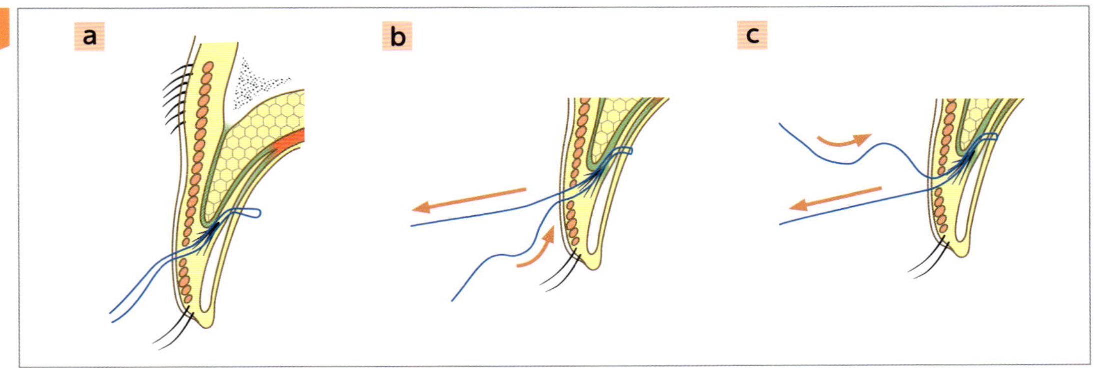

絹糸のピストン運動
bとcを10〜20往復繰り返す．

通すことがコツです（線維化の密度が重要なためです）．

動画①

❹ 局所麻酔

皮膚側と結膜側の両方に麻酔，また特に眼瞼の内側，外側の両側にもしっかり麻酔します．術中に縫合糸のしごき（ピストン）運動（後述）の際は，少し荒っぽい操作となりますので，完全に無痛状態で行うべきだからです．

動画②

動画③

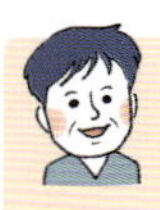

確かに瞼の組織が厚い人は切開式重瞼術を行っても，目頭や目尻でラインが薄くなったり消えてしまうケースがありますね．

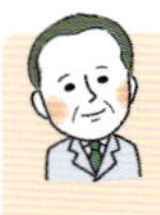

それを予防するためにビーズ法でも固定するポイントを5針から6，7針に増やしたのです．

❺ 2-0絹糸の刺入操作

皮膚から瞼板上縁に針を通し，次いで2 mm離した部位から皮膚に向かって刺し戻します（図5～9）．この際，眼瞼の端からスタートするのではなく，中央寄り，つまり端から4番目くらいからスタートすると，眼瞼の裏側で絹糸の穴が不自然に密集するのを予防できます．

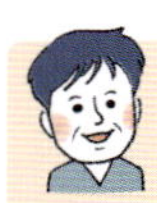

2-0絹糸って…ずいぶん太いような気がするのですが，さらにそれを使ってしごき（ピストン）運動という操作をしても大丈夫なのでしょうか？
縫合糸の「しごき（ピストン）運動」は，実際にどのようにするのですか？　そんなに荒っぽい操作なのですか？

図3

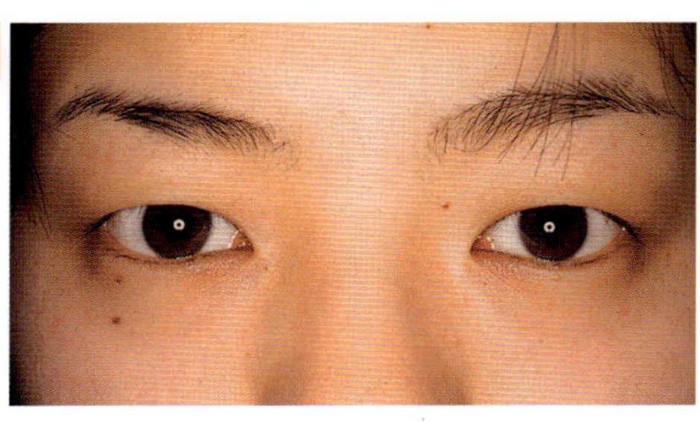

術前：26歳女性
完全な一重瞼．切開法は傷痕が残るからいや．埋没法では，どうも重瞼線が消失しそう．眼帯をしたまま仕事に出ることが可能ということで，片方ずつ手術をする本法を用いることにした．

図4

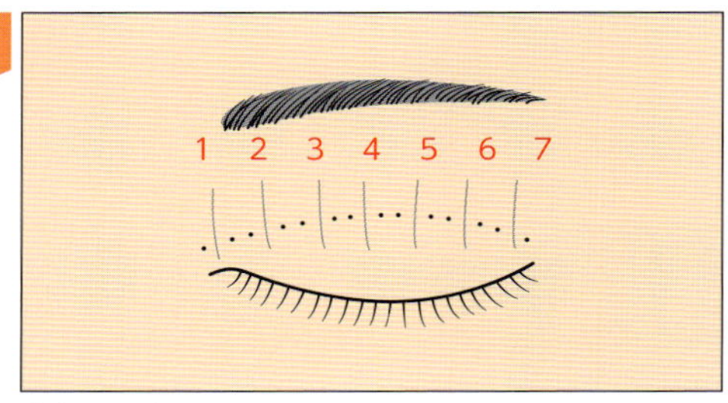

皮膚のデザイン
5～7本の絹糸を通すために，あらかじめ重瞼線に垂直方向にラインを描く．

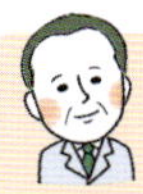

確かに荒っぽい操作に見えるのですが，しかしこの操作が最も重要なのです．絹糸を交互に片方を引っぱり，そのときは他方を完全に緩めます．それを交互に行います（図2）．5，6回くらい往復すると，絹糸を引いても抵抗がなくなりますが，これで終わらずに，さらにスピードを上げて（そこがコツです！）10～20往復くらいします．

これは，絹糸でできた穴の周囲に摩擦熱で軽い熱傷を起こして，抜糸のあとも線維化を促して，よりしっかりとしたくびれができることを期待するものです．

図5

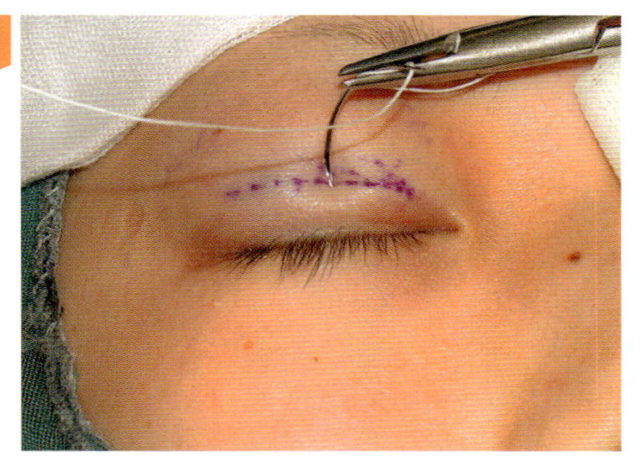

絹糸の刺入①
予定の重瞼線上に10〜14個の点を描く．外科用弱彎2号針に2-0絹糸を付けて，重瞼予定のラインから針を刺入開始するところ．結膜側の局所麻酔薬は，内外側端まで十分に注射すること．

図6

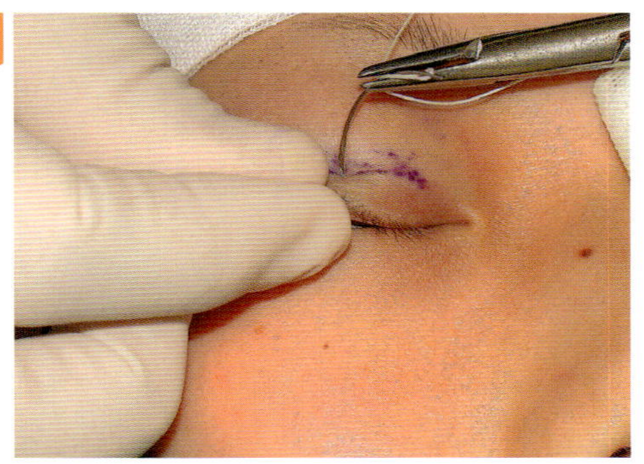

絹糸の刺入②
針先が皮膚を貫通したところで，瞼縁を指でつまみ，翻転させる．針先を支点にして，睫毛を含む瞼縁をつまみ，下方に引いてから瞼板を翻転させるのがコツ．

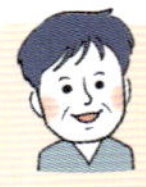

「ビーズ法」は単純に太い糸で数ヵ所留めるだけかと思っていましたが…この「しごき運動」をしっかりと行って，軽い熱傷を生じて，加えて瘢痕による線維化がより強固になり，重瞼線の消失を防ぐことができると理解できます．

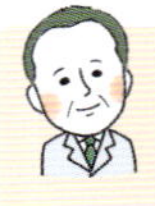

その通りです．「線維化」がキーワードです．

▶動画④

▶動画⑤

▶動画⑥

▶動画⑦

図7

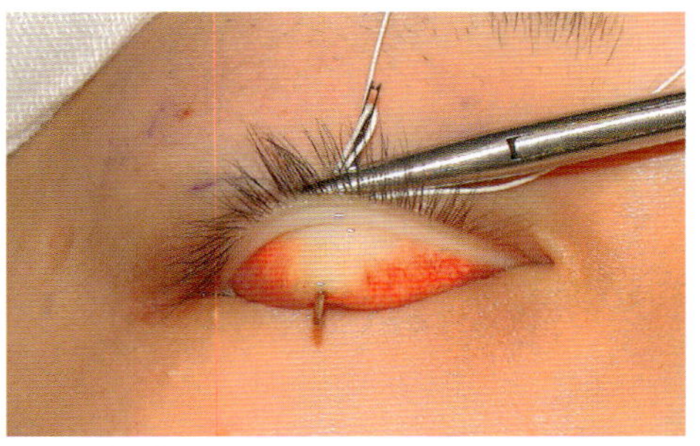

絹糸の刺入③
同時に，針先は瞼板の上縁の挙筋腱膜を貫き，絹糸を結膜側に出す．そして，針を逆針に持ち替えて約2 mm離れたところに刺入してUターンする．

図8

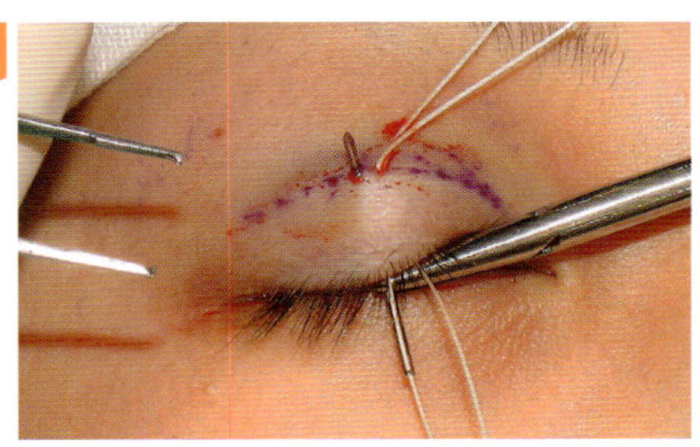

絹糸の刺入④
Uターンさせた針を予定ライン上の隣の点に出す．針が角膜に当たらないように，針が眼瞼を離れるまで，眼瞼は眼球から浮かせたままとする．

図9

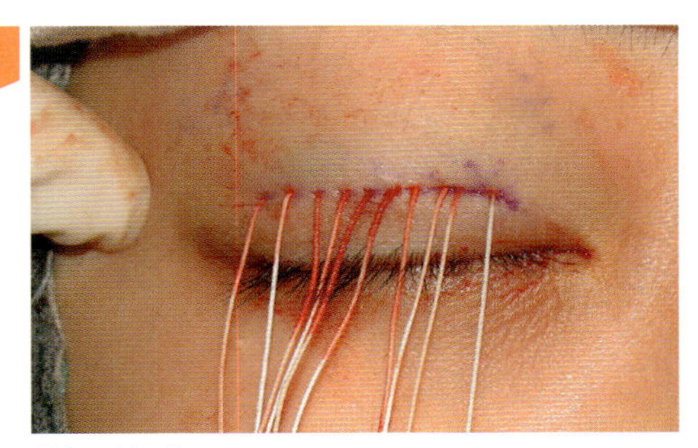

絹糸の刺入⑤
同様の操作を5〜7回行うと，5〜7本の絹糸は重瞼予定線上に10〜14本の絹糸が出ているように並ぶ．そこにビーズ玉を通す．

6 ビーズ玉の挿入と絹糸の結紮

隣に出入りする絹糸にビーズ玉を通します(図9，10)．

図10

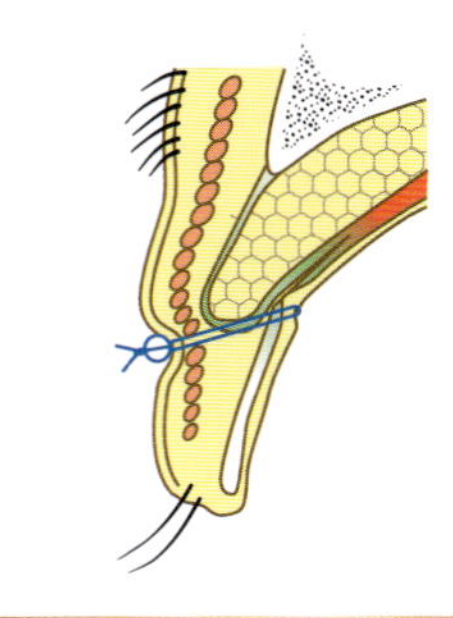

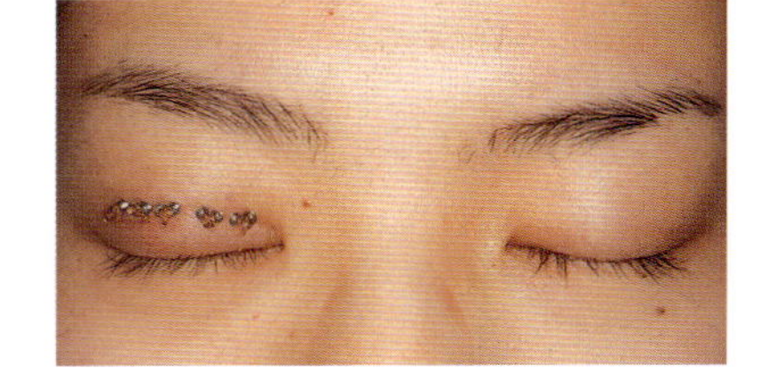

▶動画⑧

絹糸の縫合
絹糸を３回結紮.

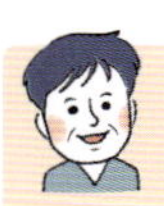

絹糸を結紮するときに，どの程度の強さで締めるのかをか知りたかったのですが….

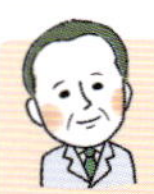

動画を見ることで，その力加減がよくわかると思います（▶動画⑧）．緩すぎはダメですが，きつすぎてもダメです．ほどほどの強さで結紮することが大切です．緩すぎると結膜側に絹糸が出てしまうことになるからです．

7 術後ケア

術後は外用軟膏を塗布，術後１週間で抜糸します（図11，12）．ただし，早く抜糸するよりは１日でも遅く抜糸するほうがベターです．

図11

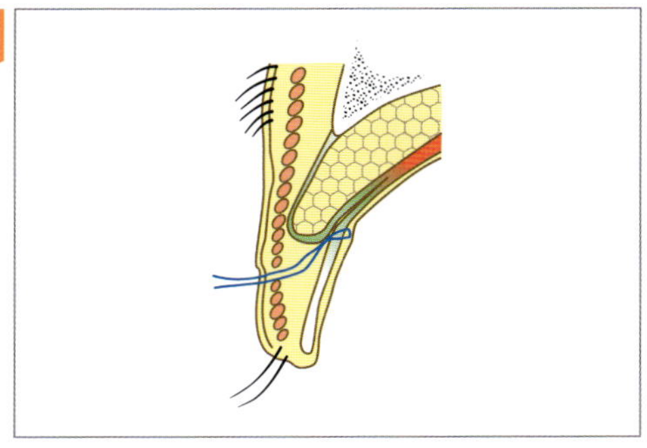

抜糸後のシェーマ
抜糸の完了.

図12

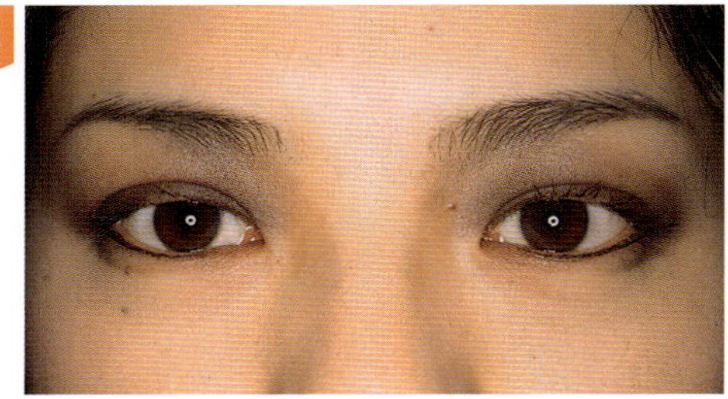

抜糸後の状態

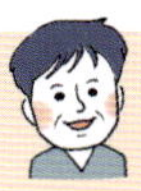

抜糸は通常1週間後ということですが，患者さんは痛がりませんか？　また，糸の穴はどうなってしまうのでしょう？　太い糸で摩擦熱が発生するほどの「しごき運動」を行うので，皮膚の陥凹や熱傷の跡が心配です.

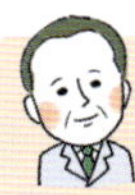

意外や意外！　痛がらないのです．また，抜糸したあとの糸の穴は，直後は糸穴としてそれなりに目立ちますが，術後1ヵ月では赤みだけとなり，術後3ヵ月，半年経ちますと，糸の穴は不思議にも完全に消失します.

- 作るべき重瞼線と，縫合糸(2-0絹糸)で何針縫うか数を決める(5～7針).
- 局所麻酔は眼瞼の両端までしっかりと行う.
- 皮膚から結膜側の瞼板の1 mm上方に縫合針を貫通させる．2 mm程度離して皮膚に戻る.
- しごき(ピストン)運動は10～20往復でスピードを上げる.
- 結紮はほどほどの強さで行う.
- 抜糸は術後6日目よりは7日目がベターで，8日目がより確実．しかし10日目を最長とし，それ以上には延期しないほうが良いと考える(糸穴の瘢痕が長く赤く残ることになるため).

ビーズ法のすごいところ

重瞼術での縫合法のなかで，1週間後に抜糸する唯一の手術法があります．それがビーズ法です．ビーズ法が他の縫合法に比べて，圧倒的に重瞼線が消失することが少ないことは，この手術を経験した美容外科医なら誰もが知っています．この手術法のすごいところは，重瞼線が消えにくいこと，傷痕が残らないことの2点です．ただし，欠点はダウンタイムの長さです．1週間はビーズと糸がついており，抜糸を1週間後にするのですが，それから腫れが引くのにさらに1～2週間はかかるため，治るのに時間がかかるのが最大のネックなのです．特に美容外科手術では，術後のダウンタイムが重視されます．そのダウンタイムが長いことがこの方法が日陰の手術法になってしまった唯一の理由です．それさえなければ，メスを使わない重瞼術では断トツの手術法になっているでしょう．

この手術法のメッカであった大阪白壁美容外科の白壁征夫先生(現サフォクリニック院長)は当時を振り返りながら「安全でミスすることがない，こんなすごい手術法はないと今も確信を持っています」と言われます．私も40年も前にこの白壁先生に教わりに大阪まで出かけた一人なのですが，この手術法は解剖学的にも理にかなった方法であることは本文にも書きました．もともとの重瞼の解剖学的な状態にすることがこの手術法のキーポイントなのですから(実は私もこの手術を受けた体験者の一人なのですが，一列に並んだ絹糸の通った針穴の赤みがしばらくは見えていても，6ヵ月も過ぎて赤みが消えてしまうと，重瞼線に沿っての傷痕が全く消えてなくなっているのです．それは不思議なくらいです).

世の中に，「ダウンタイム」という「縛り言葉」がなかったら，今もこのビーズ法という縫合法は手術の目的にかなうという点では，断然優秀な手術法として，人気を博していることでしょう！

(市田正成)

重要度★★★ 難易度★★☆

3 重瞼術（切開法）

市田正成

この手術法の適応

- 重瞼術を希望する人で，埋没法では比較的短期間に重瞼線が消失してしまったケース．
- あまりに腫れぼったい眼瞼で，きれいな二重瞼が作れないと想像できる人．
- 切開法の適応がある場合でも，実際にはそれでも埋没法で，と言われれば，最終的には患者の希望を優先することになります．

概 要

- 予定の新しい重瞼線に沿ってメスを入れて，そのラインが長く消えないように工夫して仕上げる手術を切開法による重瞼術といいます．
- 全切開法の場合，予定の重瞼線の上に被る余剰皮膚を何mmか切除したり，皮下の軟部組織を取ったりして，よりすっきりとした二重瞼にすることができます．
- 重瞼線にメスを入れることで，より確実な重瞼線を作ることができますが，抜糸まで1週間を要すること，術後の腫れが引くのに日数を要することなど，術後のダウンタイムは埋没法に比べてかなり長くなります．しかし，仕上がりの確実さと，重瞼線が消失しにくいという利点を考えると，より有効な手術法には違いありません．

いとぐち

1 埋没法と切開法

美容外科では，当初「重瞼術」といえば切開法で手術をするのが当然のことと考えられていました．そして，埋没式重瞼術（埋没法）は特別の場合に採用する手術法でした．ところがダウンタイム重視の考え方が主流となると，重瞼術に対する考え方が変わってしまいました．

そして切開線の瘢痕が残らないことと，ダウンタイムという観点から，手術の第一選択として，圧倒的に埋没法が選ばれる頻度が高くなりました．

日本では美容外科手術というと圧倒的に重瞼術が多く，加えて埋没法の普及で美容外科手術は広く一般大衆になじむ時代となっていきました．

その反動で，あっという間に手術の頻度が低くなったのが，切開法だったのです．それでもやはり確実性重視，効果の永続性という観点から，切開法は重要な位置を占めています．

2 仕上がりの形状

二重瞼といっても，形状にはさまざまな種類があります．末広型，平行的末広型，平行型，逆末広型といった，特に目頭部位の形状の違いです．術前に患者さんの希望を聞いておくことが必要です.

3 部分切開法か，全切開法か

　切開法の手術法には大きく分けて部分切開法と全切開法の2種類がありますが，一長一短です.

　部分切開法は目尻部位で約1 cm切開をして，皮下の軟部組織や眼窩脂肪を切除するときに有効です．切除部位は目尻，目頭部位，中央部位などケースによって部位を変えます．皮膚を切除しないので若年者向きです.

　全切開法は眼瞼全域にメスを入れるのですが，それをする限りは皮膚を少しでも切除するのが賢明です．なぜなら眼瞼皮膚は遅かれ早かれたるみを生じて余剰皮膚となるため，その皮膚をいくらかでも切除(例えば5 mm前後)すると，仕上がりがよりすっきりします.

手術法(全切開法)

1 皮切のデザイン(図1，2)

1 睫毛上縁から何mmのレベルで下(睫毛側)の切開線を引くか

　重瞼幅の広さによって，以下のような決め方を基本にしています.

- 狭い重瞼幅の場合：3.5～4 mm (この数値は睫毛上縁からの距離．以下すべて同じ).
- 普通の重瞼幅の場合：5 mm.
- 広い重瞼幅にしたい場合：6～6.5 mm，7 mmを超えるのは極端に広い重瞼線となるため，あまり勧められません.

　この症例では，睫毛上縁から6 mmのラインで，切除幅は7 mmとしました.

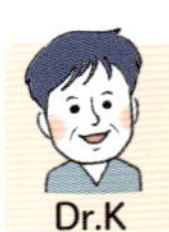

睫毛側の切開線の決め方ですが，閉瞼した状態でそのまま計測するのですか？

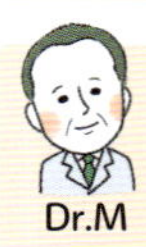

いやいや，それですとたるみの強い人はかなり広い幅になってしまいます．上眼瞼皮膚を頭側に軽く牽引して，そうですねえ，睫毛が上に(皮膚に対して垂直に)向くくらいのテンションをかけた，そのときの幅を計測してデザインするのです.

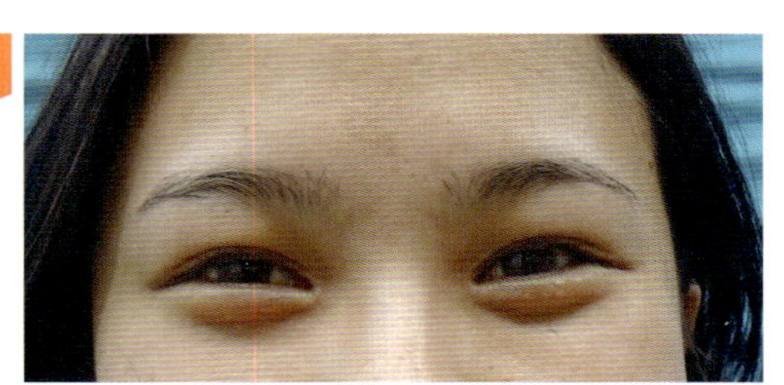

術前：24歳女性
眼瞼全体が腫れぼったい.

図2

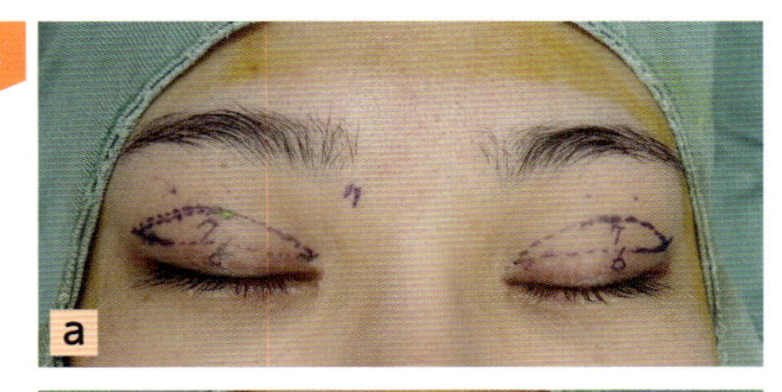

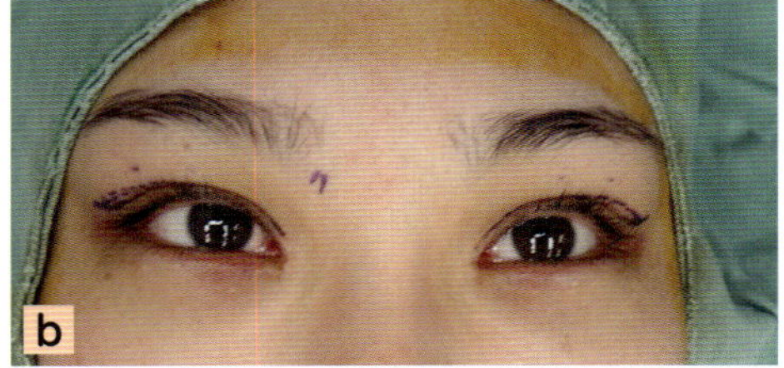

動画①

皮切のデザイン
a：閉瞼．b：開瞼.

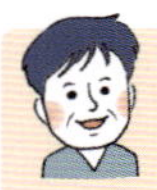

もっと広く切開線を決める人が多いと思います．先生の決め方は狭くありませんか？

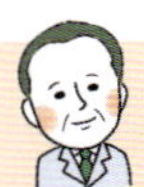

大丈夫です．切開法の場合，広すぎて不自然な重瞼になるほうがずっとまずいことになりますよ．修正が必要になったとき，狭い幅を広くするよりも広い幅を狭くするほうがはるかに難しいのです．

[2] 何mmの幅で眉毛側の切開線を決めるか，その決め方

まず仰臥位になった患者さんを閉瞼状態にして，睫毛側で決めた切開線の3ヵ所でその上方の皮膚をキャリパーでつまみ，無理なくつまんだ状態の眉毛側のキャリパーの接点をマーキングします．そして，キャリパーでどれだけ隙間が開いているか，メモリを読みます．例えばそれが3mmだったとして，それに2〜3mmの余裕を持たせるために先ほどつけた眉毛側のキャリパーの接点から睫毛側に向かって3+2=5mmのポイントをマーキングします．同様の方法でつけた3点を決めると，眉毛側の切開線が決まります．

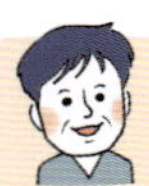

このときにいつも迷うのですが，皮膚の切除量を決めるのが難しいですよね．取りすぎて兎眼になったら大変ですし，少なすぎても「たるみが取れていない！」というクレームになるし….何か，良いコツはありませんか？

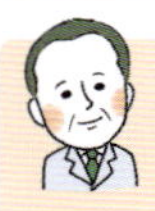

そうですね，デザインの際にはキャリパーを使用して，上記の方法で眉毛側の切開線を決めるのが良いですよ．余剰皮膚切除量の目安を数値化できるので，いろいろなケースで応用がききますし，大きな間違いをしてしまうことはなくなります．

[3] 目頭の形状

目頭の形状として，重瞼術では末広型と，平行型を決めることはまず重要です．それを患者さんの希望を聞いてから決めることになります．

2 麻酔

局所麻酔のコツ：上眼瞼の皮膚に入り込んでいる知覚神経の走行を考えて，麻酔は川上(つまり中枢側)から川下(末梢側)に向かって注射していくことが基本です．また，麻酔液に入っている血管収縮薬の効果が出るまで，5分くらいは待ちます．

動画②

3 皮切

皮切のコツ(メスの角度)：皮切の断端が直角または少し鋭角になるようにメスの角度を意識して傾けると，縫合線が太くならず，細い瘢痕に落ち着きます．

動画③

動画④

4 軟部組織の処理(図3，4)

軟部組織を切除するときのコツ：上眼瞼の軟部組織(つまり眼輪筋，ROOF〈retro-orbicularis oculi fat〉，眼窩脂肪層)にメスを進めるときは，垂直下方ではなく，少し斜め下方に向かって進めます．残しすぎたと思えるときは，あとで取り足せば問題ありません(取りすぎると，三重瞼など，あとで修正手術の必要が生じることになります)．

動画⑤

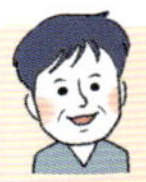

軟部組織の切除は，適切な範囲と量を決めることが難しいですよね．十分な量を切除しないと，重瞼線が消えてしまってクレームになっちゃいますし….

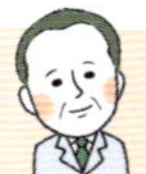

だからといって，頭側の軟部組織を必要以上に取りすぎると，幅の広い予定外の重瞼線ができてしまいますので注意が必要ですね．また，睫毛側の瞼板前組織を過剰に切除してしまうと，重瞼線の睫毛側皮膚と瞼板が過度に癒着するので，その部分が陥凹した不自然な瞼になってしまいます．

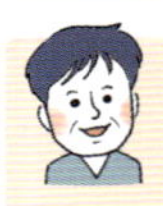

軟部組織をどれだけ切除するか，先生はどんな方針で行いますか？

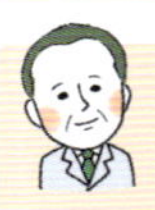

これは経験がものをいうとしか，あまりうまくは説明できませんが，最初は控えめに切除して出来栄えを見ながら次に生かすとしか言えません．取りすぎて眼瞼陥凹や三重瞼にしてはいけませんから．症例を積むうちにその加減がわかってきます．

5 皮下縫合

中止めをするときのコツ(アンカリングの位置)：アンカリングの位置は基本的にやや睫毛側寄りとします．

動画⑥

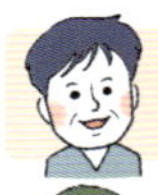

これはどういう意味ですか？

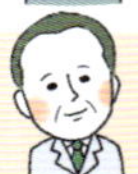

睫毛側を常に短くしておくことが，より自然の形状を保つことになるからです．開瞼時はどうしても眉毛側に引かれるので，広くなる傾向があるため，閉瞼時は狭く見えるほうが良いのです．

図3

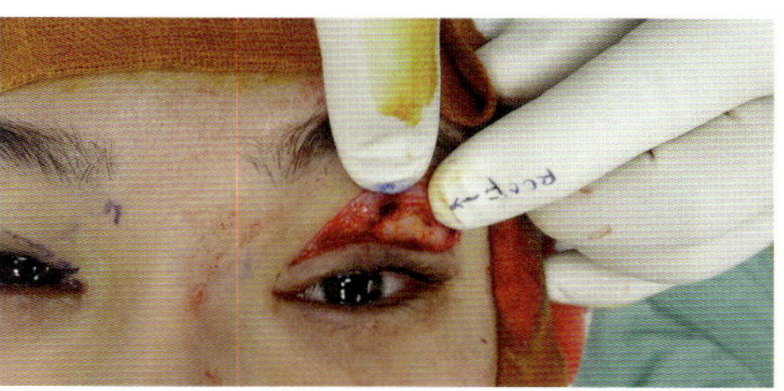

軟部組織の処理①
眼窩脂肪に加えてROOF脂肪も取ってすっきりさせる．

図4

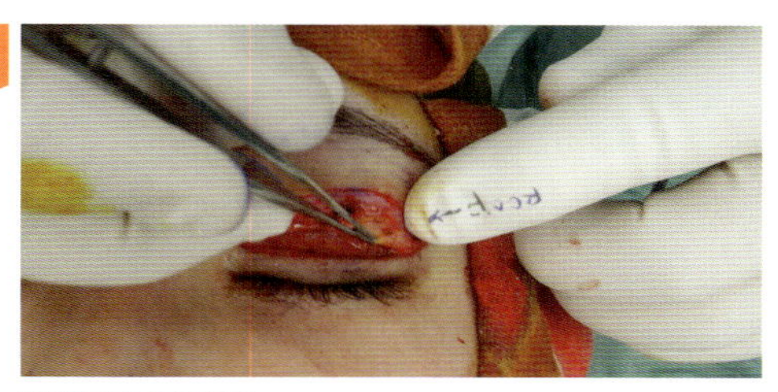

軟部組織の処理②
ROOF脂肪を取って上眼瞼の腫れぼったさを修正する．

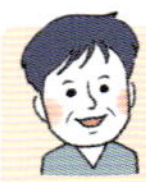

アンカリングって，とても大事な手術操作だと思います．「戻らない二重瞼」を希望して切開法を受けたはずが，それなのに二重のラインがなくなっちゃったら，患者さんは相当ショックですよね．

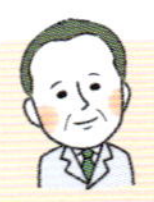

そうですね，一番お辛いのはもちろん患者さんご本人ですが，術者も相当ショックですよ．お互いにそのような不幸なことにならないように，この“アンカリング”と“軟部組織の処理”は，必要十分に行うようにしましょう．

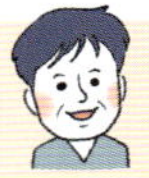

一連の手術操作のなかには，見た目で同じようなことをやったとしても，その程度の違いによって，結果が大きく変わってしまうものがあるんですね．

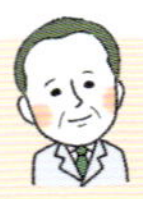

手術をうまく行うコツとしては，そういった“匙加減”を知ることも大切ですね．動画を見ていただくと，その加減がよくわかると思いますよ．

図5

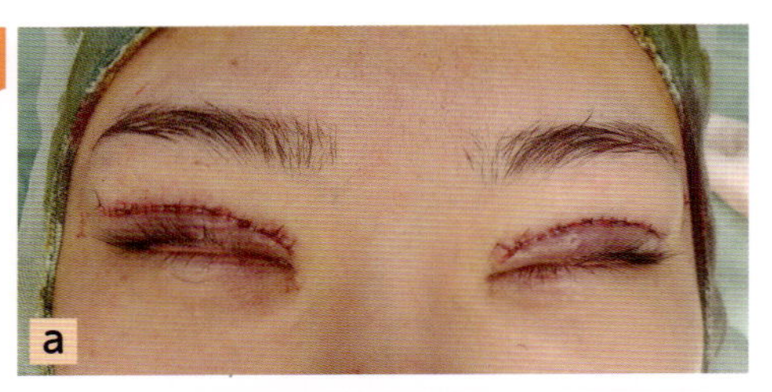

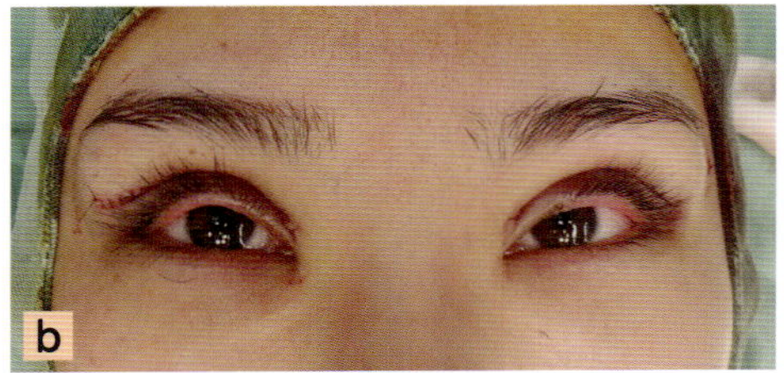

手術終了時
a：閉瞼．b：開瞼．

図6

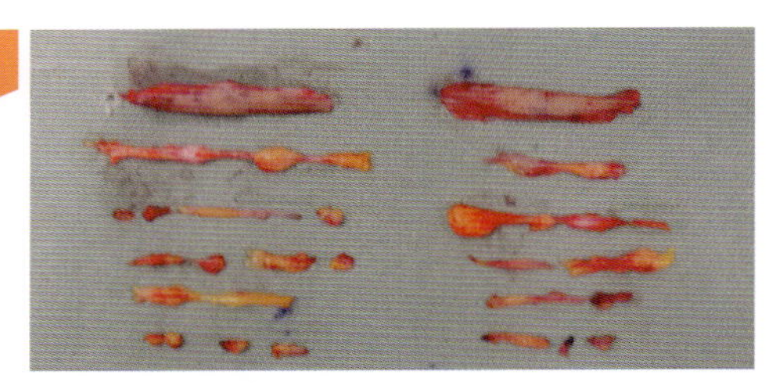

摘除した軟部組織

6 皮膚縫合（図5，6）

皮膚縫合のコツ：まず5針くらいを7-0絹糸で，ほどほどの間隔でアンカリング縫合します．それで開瞼させてみて，二重瞼の形状が不自然でなければ7-0ナイロン糸にて連続縫合します．

動画⑦

7 最後のドレッシング

ドレッシングのコツ：ドレーン（太さ1.5 mm，長さ20 mmのフラッグ状のもの），ソフラチュールガーゼ，ウェットガーゼ，ドライガーゼの順に縫合線上にのせて少々圧迫気味に固定します．これは翌日に取り払って，ドレーンも除去します．ガーゼにしみ込んだ血液でドレーンが有効であったことを実感することができます．

図7

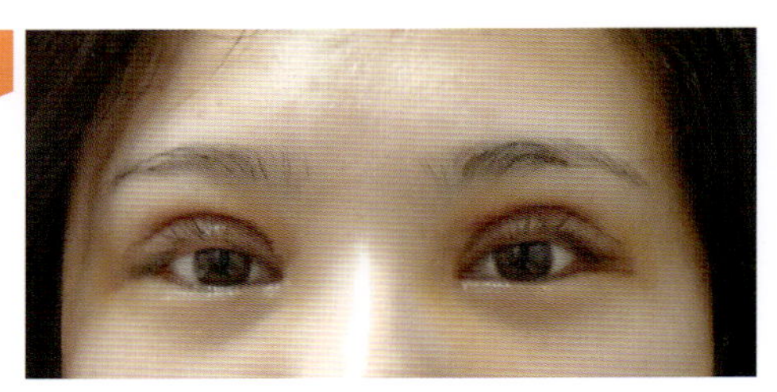

術後1週間

図8

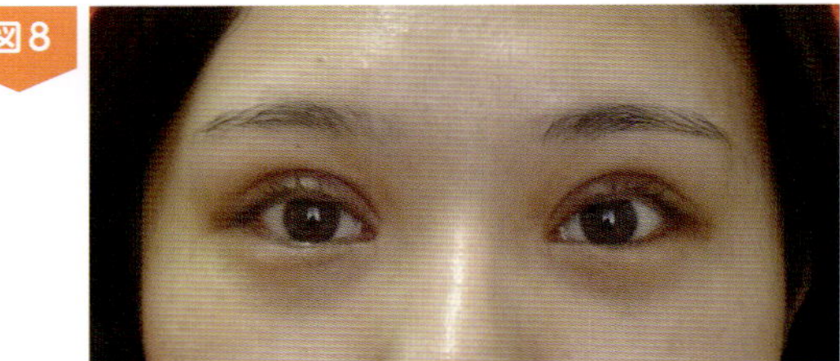

術後2ヵ月

図9

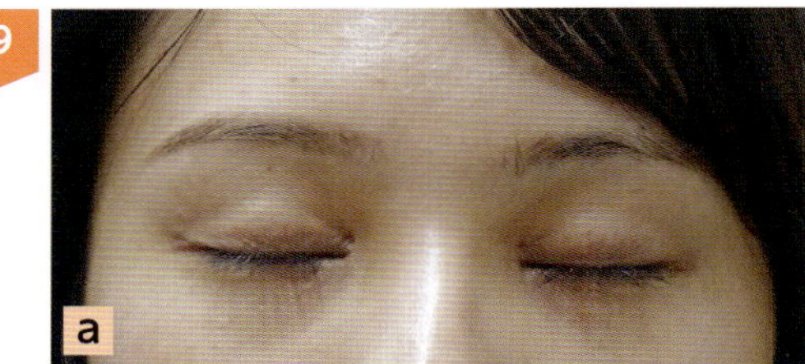

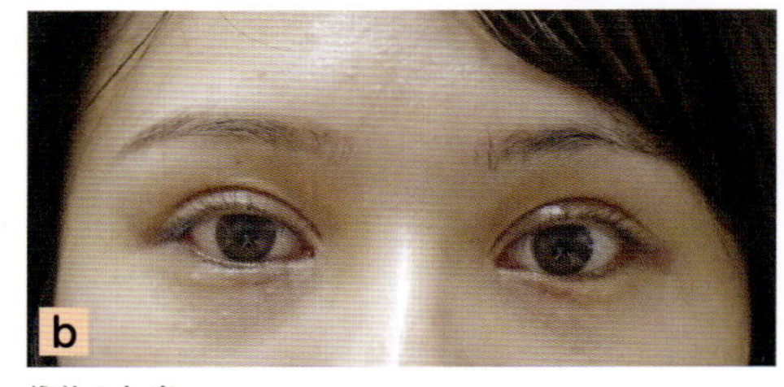

術後1年半
a：閉瞼．b：開瞼．

8 術後の経過（図7～9）

術後1週間，術後2ヵ月，術後1年半の状態．埋没法での術後に比べて，今回は腫れぼったさを感じない，かなりすっきりとした重瞼の外観で落ち着いています．

- 仕上がりの二重瞼の形状を，患者の希望を聞いたうえで予測する．
- 皮膚および，皮下の軟部組織の切除位置をマーキングする．
- まず睫毛側の切開線を決める．そしてそのラインを起点として眉毛側の皮膚をキャリパーにてつまみ，閉瞼できる状態のところをマーキングする．つまんだ皮膚の幅が切除できる皮膚の量であるが，実際にはそこから2～3 mm少なめに切除量とすると，眼瞼皮膚に余裕ができ，術後の閉瞼不全を予防できる．
- 慣れないうちは，軟部組織を取りすぎないこと．特に眉毛側の皮下には意識的に皮下組織を残すことが術後の三重瞼の予防になる．
- 睫毛側の皮下縫合を3～4ヵ所に施す．
- 4～5ヵ所に皮膚のアンカリング縫合を行う．
- 皮膚縫合は1 mm間隔の連続縫合でよい．

重要度 ★★☆ 難易度 ★★★

4 眼瞼下垂手術(挙筋腱膜前転術)

阿部聖孝

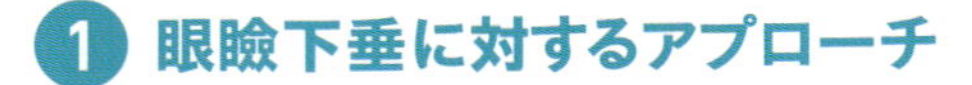

この手術法の適応

- 挙筋機能がある程度保たれている腱膜性眼瞼下垂症の人.
- 重篤な眼瞼下垂には腱膜移植術が適応になります.

概要

- 腱膜性眼瞼下垂症は，瞼板上縁に付着している眼瞼挙筋腱膜が緩んでしまうことで，上眼瞼がうまく持ち上がらずに，眼瞼裂が狭小化した状態です.
- 原因は，加齢変化やコンタクトレンズの長期使用，外傷，瞼をこする物理的刺激などがありますが，原因不明のこともあります.
- 治療法は，外科的手術により，外れている瞼板(前組織)と挙筋腱膜を縫合固定します.

いとぐち

1 眼瞼下垂に対するアプローチ

腱膜性眼瞼下垂症のなかで，挙筋機能が4 mm以上保たれているケースに対しては，挙筋腱膜前転術が行われます．しかし，目が開きにくい状態となるケースは，眼瞼下垂以外にも以下の要因があります.

①余剰の軟部組織(皮膚・眼輪筋・ROOF〈retro-orbicularis oculi fat〉)が多い.

②睫毛内反の状態が改善していない.

③上眼瞼の動きに抵抗する力(横走靱帯・眼窩脂肪の線維性癒着)が大きい.

挙筋腱膜前転術によって眼瞼裂は改善しますが，上記の原因を残したままであると，患者さんは手術結果に満足されない場合があります.

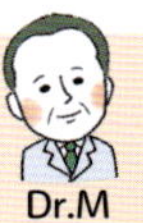

挙筋前転術を行って瞼裂が広がっても，余剰皮膚による睫毛内反のために，目が開きづらくなったと訴えるケースがありますね.

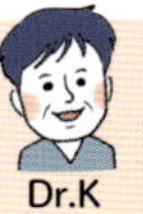

開きやすい状態にするためには，余剰軟部組織を切除して，適切な重瞼幅を作成することも大切だと思います.

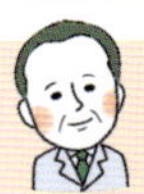

瞼裂の改善は重要ですが，美容外科医としては，出来上がりの重瞼の状態も考慮する必要がありますね.

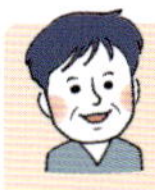

美容外科の患者さんは，瞼裂の改善よりも，重瞼幅の状態を気にされる人が多い感じがします.

② 眼瞼下垂の評価

挙筋腱膜前転術は，挙筋機能がある程度保たれている腱膜性眼瞼下垂症に対して行う手術で，動眼神経麻痺や重症筋無力症など，他の原因による眼瞼下垂には適応になりません．

また，挙筋機能が乏しい重篤な眼瞼下垂に対しては，筋膜やゴアテックスによる前頭筋吊り上げ術が適応になります．

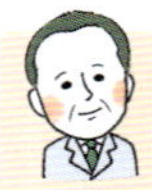

術前の評価はどのように行っていますか？

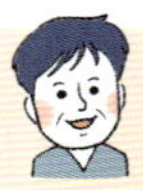

挙筋機能検査で上眼瞼縁の動きを測定して評価しています．MRD-1（margin reflex distance-1）による程度分類も参考にしていますが，ほとんど挙筋機能だけで評価しています．

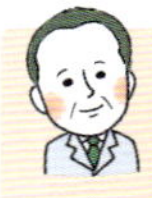

術前評価で挙筋機能が3 mm以下のpoorな状態でも，手術中に結構開いてくる症例がありますね？

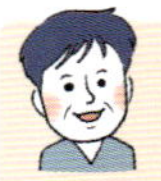

眼窩脂肪の線維性癒着のリリースや横走靱帯の切離で，開瞼状態が良くなることがあるので，開瞼・閉瞼に抵抗する要因を解除することも重要であると思います．

③ ヘリングの法則と利き目

眼瞼下垂に対して，片側の手術を行う場合には注意が必要です．特に利き目（優位眼）に挙筋腱膜前転術を行った場合，ヘリングの法則により対側の下垂の程度が強くなることがあります．

また利き目でない（非優位眼）側を手術すると，対側の利き目の下垂の程度を強く感じてしまうため，手術後に開きすぎてしまう場合があります（逆ヘリングの法則）．

術前に利き目を調べておくと良いのですが，予測と違う結果になることも少なくありません．

図1

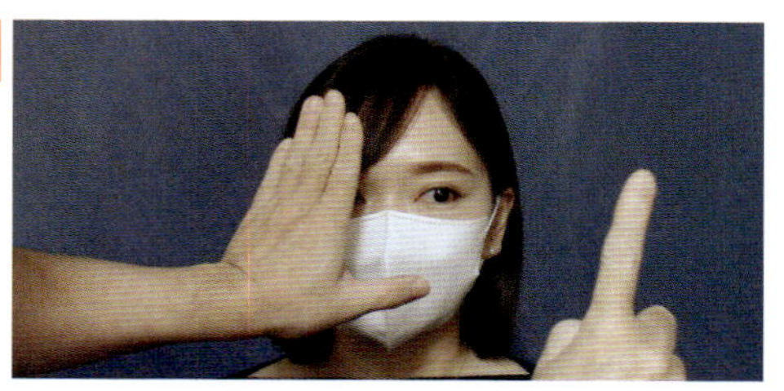

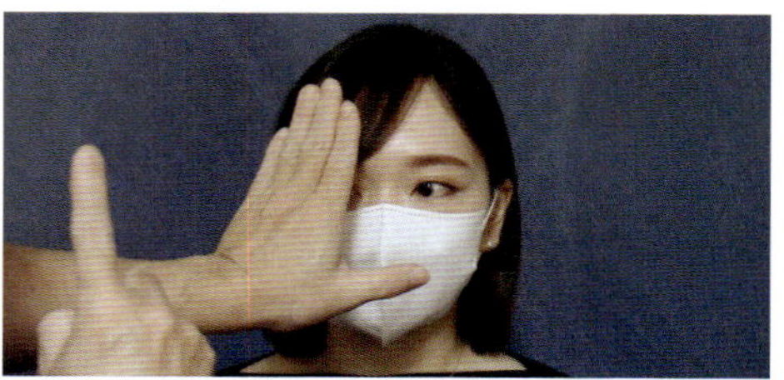

「利き目」の評価法
左右の動きを固有に調べて，動体的な注視を確認する．

片側の挙筋腱膜前転術を行う場合には，①調整のための修正術や，②対側の挙筋腱膜前転術の可能性を，患者さんにお話しておく必要があります．

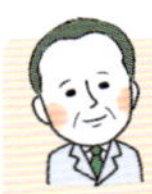

片側性の眼瞼下垂の場合，どのように対処していますか？

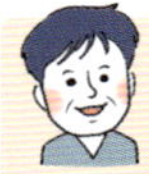

片側のケースでも，基本的に両側の挙筋前転術を行っています．しかし，患者さんの希望や，対側が過大に開瞼しているときは，片側だけ手術する場合もありますが，その後の追加手術の必要性をムンテラしておきます．

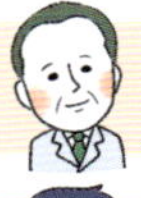

利き目の評価はどのようにしていますか？

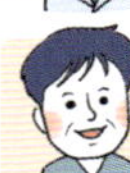

静止状態ですと意識的に両眼視してしまい，わかりにくい場合があるので，動体的に注視してもらって，その状態を診ています．患者さんの前で指を振って，片目ずつ閉じて評価します（図1）．他覚的に利き目はスムーズな動き，逆はぎこちない動きをします．また自覚的に利き目が見やすいという感覚があったら，そちらを利き目と判断して，その側の下垂に対してはヘリングの法則に注意するようにしています．

手術法（挙筋腱膜前転術）

① デザイン・計測

切開式重瞼術のデザインと同様に，座位にてブジーにより重瞼線を作成し，余剰皮膚を含めた軟部組織の切除量を決定します（図2）．

マーキングの際に，筆者は油性ペンを使用しています．インクが滲むことがなく，リムーバーで簡単に修正できるので使い勝手が良いです．

デザインの時点で，下垂の程度と眼瞼縁の形状，利き目の状態を考慮して，おおよその挙筋の前転量を決めていきます．

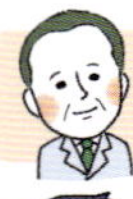

重瞼幅はどのように決めていますか？

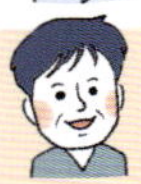

アバウトなのですが，狭い二重幅を望まれる患者さんには瞼縁から4〜5 mm，通常幅で6〜7 mm，広い幅は8 mm以上にしています．軟部組織が厚いケースでは，狭めに設定しています．

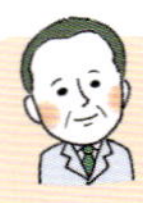

瞼裂に左右差のある場合には，どういったアプローチをしていますか？

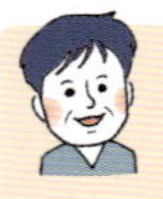

挙筋前転術を行う際には，ヘリングや逆ヘリングの問題があるので，基本的には両側の手術をしています．片側だけ手術する場合には，修正が必要になることをムンテラしておきます．

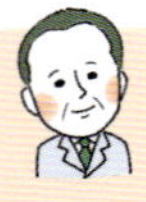

プライマリーの手術ではない修正術などの場合に，何か気をつけていることはありますか？

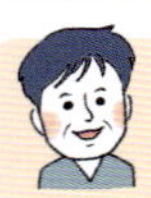

残存組織，特に皮膚と頭側の軟部組織の量がどれだけ残っているかを考慮します．

図2

動画①

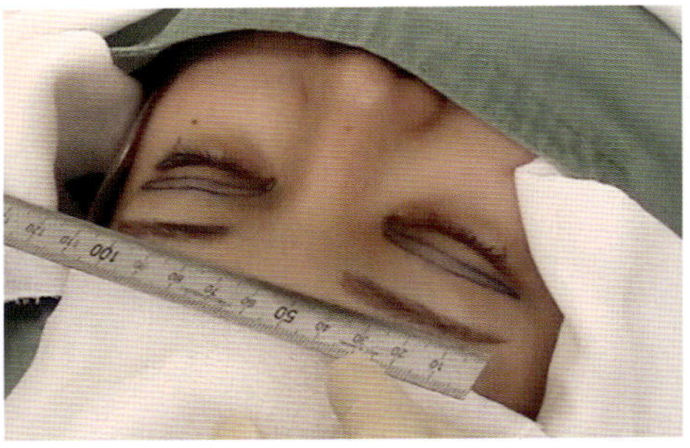

デザイン
デザイン時に，重瞼幅と皮膚切除幅を決定する．マーキングは油性ペンが使いやすい．

図3

動画②

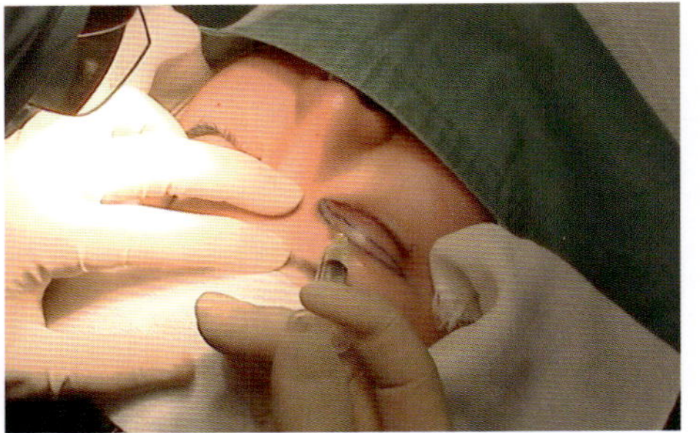

麻酔
局所麻酔薬はハイドロダイセクションする目的で大量に散布する．

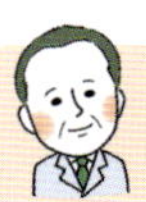

眼瞼下垂の診断の際に，注意するべき点はありますか？

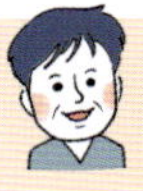

まずは挙筋機能の計測ですが，利き目の関係もありますので，両眼視をしているかどうかもチェックします．

② 麻酔

局所麻酔薬は2％エピネフリン（E）入りリドカインを使用しています．30 Gの注射針で上眼瞼外側から刺入し，内側に向かって広範囲に十分量の局所麻酔薬を注入します（図3）．

注入の層が深すぎると，眼輪筋深層の細動脈の損傷により，皮下出血を起こしやすくなります．また浅すぎると，皮膚が不均等に膨れて，マーキングした切開線が歪んでしまうので，局所麻酔薬は皮下～眼輪筋の浅層に注入します．

片側1.5～2.0 mL程度の量を注入すると，上眼瞼皮膚が適度に膨隆する形状になり，十分な止血効果が得られ，皮膚切開の際にテンションがかけやすくなります．

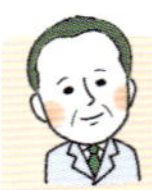

ずいぶん大量に注入しますね．もっと少なくても良いのではないですか？

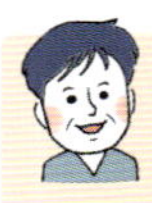

少なくて困ることがあっても，多くて悪いことがないので，わりとアバウトに多めに注入しています．

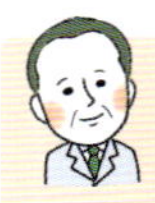

E入りの局麻を使ったとき，ミューラー筋への作用をどう考えていますか？

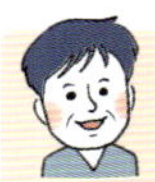

気になるところもありますが，特に問題となったケースはないので2％E入りリドカインを使っています．

③ 皮膚切開・皮膚切除

眼瞼皮膚は軟らかいので，デザインしたライン通りに切開することが難しいです．術者は対側の指を使って，皮膚に適切なテンションをかけて，予定切開線を正確に切開します．必要な際には助手の手を借りて，バランスの良いテンションをかけることで正確な皮膚切開を行います（図4）．

この際に皮下に十分量の局所麻酔薬を注入しておくと，適度なテンションが得られるので，切開が容易になります．また浸潤により皮下軟部組織の間隙が広がるので，メスの刃が深層まで及ぶことなく，皮膚切開を安全に行うことができます．

筆者の場合は，反転させた尖刃メスを皮下に挿入して，裏側から押し上げるように切開しています（図5）．正確で安全に行えるので，このやり方で皮膚切開をしています．

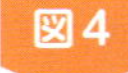

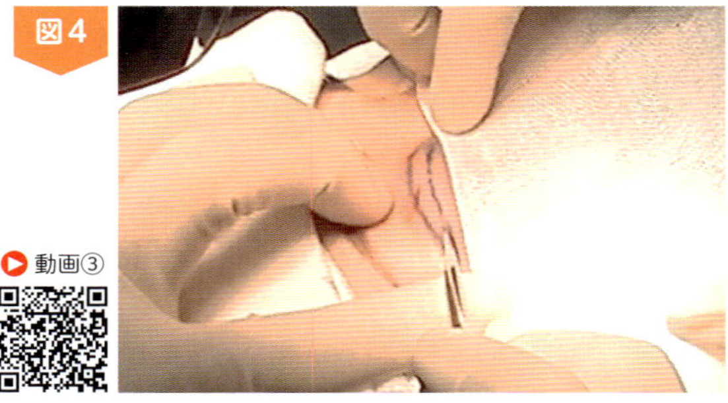

動画③

切開①
皮膚に均等にテンションをかけることで，正確で安全な切開ができる．

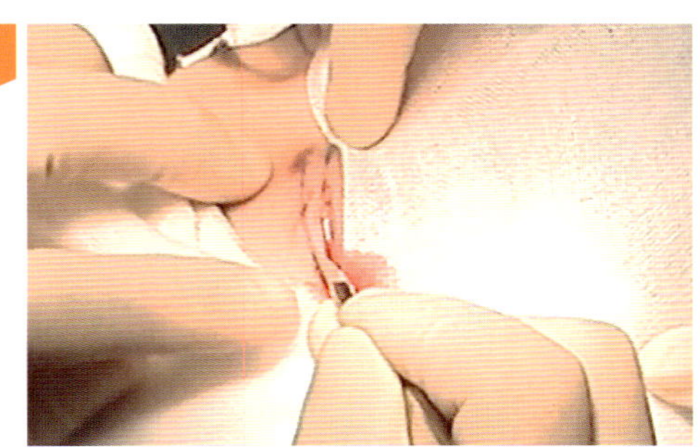

切開②
切開線がよく確認できるように，尖刃メスを反転して，皮膚の裏側から切開する．

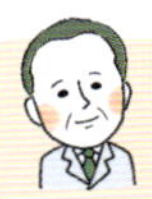

んー，この切開のやり方って，なんか邪道のような気もしますが….

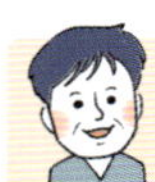

メリットとしては，自分の指やメスが視覚的に邪魔にならないので，切開線が明確に把握できます．また切るスピードがコントロールしやすくなるので，自分が思ったラインを正確に切開することができます．最初は15番メスで皮膚表面から通常の切開をしていたのですが，かれこれ20年ほど前からは，ずっとこの方法でやっています．まぁ，「邪道も極めれば王道に通ず」とも思いますし….

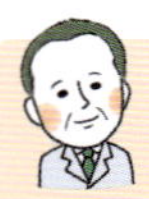

ん〜，そうですねぇ，ある程度は理にかなっているのかな．まぁ，いずれにしても術者がやりやすい方法で行うのが一番です．

4 皮下剥離

まず皮下浅層に局所麻酔薬を大量に注入して，ハイドロダイセクションを行います（図6）．対側の鑷子で皮膚をつまみカウンターをかけて，先端鈍の剪刀を当てて押し沈めるように進めると，皮下のルーズな組織を削ぐような感覚で安全に剥離できます（図7）．

皮下剥離の際には，皮膚側の軟部組織を残しすぎると重瞼線消失の原因になりますし，皮膚を薄くしすぎてしまうと瞼板との癒着部が陥凹して不自然な二重瞼になってしまうので，剥離する層には注意する必要があります．

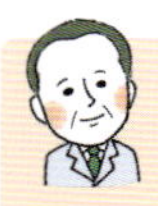

この部分の剥離は，メスやハサミでもっと鋭的に行うことが多いですね．レーザーメスを使用するドクターもいますよ．

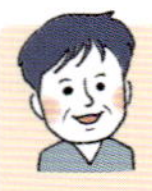

先端が鈍の剪刀を押し当てて，物理的抵抗を感じながら行うことで，一番軟らかいルーズな層を剥離できます．いろいろ試してみたのですが，安全で楽にできるので，この方法で皮下剥離をしています．

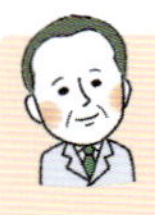

確かに他の部位でも言えることですが，例えば頭部では帽状腱膜下，胸部では乳腺下などのルーズな層は，安全で容易に剥離することができますね．経験の浅いうちは，無理に鋭的な剥離を行うと，本来の層から外れる危険や，出血が多くなることにもなるでしょうね．

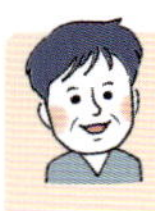

慣れないうちは，この方法が無難だと思います．

図6

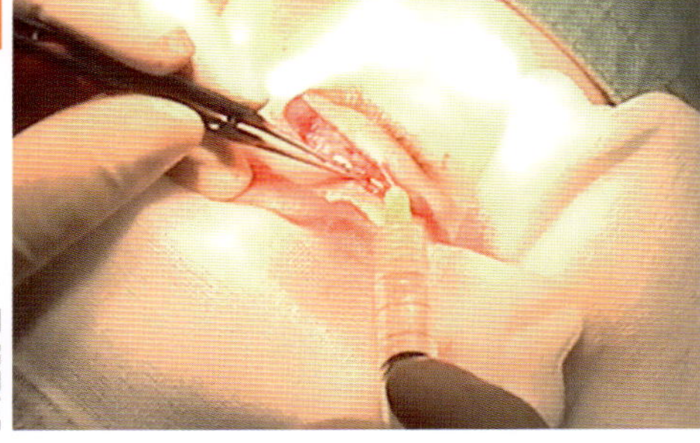

動画④

皮下剥離①
大量の局所麻酔薬でハイドロダイセクションすると，剥離が容易になる．

図7

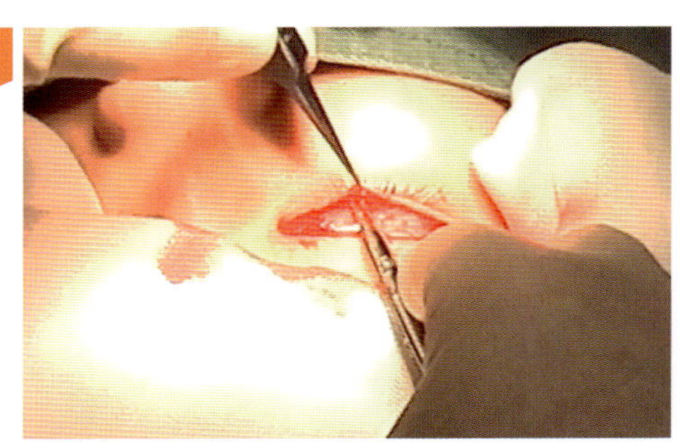

皮下剥離②
剪刀の先を押し当てて，沈み込ませるように，削ぐイメージで剥離する．局所麻酔薬でルーズになっている軟らかい部分しか剥離できないので，皮膚を損傷する危険がない．

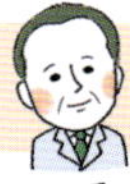

ずいぶん睫毛側まで攻め込んでいますね．

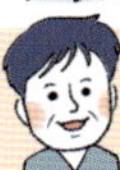

はい，この患者さんは強い奥二重の重瞼線があるので，それを外す目的で，睫毛の毛根が見えるレベルまで皮下剥離をしています（図8）．

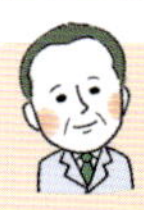

なるほど，狭い幅に強力な重瞼線があるケースでは，それをリリースしないと予定する重瞼線が負けてしまうので，しっかり剥離する必要がありますね．

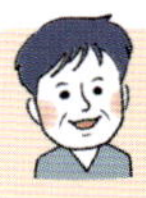

剪刀を使う際にも，チョキチョキと切らずに，削ぐように進めると，軟らかい組織しか剥離できないので，硬い組織を傷つけることがありません．

5 軟部組織切除

1 眼輪筋・瞼板前組織切除

睫毛側の眼輪筋を鑷子で把持してカウンターをかけて，剪刀を小刻みに動かして滑らせるように削いで切る(図9)と，皮膚などの硬い組織を切ることなく，安全に軟部組織だけを切除することができます．

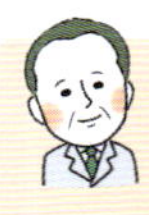

瞼板前組織は残しすぎると重瞼線が消失してしまいますし，取りすぎると皮膚と瞼板が癒着して，そこだけが陥凹した不自然な形になるので，注意が必要ですね．

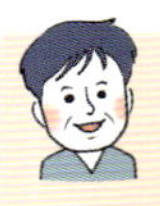

はい，この方法で削ぐように切除すると，軟らかい組織だけしか取れませんので，過剰切除を回避することができます．

2 横走靱帯切離

眼窩隔膜を広範囲に開いておくと，横走靱帯が確認しやすくなりますので，内側・外側ともに靱帯の強固な部分をバイポーラで切離します．うまくリリースができると，瞼板を鑷子でつまんで上下させたときに，抵抗なくスムーズに動き，可動域が広がったことがわかります(図10)．

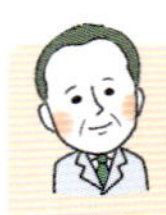

この靱帯のバンドが強い人は，瞼の開閉時に両端，特に外側の抵抗が強く，何か引っかかっている感じがしますね．

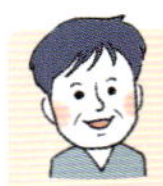

これを外さないと，内側と外側の瞼裂が広がらないので，瞼縁の中央部だけ上がっている，三角形のような目になると思います．

3 眼窩隔膜の切開・開窓

瞼板上縁より4～5 mm頭側の隔膜を広範囲に切開(図11，12)します．あまり瞼板に近すぎると挙筋腱膜付着部を切離してしまいますし，遠すぎるとあとで行う瞼板前組織の処置が難しくなります．

隔膜内に剪刀を挿入して，切開ラインの直下で剪刀の先を広げて，その間をバイポーラで切開します．

図8

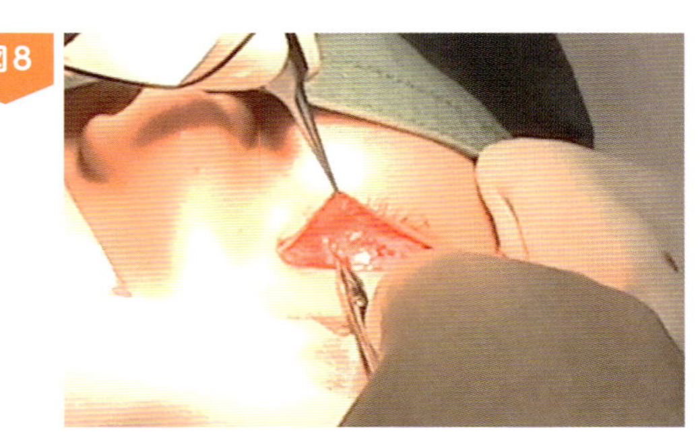

皮下剥離③
軟部組織を切除しやすくするために，皮下剥離は睫毛付近まで広範囲に行う．

図9

動画⑤

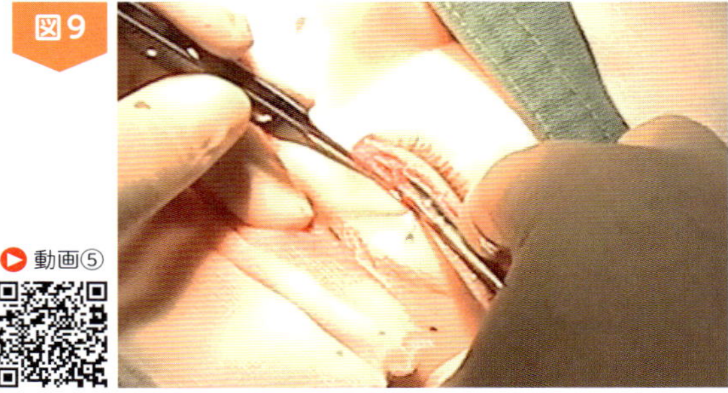

眼輪筋・瞼板前組織切除
ルーズな組織を，削ぐようにして切除する．

図10

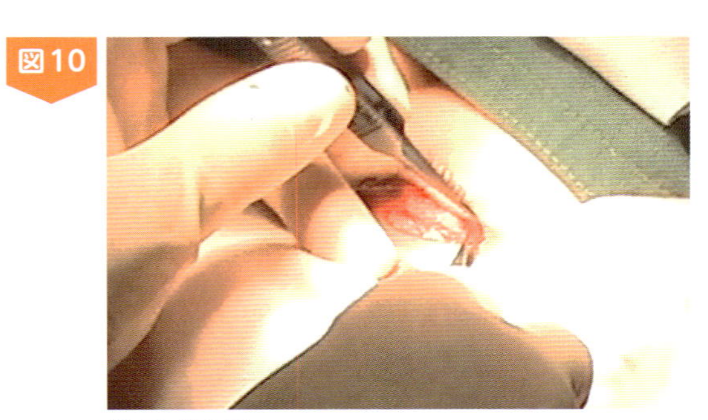

横走靱帯切離
横走靱帯の肥厚が強い場合，これを外すことで上眼瞼の可動性が得られる．

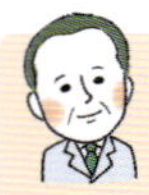

助手がこの操作に慣れていないと危ないですね.

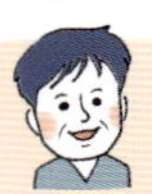

そのときには，右手に剪刀，左手にバイポーラを持って，一人でやります．でもできれば，自分の左手は有鈎鑷子でしっかりと組織を固定して，助手に切開してもらいたいところです.

4 眼窩脂肪の処置

外側部の眼窩脂肪が多い場合には，これを適量切除しますが，基本的にはこの時点ではまだ温存しておきます.

眼窩脂肪と挙筋腱膜との線維性癒着が強いときには，これをリリースします（図13）．「クモの巣」状の線維性癒着を丁寧に剥がして，止血を兼ねてバイポーラで焼きながら外していくと，開瞼抵抗が減少して，瞼板の可動域が広がります.

リリースの効果を見るために，瞼板前組織を鑷子でつまんで，瞼板を他動的に上下させて，可動域の広がりと抵抗の減少を確認します.

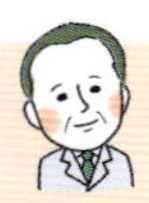

ここは結構，線維性の癒着が強い人がいますね．リリースするときに注意していることはありますか？

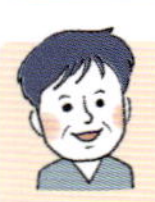

出血するとまた再度癒着してしまうので，十分に止血を確認しています．癒着防止のため，術後の注意として抜糸以降は積極的に努力開瞼するエクササイズをしてもらっています.

5 瞼板前・隔膜前組織切除

瞼板の前面からフラットな面になるように，膨隆している厚い部分の余剰組織をバイポーラで切除します.

膨隆が強いと，閉瞼したときに皮膚の凹凸が目立つので，可及的に平坦な状態にします（図14）.

図11

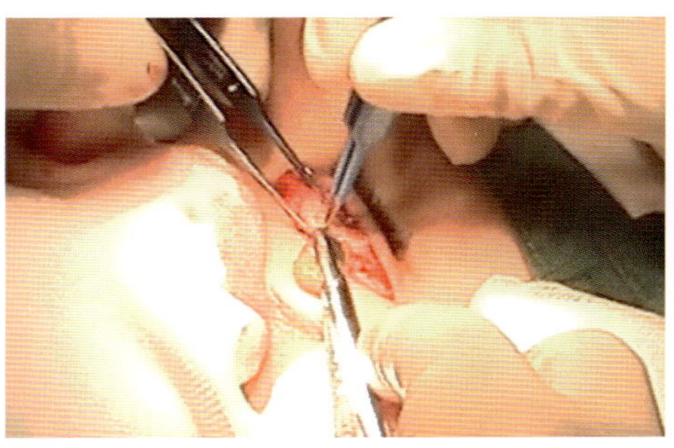

隔膜切開①
瞼板上縁より4～5 mm頭側の隔膜を，瞼板縁に沿って切開する.

図12

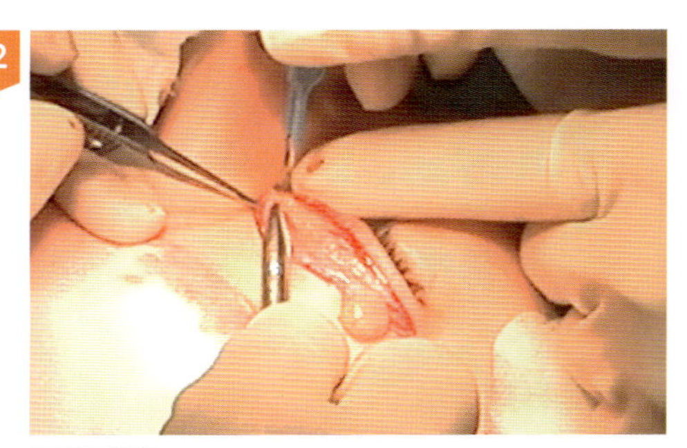

隔膜切開②
眼窩隔膜の外側縁から内側縁まで，広範囲に切開する.

図13

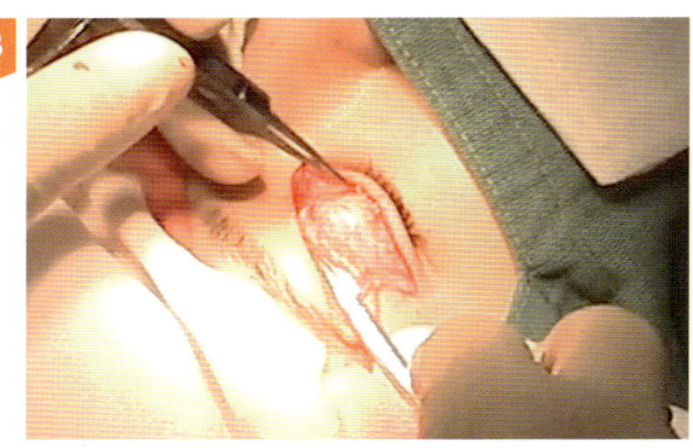

眼窩脂肪の処置
眼窩脂肪と挙筋腱膜の線維性癒着が強い場合は，リリースして開瞼抵抗を減少させる.

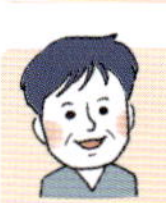

ここも加減が難しいですね．残すとボコるし，取りすぎると平面状に癒着して不自然な瞼になりますから.

削ぐように軟らかい部分だけ切除すると，腱板上に軟部組織が1層残るので，不自然な瞼にはならないですね.

図14

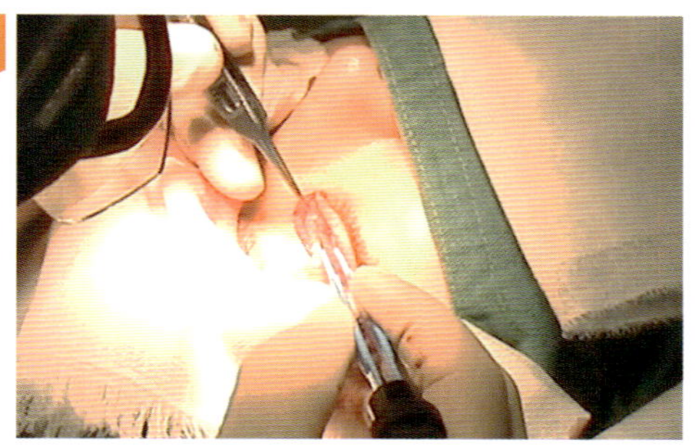

瞼板前・隔膜前組織切除
皮膚と瞼板の間に凹凸が生じないように，膨隆した余剰組織を切除する．

6 挙筋腱膜前転・状態確認

筋組織から５mm程度尾側の挙筋腱膜と，瞼板上縁２mm程度を7-0ナイロン糸で３ヵ所縫合します．

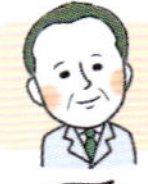

瞼板には全層に糸をかけるのですか？

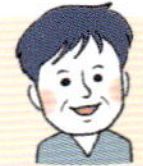

はい，前面の組織だけにかけると，固定が外れる心配があることと，テコのようになって外反しやすいので，全層にかけています（図15）．

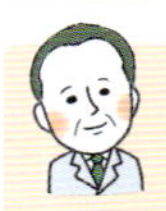

なるほど，眼瞼下垂の手術で，結膜側から挙筋短縮をする場合には，多少過大開瞼になっても，睫毛が外反しないので，確かにあまり不自然な形にはならないですね．マイボーム腺への影響はどうですか？

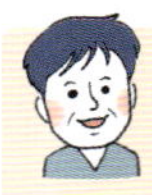

３ヵ所縦方向にかけている（図16）ので，ほとんど影響はないと考えています．

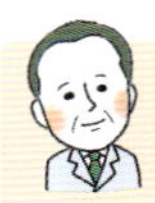

前転させる距離は，どのように決めていますか?

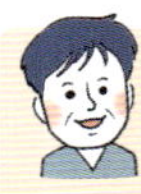

開けたい瞼裂の2〜3倍です．瞼縁の形に沿ってかけますが，外側端より内側端を少し強めに上げると，ツリ目っぽくならないので，だいたい，中央10，内側9，外側８くらいの割合でしょうか？　でも，頻回開瞼してもらって，瞼縁の形状を見て調節します（図17）．

図15

動画⑥

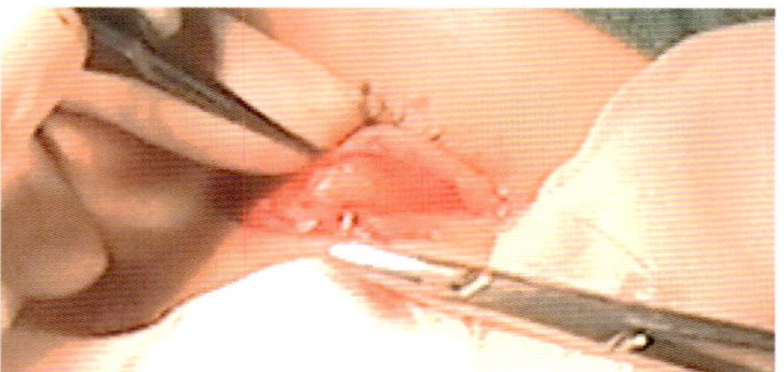

挙筋腱膜前転①
固定が外れることと，睫毛の外反を防ぐため，針糸は瞼板全層にかける．

図16

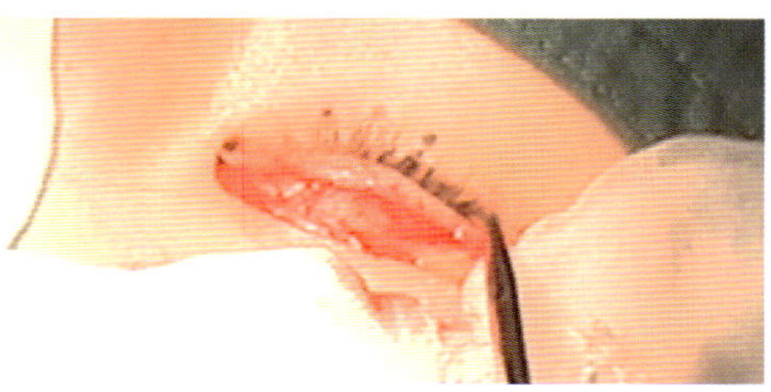

挙筋腱膜前転②
術前の眼瞼縁の形状を考慮して，瞼板の中央・内側・外側の３ヵ所に糸をかける．

図17

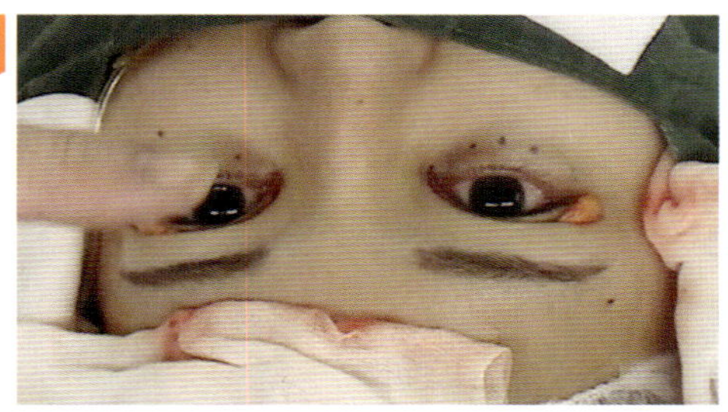

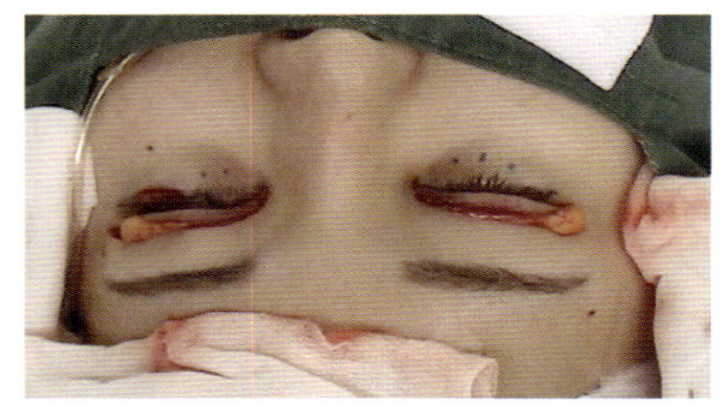

挙筋腱膜前転③
自動的に開瞼・閉瞼を行って，眼瞼裂の左右差，眼瞼縁の形状の不整，兎眼がないことを確認する．

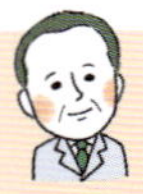

瞼裂は中央部が上がっても，内側や外側がなかなか上がりにくいケースがありますよね．無理に中央部だけ強く糸をかけると，三角形のような目になってしまいますし，そういうときにはどう対処していますか？

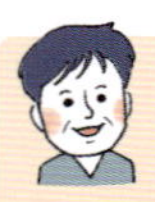

まずは開瞼に抵抗している原因(横走靱帯の肥厚・挙筋腱膜の線維性癒着，余剰組織など)に対しての処置を行います．しかし，腱膜の内側部や外側部が部分的に脆弱なケースがあるので，その場合は腱膜側の糸は通常よりも中央寄りにかけています．

7 瞼板固定(アンカリング)

瞼板と皮膚の固定は7-0ナイロン糸を使用して，水平マットレスの形に1針だけかけます(図18，19)．

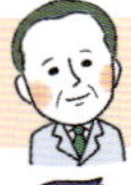

1針だけだと弱くないですか？

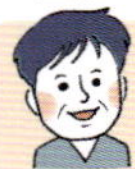

小切開重瞼術の瞼板固定も，このように1針だけマットレス縫合しています．

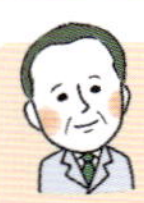

アンカリングが少ないと重瞼線が消失しませんか？

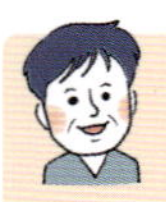

消失しないように，最後に頭側の軟部組織をガッツリ取ります．

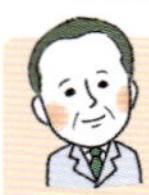

取りすぎによって，過大重瞼にならないように，注意しないといけませんね．

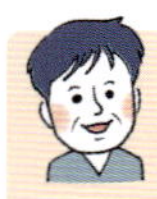

はい，皮膚の中縫いをしてから，開瞼・閉瞼してもらい，切除量を決めています．

8 皮膚中縫い

7-0ナイロン糸を用いて，1.0～1.5 cm間隔で皮下に真皮縫合をします(図20)．

隙間から，頭側の軟部組織(眼輪筋・眼窩脂肪・ROOF)を切除します．

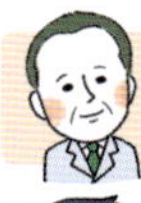

どうやって切除するのですか？

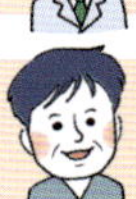

止血を兼ねて，バイポーラで凝固しながら切除します．

図18

動画⑦

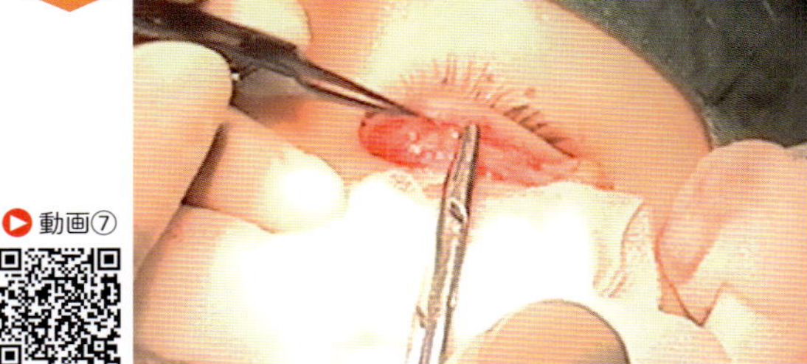

瞼板固定(アンカリング)①
アンカリングは瞼板前組織と睫毛側皮膚を縫合する．

図19

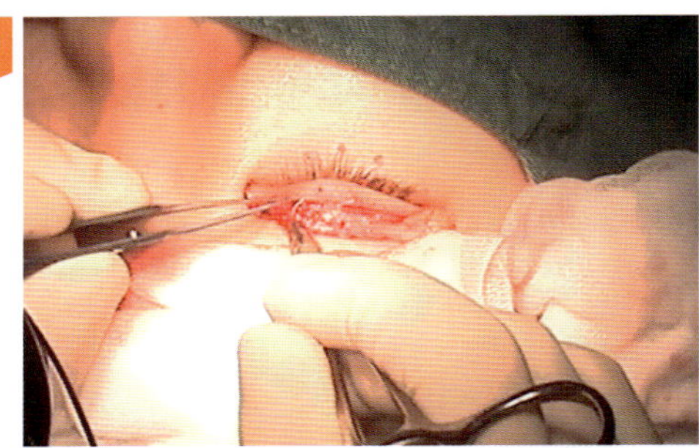

瞼板固定(アンカリング)②
7-0白ナイロン糸で，1針水平マットレス縫合をする．

図20

動画⑧

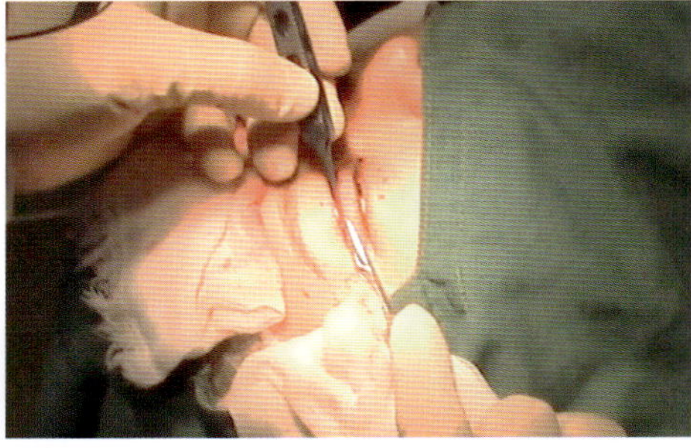

皮膚の中縫い
隙間から軟部組織を切除するために，縫合の間隔を広くする．

⑨ 頭側の軟部組織切除

中縫いの隙間から余剰の軟部組織（眼輪筋・隔膜前組織・眼窩脂肪・ROOF）をバイポーラで切除（図21）します．このときに患者さんに開瞼・閉瞼してもらって，予定している重瞼線がしっかり出るかを確認（図22）します．ラインの頭側に余剰組織があると，開瞼時に盛り上がって，その部分だけ重瞼幅が狭くなり，眼瞼縁がなだらかなカーブを描かないので，十分量を確実に切除します．

その際には過剰切除にならないように，開瞼・閉瞼を頻回にチェックして，少しずつ切除します．

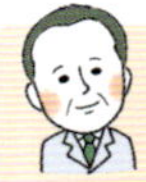

なるほどねー，こうやって確認しながら切除すると，取り過ぎによる予定外重瞼線が出ることもないですね．

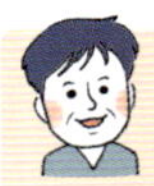

ここは取りすぎて三重瞼になってはいけませんし，残しすぎて重瞼幅が狭くなってもいけないですね．その匙加減が難しいので，このように開瞼・閉瞼して重瞼幅を確認しながら切除するのが良いと思います．

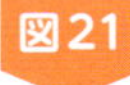

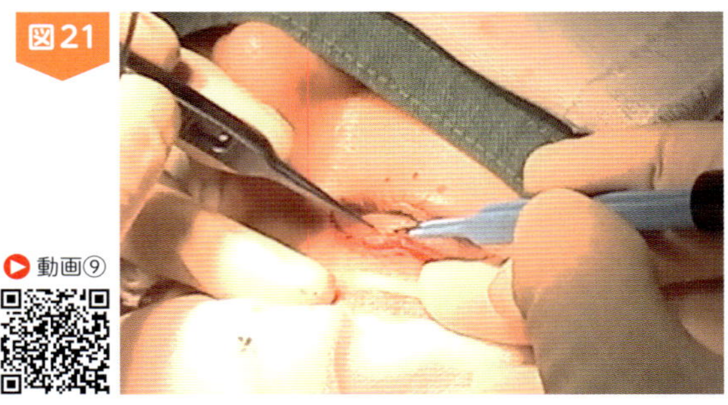

動画⑨

図21 頭側の軟部組織切除①
中縫いをかけた間から切除する．

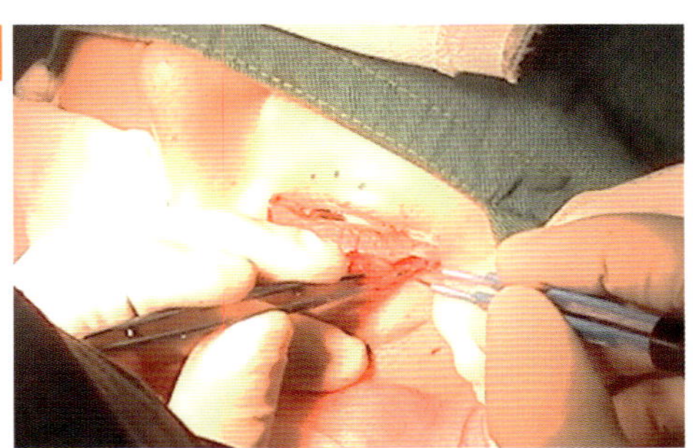

図22 頭側の軟部組織切除②
開瞼・閉瞼をして確認する．

⑩ 皮膚縫合

皮膚は8-0ナイロン糸を使い，ステッチをかけて連続縫合（図23）しています．縫合の時間も短縮できますし，抜糸もやりやすいです．

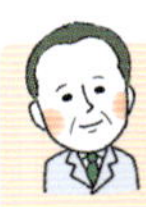

そうですね，眼瞼手術では創部の緊張が少ないですし，中縫いがきちんとされていれば，連続縫合で良いと思いますよ．

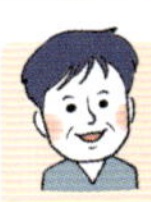

術者も患者さんも，楽なほうが良いですよね．

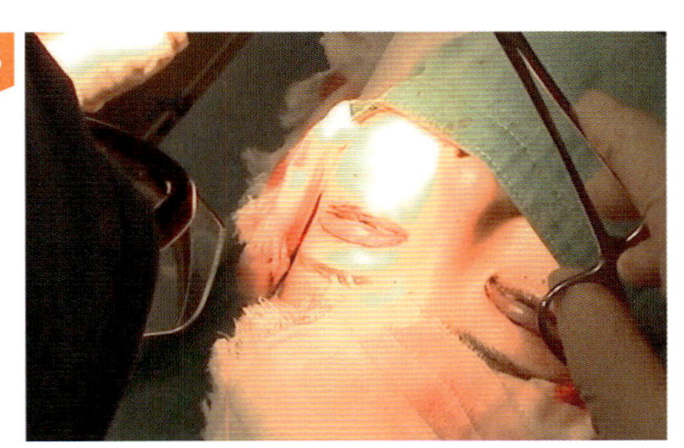

図23 皮膚縫合
8-0黒ナイロン糸で，連続縫合する．

⑪ 術後ケア

術後は，上半身を挙上して（ファーラー位），15分間程度局所の冷却をします．

状態が良ければ，腫脹の予防と重瞼線の固定のために，創部と睫毛の間の皮膚にテープを貼ります．

感染と腫脹の予防のために，抗生剤と消炎鎮痛薬を内服していただきます．

⑫ 症例写真

1 術前（図24）

20代前半女性．軽度の眼瞼裂狭小と，眉毛挙上が認められる．

2 術後３ヵ月（図25）

眼瞼裂狭小と眉毛挙上が改善された（カラーコンタクト装着）．

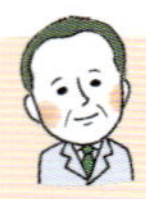

術前の写真からは，挙筋前転を行う適応は低いように思えますね．

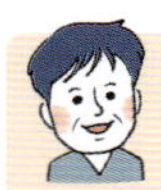

ご本人は注視するときに，目に力が入ってしまうと仰っていました．

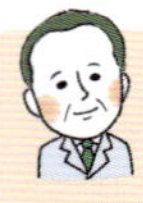

なるほど，術後の写真では，前頭筋の力が抜けていますね．美容外科では症状が軽度でも，ある程度の適応があれば，患者さんの希望に応じることも必要ですね．

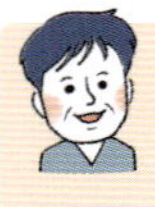

適応が低い場合は，過矯正による兎眼などの合併症に対する注意は，特に必要だと思います．

図24

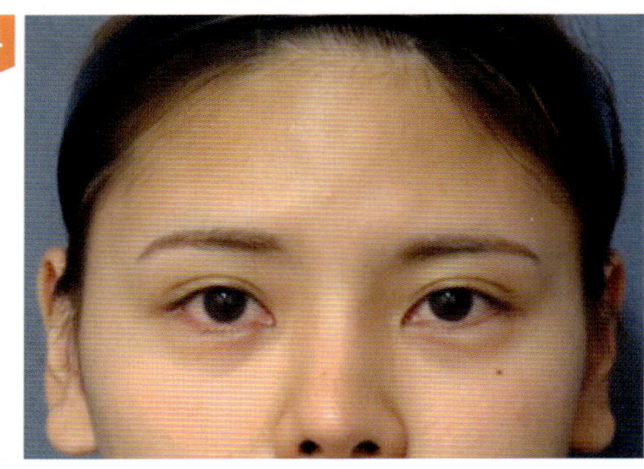

（症例写真）術前

図25

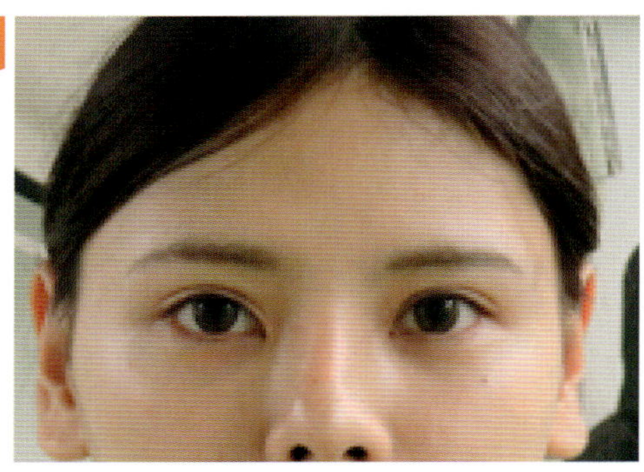

（症例写真）術後３ヵ月

- ✓ デザインでは，眼瞼裂・眼瞼縁形状・重瞼幅・利き目を考慮する.
- ✓ 局所麻酔薬は止血と切開を容易にするために，皮下～眼輪筋浅層に十分量を散布する.
- ✓ 皮膚切開時には，助手の手も借りて，皮膚に均等にテンションをかけて切開する.
  ※筆者は尖刃メスを反転させて切開していますが，慣れている方法で切開するのが良いと思います.
- ✓ 皮下剥離は，ルーズな層を鈍的に，可及的に睫毛側まで剥離する.
- ✓ 皮下組織切除の際，剪刀はチョキチョキと切らずに，削ぐように使うと軟らかい組織だけ安全に切ることができる.
- ✓ 挙筋腱膜前転の糸をかけるときは，眼瞼縁の形状を考慮して，瞼板側・挙筋側ともに強固な部分にかける.
- ✓ 頭側の軟部組織の切除は，皮膚の中縫いをしてから行う．開瞼・閉瞼により重瞼線の形状(深さとカーブ)を確認しながら行うと，適量を切除することができる.
- ✓ 上眼瞼をより開きやすくするためのコツ.
  ①瞼を軽くする：余剰軟部組織の切除.
  ②閉瞼抵抗を減らす：横走靭帯の切離と aponeurosis (腱膜)のリリース.
  ③適切な重瞼線の作成：十分な瞼板前組織の切除.

重要度★★☆　難易度★★☆

5 下眼瞼切開術

阿部聖孝

この手術法の適応

- 下眼瞼にたるみがある人.
- baggy eyelidの人.

概要

- 下眼瞼は，皮膚・眼輪筋・眼窩隔膜のたるみにより，状態が異なります.
- それぞれのたるみに対して，状態に対応した適切な処置を行う必要があります.

いとぐち

1 下眼瞼除皺術

加齢変化による軟部組織の弛緩に対して除皺術，いわゆる"たるみ取り"を行いますが，下眼瞼の場合は，どの組織に余剰部分があるのかを正確に把握しておく必要があります．適応のない手術を行うと，効果がないばかりか思わぬ合併症を引き起こすことがあります.

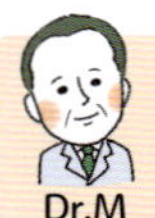

皮下剥離と皮膚切除のみを行う下眼瞼除皺術では，術後の拘縮による外反に注意が必要ですね.

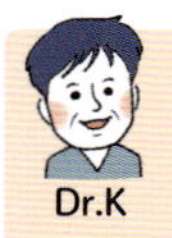

実際には，皮膚切除のみで，たるみが改善するケースは少ないですね．ほとんどの場合は，眼輪筋吊り上げや眼窩脂肪の処置が必要になります.

2 たるみの診断と処置

皮膚に細かいちりめん状のしわがある場合には，皮下を剥離して余剰皮膚を切除することでしわの改善になり，真皮下のコラーゲン産生により下眼瞼皮膚のタイトニングが期待できます.

眼輪筋のたるみ（メーラークレセント）がある場合には，眼輪筋下を剥離して外側の靱帯へ固定する，筋肉弁の吊り上げが適応になります.

眼窩隔膜のたるみによる脂肪の突出に対しては，眼窩脂肪の摘出術や移動術（ハムラ法）を行います.

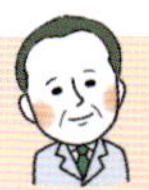

baggy eyelidでは，脂肪の処置だけで良いか，眼輪筋の操作も必要かどうかを見極める必要がありますね.

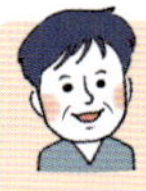

眼窩脂肪の場合は，下眼瞼の内側部が突出しています．メーラークレセントが外側，目尻まである場合には，眼輪筋の処置が必要と考えています.

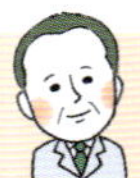

外反に対しては，どのような処置をしていますか？

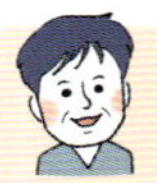

眼輪筋の吊り上げか，皮膚が不足している場合には植皮をします．

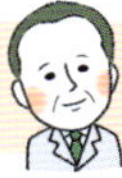

その場合，どこから採皮しますか？

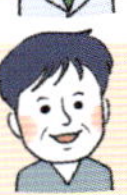

上眼瞼かPAG（post auricular graft：耳後部からの皮膚移植）です．

手術法（下眼瞼切開術）

① デザイン

座位の状態で，皮膚・皮下組織（眼輪筋）・眼窩脂肪，それぞれのたるみの状態を診察します．

以下の3つのラインを確認して，マーキングします（図1）．

①皮膚切開のライン（図1：赤実線）

睫毛より2 mm尾側を瞼縁に沿ってデザインします．内側部は涙小管より5 mm手前までとします．外側部はたるみの程度により外眼角を越えてcrow's feetに沿ってマーキングします．

②下眼瞼溝（図1：青点線）

眼輪筋のたるみを改善するため，筋肉弁を吊り上げる際の筋肉下の剥離範囲．

③眼頬溝（図1：黄点線）

皮膚のたるみやちりめんじわ改善のために，皮下を剥離する範囲．

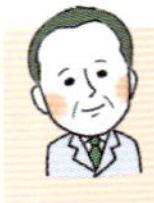

皮膚はあまり切除しないで，皮下組織を剥離して頭側にリポジションするだけでも，良い効果が得られますね．

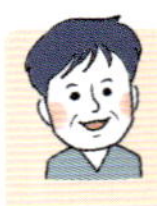

余剰組織は切除する必要がありますが，しなくても良い場合が多いです．

② 麻酔

皮膚切開と皮下剥離を容易に行うために，十分量の局所麻酔薬を注入してハイドロダイセクションを行います．

眼輪筋下剥離の際にも，筋肉下に十分量の局所麻酔薬を散布します（図2）．

図1

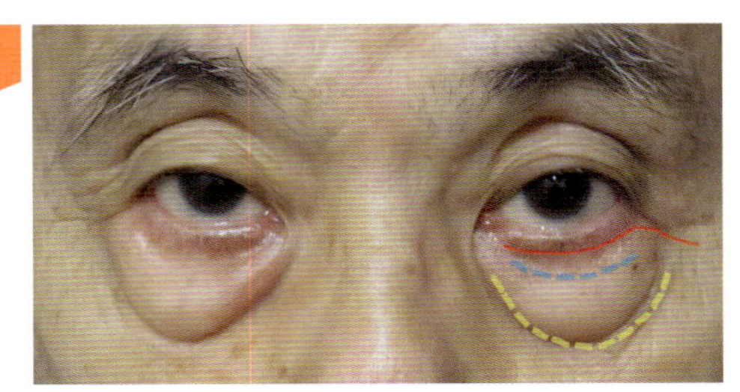

デザイン：70代男性
3ヵ所のラインを確認．
赤実線：皮膚切開のライン，青点線：下眼瞼溝，黄点線：眼頬溝．

図2

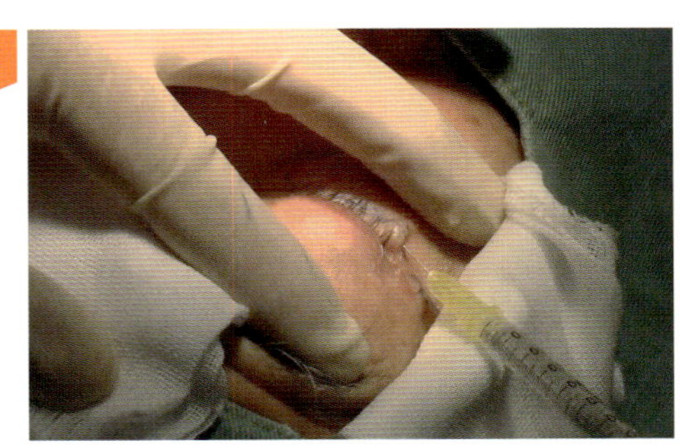

麻酔
十分量の局所麻酔薬を注入することで，切開と剥離が容易になる．

③ 皮膚切開

睫毛より2 mm尾側をデザインに沿って切開し

ます．筆者は尖刃（11番）メスを反転させて，皮膚の裏から切開しています（図3）．

下眼瞼の切開線は睫毛に近いので，創を開くように皮膚に十分なテンションをかけることが難しいです．テンションが十分にかけられない部位でも，皮膚全層を正確に切開するために，皮下から皮膚を押し上げるように皮膚切開をしています．

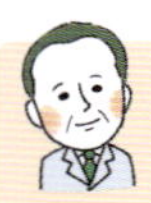

下眼瞼はテンションがかけづらいので，この方法が良いかもしれませんね．

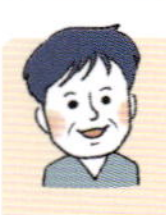

いろいろ試してみましたが，自分がやりやすいと思いましたので，この方法にしています．

4 皮下剥離

まず皮下浅層に十分量の局所麻酔薬を注入して，ハイドロダイセクションを行います（図4）．

先端が鈍の剪刀で押し沈めるように，皮膚の裏面を削ぐ感覚で進めると，安全で容易な剥離ができます．他の組織でもそうですが，剥離の際には剪刀は決してチョキンと切ってはいけません．皮膚の裏面を削ぐように剪刀の先を押し進めると，硬い組織を切ってしまう心配がなくなります（図5）．

皮下剥離の範囲は，眼瞼溝付近まで行います（図6）．

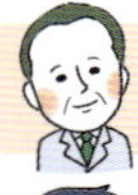

ずいぶん広範囲に剥離しますね．

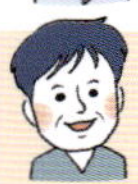

皮膚を切除するためというよりは，皮膚のタイトニングによるちりめんじわの改善を狙っていますので，広範囲に皮下剥離しています．

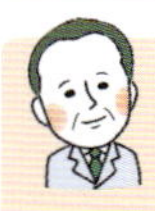

この部分を剥離する際には，レーザーメスを使用するドクターがいますが，先生は使用されませんか？

図3

動画①

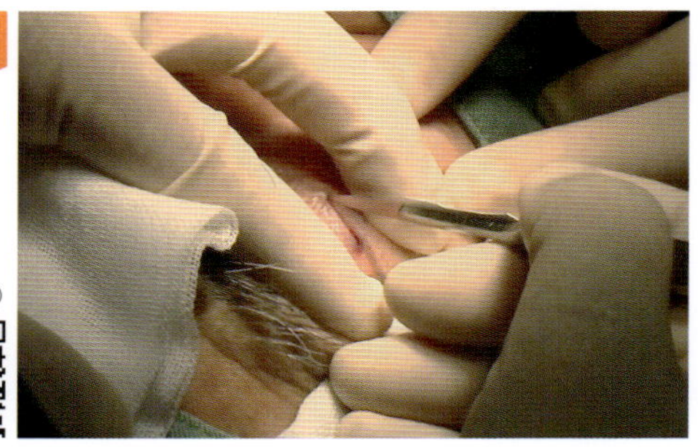

皮膚切開
尖刃（11番）メスを反転させて，皮下から皮膚の裏面を押し上げるように進める．

図4

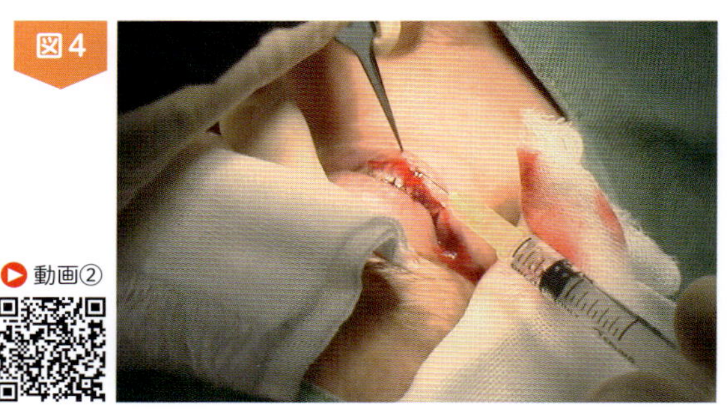
動画②

皮下剥離①
局所麻酔薬のハイドロダイセクションにより，剥離が容易になる．

図5

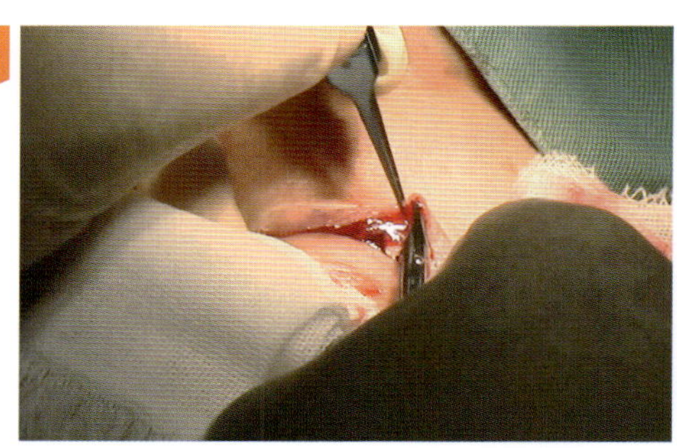

皮下剥離②
先端が鈍の剪刀を使用し，皮膚の裏面を削ぐように剥離する．

図6

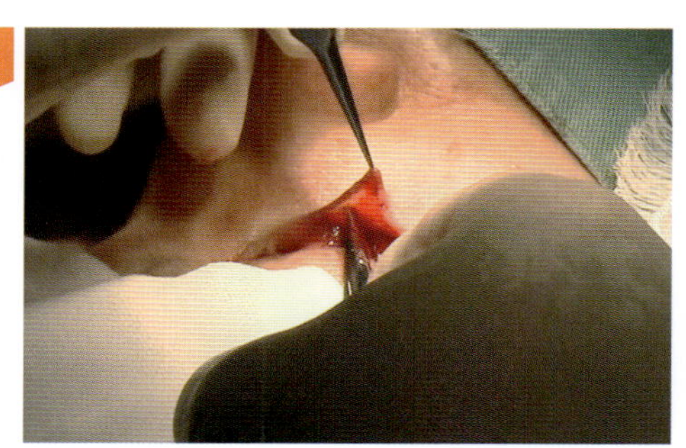

皮下剥離③
皮下の剥離は，眼瞼溝付近まで，広範囲に行う．

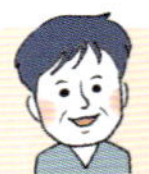

剥離の安全で効果的なやり方は，ルーズな層を鈍的に剥離することにあると考えていますので，ハサミで押して沈めて削いで切る方法で行っています．でも，時間がかかりますね(泣)．

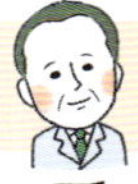

出血が少ないですね．

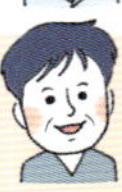

ルーズな層は血管が少ないためだと思います．

5 眼輪筋下剥離

眼輪筋下剥離の際も，直前に十分量の局所麻酔薬を注入してハイドロダイセクションをします(図7)．

皮下剥離と同様に，ルーズな層を鈍的に剥離していきます(図8)．

下眼瞼溝のレベルで，眼窩隔膜上を剥離していきます(図9，10)．浅すぎると眼輪筋の筋肉弁が薄くなり，吊り上げの効果が少なくなります．また深すぎて眼窩隔膜下を剥離すると，筋肉弁の範囲が少なくなるので，やはり効果が落ちます．

また，剥離の層が適切でない場合は，出血が多くなります．

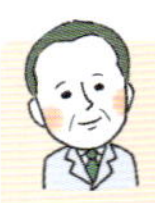

ここもルーズな層を剥離しているので，出血が少ないですね．

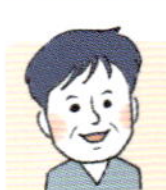

局麻でハイドロダイセクションしておくとさらにやりやすくなります．

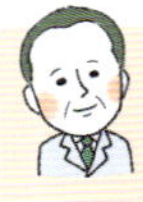

眼瞼以外でも帽状腱膜下や乳腺下など，身体の各部分で剥離に適した層というのがありますね．

▶動画③

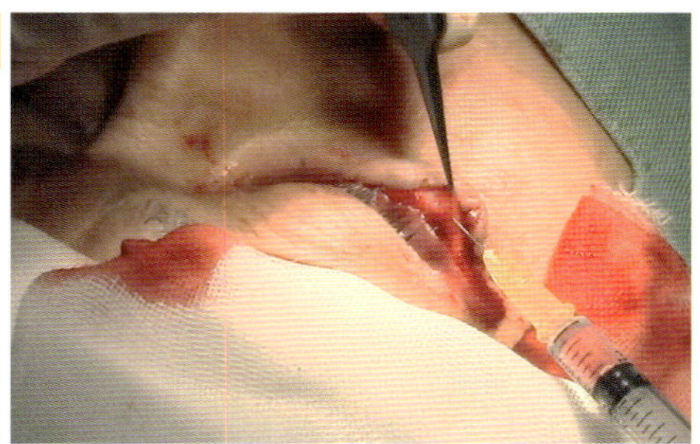

眼輪筋下剥離①
局所麻酔薬によるハイドロダイセクションを行う．

図8

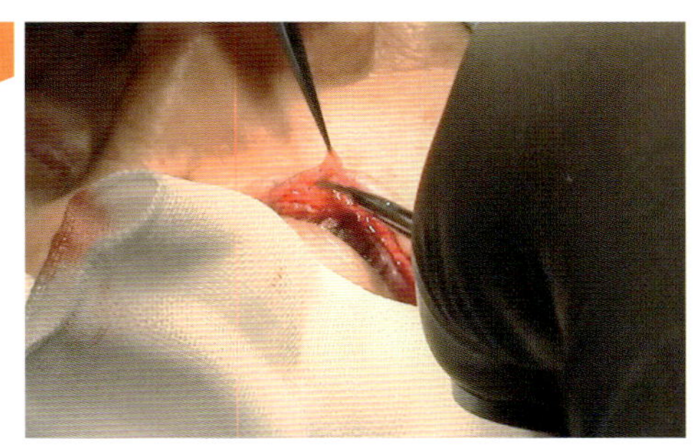

眼輪筋下剥離②
先端が鈍の剪刀で眼輪筋下のルーズな層を削ぐように剥離する．

図9

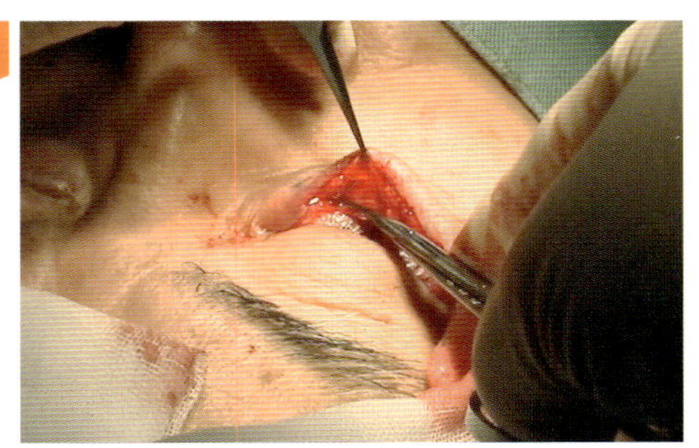

眼輪筋下剥離③
下眼瞼溝付近まで剥離する．

図10

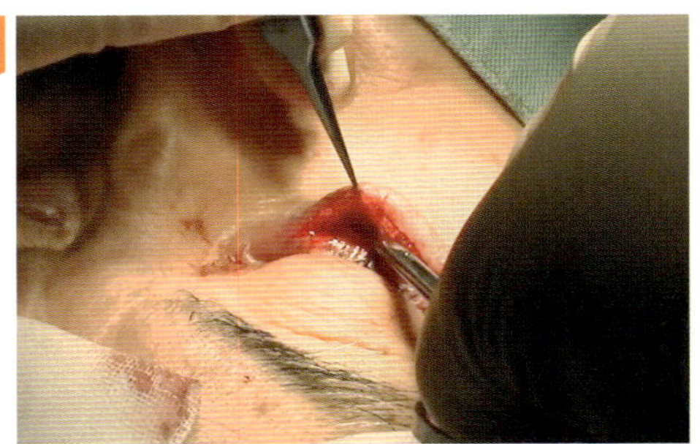

眼輪筋下剥離④
下眼瞼溝から尾側は，眼窩隔膜上を剥離する．

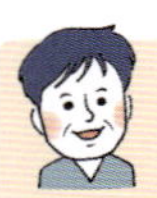

ファシアの構造と関係性があると思います．組織が硬い，出血しやすいなど，剥離がやりにくい層は，本来剥離すべき層ではないのかもしれません．

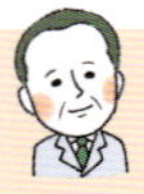

剥離範囲はどこまでですか？　下眼瞼のたるみが強い人は，頬前面のたるみもありますよね．

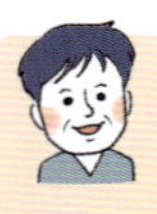

眼頬溝の辺りまでです．ここまで剥離しますと，中顔面リフトの効果も期待できそうな感じがします．

6 眼窩脂肪の処置

眼窩脂肪が多い場合は，眼窩隔膜を切開して，内側部と中央部の脂肪を摘出します．

眼窩隔膜内に，2％エピネフリン（E）入りリドカインで局所麻酔をします（図11）．止血を確実に行います（図12）．

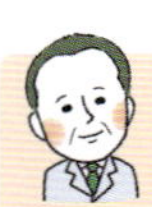

眼窩脂肪の処置は単に摘出だけを行っているのですか？眼窩隔膜のプライケーションやハムラ法などはしないのですか？

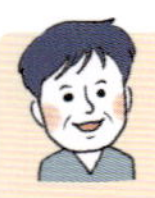

このケースの場合は，この後に眼輪筋吊り上げを行いますので，摘出だけにしました．

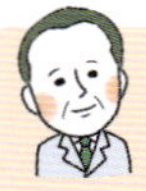

ここは麻酔が効きにくいですね．いくら局麻をしても，眼窩脂肪を強く牽引すると，やはり痛がる場合が多いです．そういうときはどうしていますか？

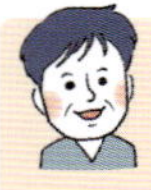

この牽引による痛み刺激は，局所浸潤麻酔では除痛が難しい場合があります．そういうときは，患者さんとコミュニケーションを取りながら，ストレスフリーにして疼痛閾値を上げるか，あとは静脈麻酔に切り替えるかですね．

動画④

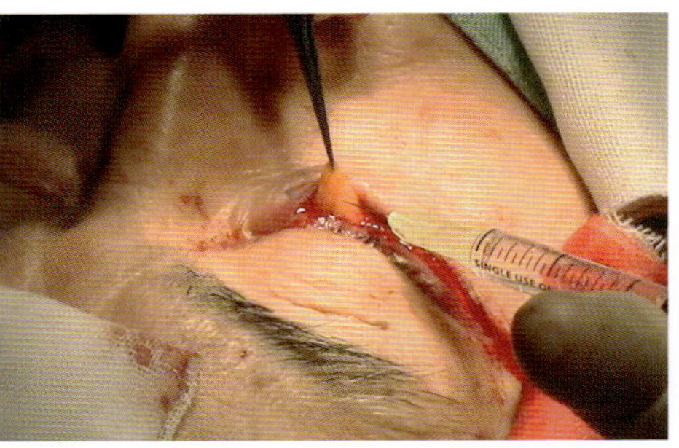

眼窩脂肪の処置①
除痛と止血のため，E入りの局所麻酔薬を注入する．

図12

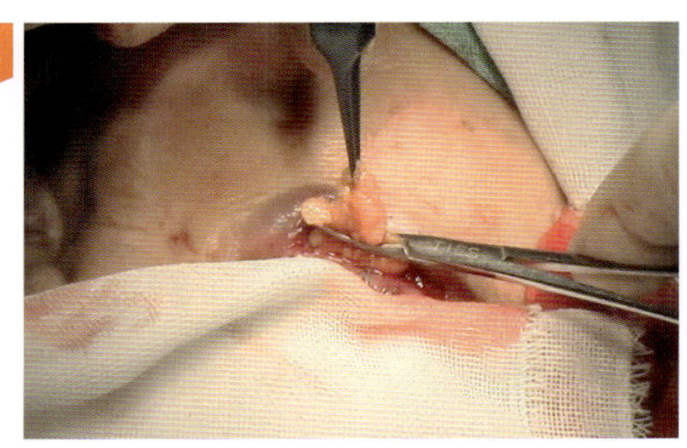

眼窩脂肪の処置②
止血を確実に行う．

7 眼輪筋吊り上げ

広範囲に剥離した眼輪筋を，外眼角より5 mm外側で切開して，筋肉弁を作成します．

この筋肉弁の外側部に4-0ナイロン糸をマットレスにかけて，眼窩外側縁の骨膜に固定します（図13，14）．

この部分の皮下剥離は，外眼角の外側2 cm程度まで広範囲に行う必要があります．

筋肉弁固定の際に，皮下の剥離が足りないと，皮膚が筋肉弁に引っ張られてよじれが生じてしまいます（図15）．その際には，引っ張られている部分の皮下剥離を追加して行います．

筋肉弁吊り上げの際には，眼輪筋はあまり切除しないで，下眼瞼溝より頭側でオーバーラップさせて，涙袋を形成するようにしています．

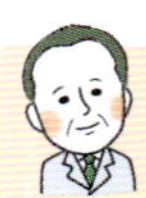

眼輪筋の筋肉弁は適切な位置にしっかり固定する必要がありますね.

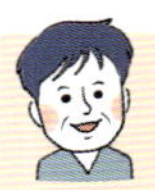

4-0ナイロン糸で，マットレスに縫合しています.

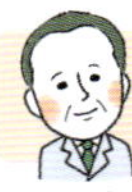

眼輪筋の切除と縫合はしないのですか？

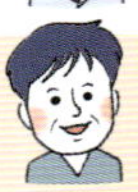

ほとんどのケースで，筋肉の切除はしていません．眼瞼溝より頭側のレベルで，眼輪筋を重ね合わせていることで，適度な涙袋を作っています．表情筋の自然な動きによって無理なく癒着したほうが良いと考えていますので，眼輪筋の縫合はあまりタイトにしていません.

8 皮膚切除

眼輪筋の吊り上げが効果的に行われて，皮下組織が頭側に移動すると，皮膚に余剰の部分が生じます．余剰皮膚を切除する際には，取りすぎて兎眼にならないように注意が必要です（図16～18）.

下眼瞼の皮膚は，開瞼・上方視・開口することで，尾側に牽引されます．患者さんにその動作を行ってもらい，皮膚の過不足を確認して，必要十分量の皮膚切除を行います.

このケースの場合は外側の最大幅は8 mmですが，内側の皮膚はほとんど切除していません（図17）.

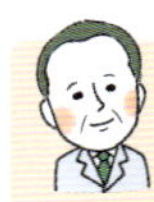

このようなケースでは，皮膚の取りすぎに注意する必要がありますね.

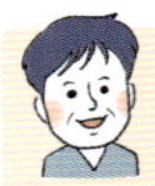

皮膚は切除しなくても，頭側にリポジションするだけでたるみは改善できますし，剥離による拘縮の効果があるので，実際に皮膚切除はほとんど必要がないケースが多いです.

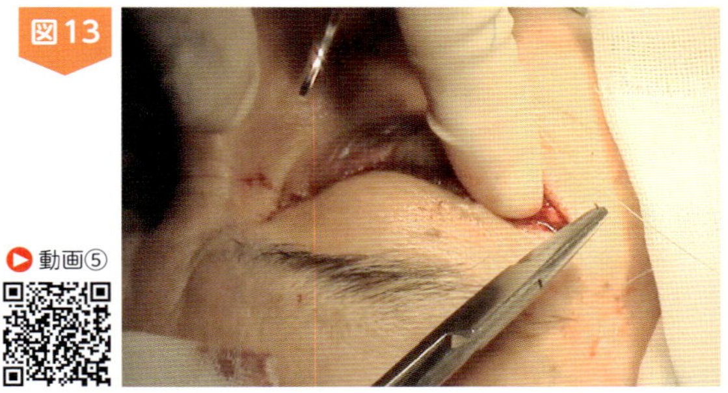

眼輪筋吊り上げ①
眼窩外側縁を指で確認し，堅固な組織（骨膜）に確実に固定する.

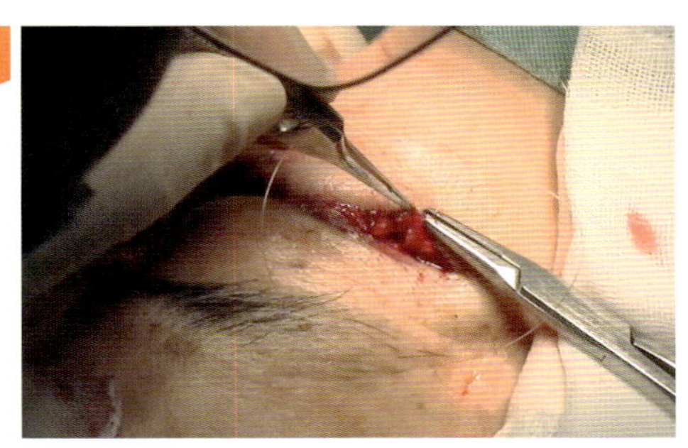

図14 **眼輪筋吊り上げ②**
筋肉弁の外側部にマットレス縫合をかけて，眼窩外側縁の骨膜に固定する.

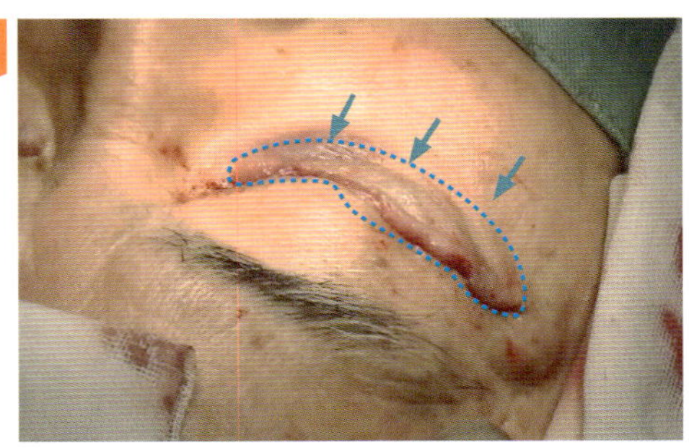

図15 **眼輪筋吊り上げ③**
眼輪筋が吊り上げられて，皮下組織が頭側に移動したため，余剰皮膚のたわみ（矢印）が生じている.

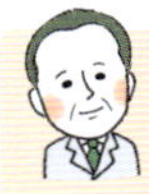

切除した組織の量は，予測していたよりも少ないですね（図18）.

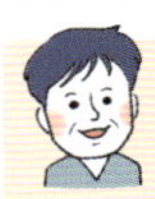

軟部組織を剥離して頭側に移動するだけでも，たるみ取りの効果が得られると思います.

図16

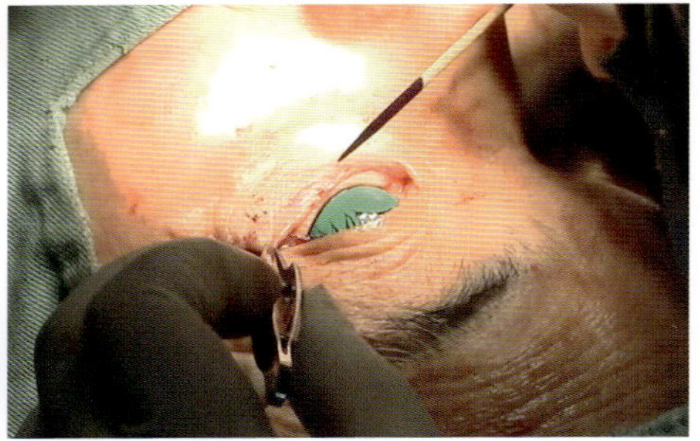

動画⑥

皮膚切除①
皮膚切除のデザイン．過剰切除に注意する．

9 皮膚縫合

皮下は7-0白ナイロン糸で単純結紮，皮膚は8-0黒ナイロン糸で連続縫合します（図19）．

外眼角を超えた部分は傷が目立ちやすいので，密に縫合します．

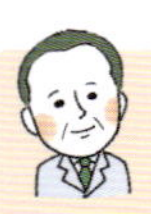

下眼瞼の場合は，ラフに縫合しても傷が目立ちにくいですが，それでも外側部はケアしたほうが良いですね．

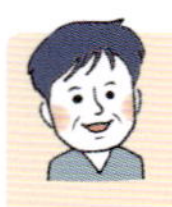

外側部の傷に幅が出て，術後に目立ってしまった患者さんに，修正手術をしたことがありました．

10 術後ケア

術後はファーラー位で，局所の圧迫・冷却を15分程度行います．

テープによる圧迫固定は3日間，抜糸は5～7日後に行います．

11 症例写真

1 術前（図20）

下眼瞼皮膚・皮下組織のたるみとbaggy eyelidが認められる．

2 術後3ヵ月（図21）

眼輪筋吊り上げにより，下眼瞼のたるみと三白眼が改善している．

図17

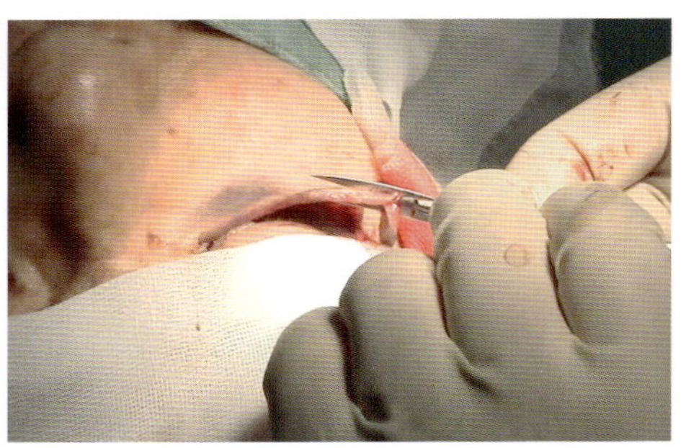

皮膚切除②
皮膚切除は，外側部分を多めにし，内側は控えめにする．

図18

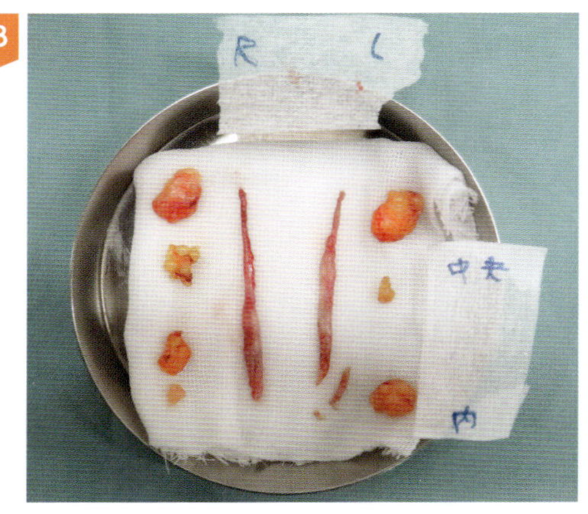

皮膚切除③
切除された軟部組織．

図19

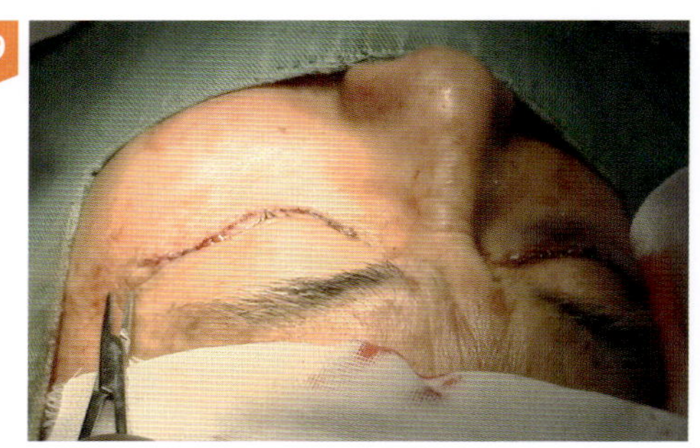

皮膚縫合
皮膚は，連続で縫合する．

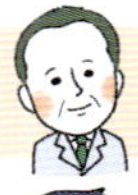

眼輪筋は切除していないのですね？

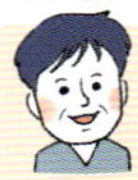

はい，剥離してリポジションしただけです．

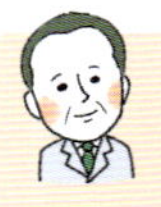

手術前後の写真を比較してみますと，眼輪筋吊り上げによって下眼瞼縁がサポートされているので，術前にあった下眼瞼の外反が改善していますね．

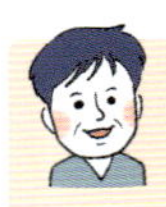

はい，三白眼が改善して，良い感じになりました．

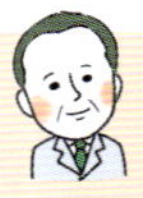

結局，加齢変化というのは，重力によって組織が下方に移動して引き延ばされた状態なので，元の位置に戻すということが大切ですね．

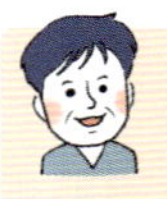

以前は効果を上げようとして，過剰切除をしてしまったこともありましたが，注意したいです．

図20

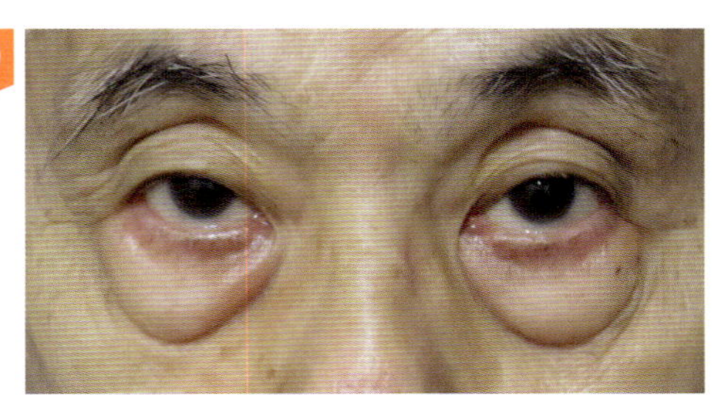

術前

図21

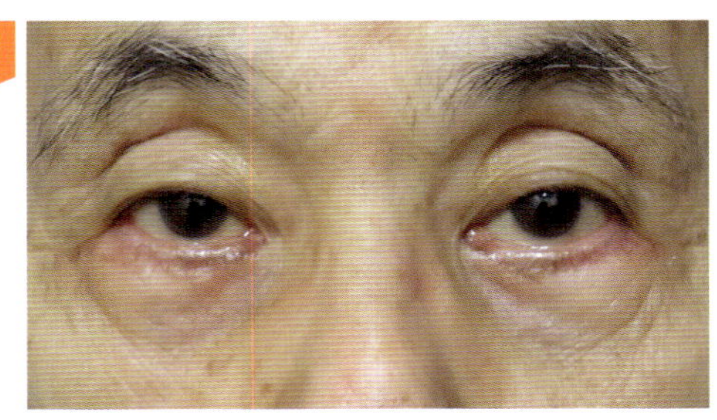

術後３ヵ月

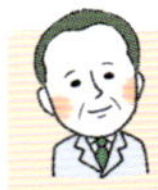

弛緩した部分を単純に短縮するのではなく，元の位置に戻すという考えで手術をすれば，大きな合併症を起こすことはありませんよ．

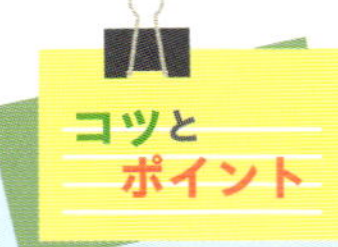

- 下眼瞼切開による除皺術は，弛緩した組織を切除するだけではなく，下垂した組織を頭側にリポジションすることが重要．そのためには，皮膚・軟部組織の十分な剥離と，移動を行う．
- デザインの際に，切開線と皮下剥離範囲，眼輪筋下剥離範囲をマーキングする．
- 切開や剥離を容易にするために，局所麻酔薬は十分量を注入して，ハイドロダイセクションを行う．
- 皮下や眼輪筋下の剥離の際には，剪刀は基本的に鈍的な操作を行い，ルーズな層を剥離する（切る必要があるときには，押し進めて削ぐように切離する）．
- 眼輪筋吊り上げの際には，眼輪筋下を広範囲に剥離して作成した筋肉弁を，眼窩外側縁の堅固な組織（骨膜）に確実に固定することで良い効果が得られる（眼輪筋は切除しなくても，下眼瞼溝より頭側でオーバーラップすることで，自然な涙袋が形成される）．
- 皮膚はラフな縫合で良いが，外眼角より外側は傷が目立ちやすいので，中縫いを含めて密に縫合する．

重要度 ★★☆ 難易度 ★★☆

1 シリコンプロテーゼによる隆鼻術

市田正成

この手術法の適応

- 低い鼻で悩んでいる人.
- 短い鼻で悩んでいる人.
- 鼻筋が低くてはっきりしない人.

概 要

- シリコンプロテーゼという異物を用いることに納得する患者に，大体の希望を聞いて，プロテーゼを作ることから始まります.
- シリコンプロテーゼは，長さ，厚さ，鼻筋の太さを考慮して作成しますが，このプロテーゼの作成に最も時間を必要とします.
- 手術そのものはプロテーゼを挿入するスペースを作り，挿入する，正中に入ったことを確認して，入り口を閉じるというごく単純な手術です.
- シリコンプロテーゼという異物を挿入する手術は，感染という敵に対応しなければならないので，その説明は十分にしておくことが必要です.

いとぐち

美容外科が始まったころから，日本では隆鼻術は重瞼術と並んで「美容整形」手術の代表格でした．それは日本人の顔に対する根強いコンプレックスが，低い鼻と，一重の細い瞼の2点に象徴されていたからです．初期のころは隆鼻術には象牙が用いられていたのがシリコンに代わり，20年，30年またはそれ以上と，材質さえよければ耐用年数も長くなりました.

筆者は今も隆鼻術にはシリコンプロテーゼが最も安全な異物と認識しています（上質のシリコンを用いて，正しい作り方，正しい挿入の仕方ができることが前提ですが）.

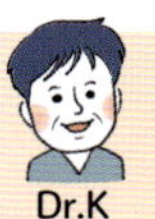

シリコンプロテーゼが最も安全というのは，鼻の組織に対してという意味ですか？

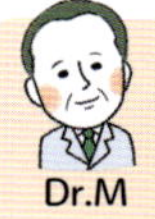

そうですね，顎のプロテーゼと違って，鼻骨は骨吸収が少ないので，長期間経過しても安定した状態が維持できるのです.

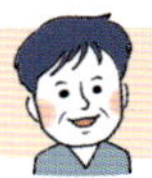

全身への影響はどうでしょうか？

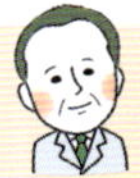

シリコンはケイ素を主成分とした樹脂なので，安定した素材です．アレルギーや異物反応の心配はほとんどないので，全身に対しても「最も安全な異物」と言って良いでしょう．

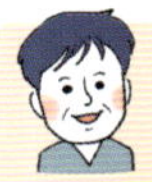

安定した素材ということは，（患者さんが元に戻したいと希望した場合には）抜去すれば元に戻せるわけですね．

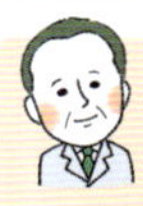

被膜の肥厚や石灰化，皮膚の弛緩などの問題はありますが，外観上はほぼ元の状態に戻すことが可能ですね．

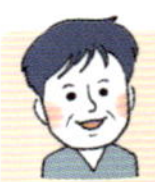

（元の状態に戻せるということは）局所的かつ全身的に安全なだけでなく，患者さんの精神的な面でも安全ですね．

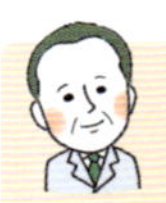

手術には元に戻せる（戻れる）手術と，戻せない（戻れない）手術があります．基本的に組織を切除する手術は元に戻せないし，位置を移動する手術も元に戻すことが困難です．そのように考えると，（元の状態に戻すことができる）シリコンプロテーゼによる隆鼻術は，色々な意味で安全な手術と言えるでしょう．

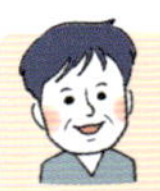

以前「20代のころに入れた鼻のシリコンプロテーゼが心配です」という70代の患者さんが来院されたことがありました．

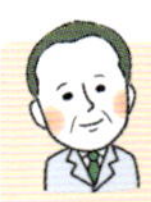

ほう，その患者さんの外鼻全体，特に鼻尖部の皮膚の状態はいかがでしたか？

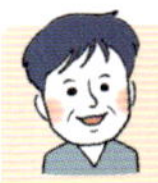

鼻背部の皮膚は光沢があり，やや萎縮の傾向にあるのかなと思いましたが，鼻尖部は触診上も全く問題ありませんでした．

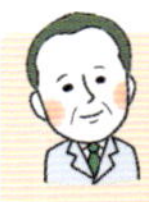

それでしたら，急な変化が起こることなく今後も安全に経過するでしょうね．そのように正しい作り方と正しい挿入の仕方をしていれば，シリコンプロテーゼは半世紀経っても安全なものなのです．しかし間違った方法や無理なサイズのものを入れてしまうと，半年，いや3ヵ月しないうちに皮膚を圧排して飛び出してしまいますよ．

1 術前の外観の観察

以下のようなことを考慮に入れながら，シリコンプロテーゼの形状を決めていきます．

①鼻の低さ，鼻幅，鼻腔の形状を観察する．

②横顔（プロフィール）を見てどの程度の高さにするか，患者さんは大体のイメージしか考えていないことが多いので，こちらの考えをメジャーなどで隙間を見せて2 mm，4 mmなど具体的な高さを少しでもイメージしていただくことが必要．

③手術方法：シリコンプロテーゼをI型かL型かのどちらにするのが適切かを判断する．

2 シリコンプロテーゼを作るための基本的な必要事項

1 full lengthであること

鼻根部から鼻尖部まで途中で途切れることのない長さを必要とします．鼻根部中心のみのものや，鼻尖部中心のものなど，途中までの長さのものは，最初はよく見えていても，1年以上経過すると，プロテーゼの端に段差が見えてきてそれが目立つようになりますが，それはとてもまずい現象なのです．それを予防するにはfull lengthであるべきと確信しています．

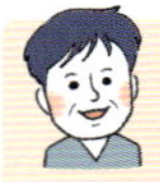

この点については，各先生方の間で異論があるかもしれません．なぜ，短いプロテーゼではダメなのでしょうか？　先生のご意見をもう少し詳しく教えてください．

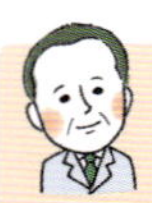

「鼻根部だけを高くしたい」とか「鼻尖部だけを高くしたい」という人は多いので，40年も前の駆け出しのころには患者さんの希望通り部分プロテーゼを挿入したこともありました．しかし，最初は良いのですが，1〜2年経つと，シリコンの端が途切れているのがはっきりと見えてくるのです．「やっぱり途切れが気になる」という患者さんの依頼を受けて，また全長のプロテーゼに入れ替えをしましたが，数例のそういう経験から，プロテーゼは全長のものを入れるべきという結論に至りました．高くしたくないのであれば，0.5 mmでも良いので超薄型に削って，高くならないようにして全域に入れることにしています．
もう1つの理由として，短いプロテーゼだと術後上下に移動して，本来の位置からズレてしまうことがありますが，全長のプロテーゼであればその心配もなくなりますからね．

2 鼻尖部の状態をあえて薄く作ること

プロテーゼの表側は球形の表面を保ちながら，裏側は押すとへこむくらい薄いほうが表面の軟部組織への圧力（抵抗）が弱くなるため，特に鼻尖部のシリコンは薄く削ることが必要です．

3 シリコンの材質は硬すぎないこと

シリコンが硬すぎると，鼻を触ったときに，いかにも不自然な異物感が強くなります．また，シリコンの上に覆っている皮膚と軟部組織が経年的に薄くなり，やがてはシリコンが露出することになります．

シリコンプロテーゼ作成のコツ

- 最初は必ずfull lengthで，さらに3〜5 mm長めに設定しておく（仮挿入で長すぎることがわかれば，カットして長さを調整できる）．
- 先端部位はできるだけ薄く削る（外からへこみを感じるくらい）．
- シリコンは硬すぎないものであるべきだが，柔らかすぎるのは細工がしにくいため，ほどほどの硬さは必要．

手術法

1 マーキング

マーキングは鼻骨の範囲，鼻根部の最下点，正中ライン，鼻尖などをマーキングします（図1）．

2 麻酔

麻酔は，血管収縮薬入りの局所麻酔薬（例えばエピネフリン(E) 入りリドカイン〈キシロカインE®〉）を鼻根部から下方つまり鼻尖に向かって3 mL程度注射します（図2）．

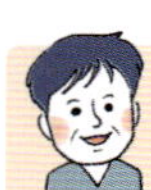

以前「耳・鼻・指先の手術には，アドレナリン（エピネフリン）入りの局麻を使ってはいけない」ということを聞いたような気もするのですが，実際はどうなんでしょうか？

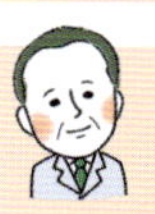

確かに以前の厚生労働省の指針では，アドレナリン入りの局麻の使用禁忌として「耳，指趾又は陰茎の麻酔を目的とする患者」という項目がありましたが，その後2020年に改訂されましたよ．2024年現在の指針では，部位としての禁忌は陰茎だけになり，他の部位は慎重投与の位置付けになりました．
鼻の手術には使用しても問題ないのですが，それでも異物などによって鼻尖部の

図1

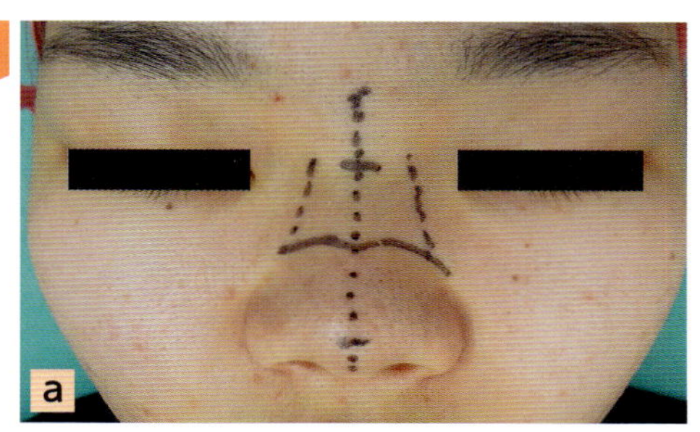

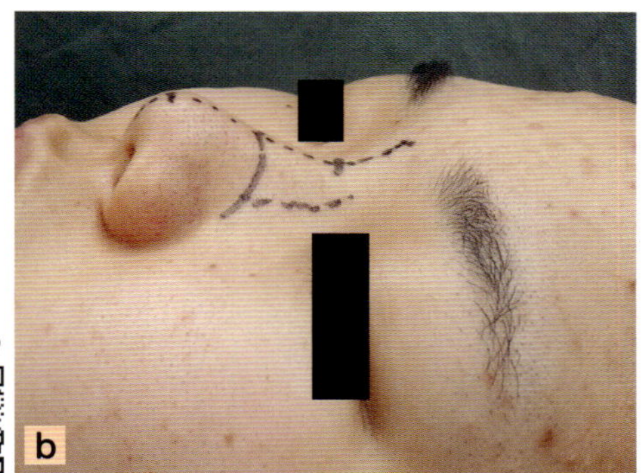

動画①

術前：26歳女性
鼻骨のマーキング.
a：正面. b：側面.

血流が悪くなっている場合には，使用しないほうが良いでしょう.

麻酔のコツ

- 鼻根部から先に注射をして，先端まで麻酔する.
- 周辺をブロックするように麻酔する.
- 鼻に限局した麻酔であるので，2%の局所麻酔薬にすると，少量でも途中で麻酔が切れて痛くなることはない.

3 皮切

皮切は瘢痕を見えなくするために，鼻腔縁から1～2 mm内側に入れます(図3). それによって下方から鼻腔を見ても瘢痕が見えなくなります.

図2

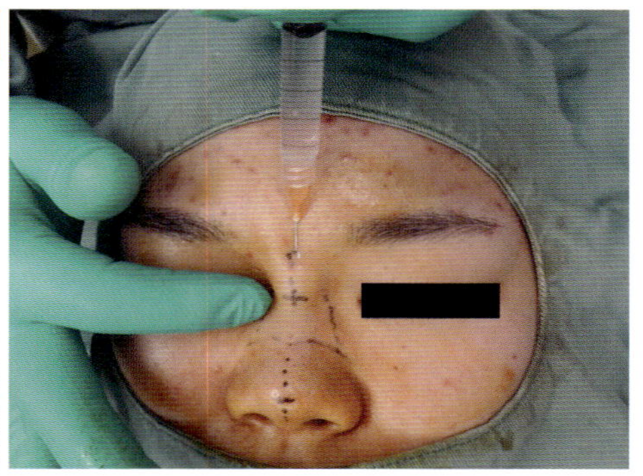

動画②

麻酔
局所麻酔は，鼻根部から鼻尖に向かって注射する.

図3

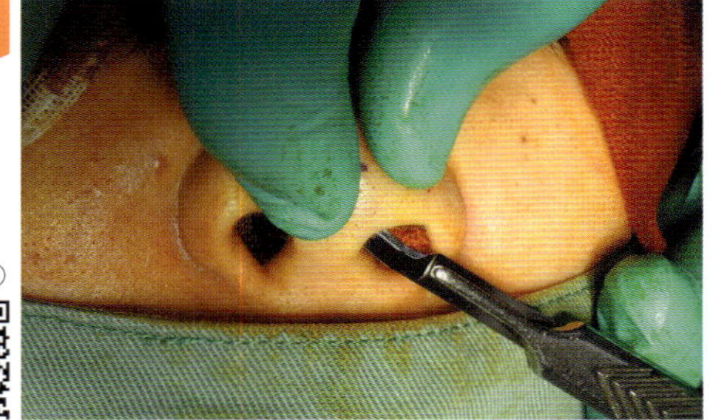

動画③

皮切
皮切の開始. 鼻孔の内側1 mmで皮切する.

4 皮下剥離(図4～9)

プロテーゼ挿入スペースの作成のコツは以下の通りです(このステップがこの手術の最も重要な工程).

①鼻尖部は，皮膚に厚みをできるだけ残すために，皮下に軟部組織がついたまま，少しでも厚みがあるように鼻翼軟骨近くを剥離します.

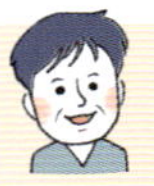

この操作はなかなか繊細な操作だと思います. 鼻尖部の皮下軟部組織を厚くすることの重要性について，もう少し詳しく教えてください.

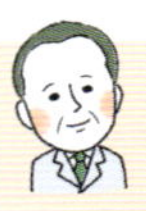

術後プロテーゼが飛び出すのは，鼻尖部が最も多いです. それを予防するにはプロテーゼが長すぎないこと，先端が硬す

図4

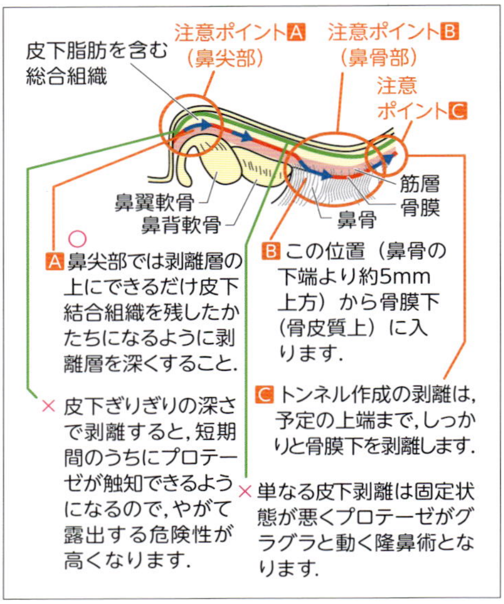

皮下脂肪を含む
総合組織
注意ポイントA
（鼻尖部）
注意ポイントB
（鼻骨部）
注意
ポイントC
筋層
骨膜
鼻翼軟骨
鼻背軟骨
鼻骨

○
A 鼻尖部では剥離層の上にできるだけ皮下結合組織を残したかたちになるように剥離層を深くすること.

× 皮下ぎりぎりの深さで剥離すると, 短期間のうちにプロテーゼが触知できるようになるので, やがて露出する危険性が高くなります.

B この位置（鼻骨の下端より約5mm上方）から骨膜下（骨皮質上）に入ります.

C トンネル作成の剥離は, 予定の上端まで, しっかりと骨膜下を剥離します.

× 単なる皮下剥離は固定状態が悪くプロテーゼがグラグラと動く隆鼻術となります.

剥離層の注意ポイント

（市田正成，他：スキル美容外科手術アトラスⅢ 鼻．文光堂，p.22，2009より）

ぎないことの2点に注意する必要があります．さらに，ポケットを作るときには，鼻尖部に可能な限りの厚みを残すことが重要です．剥離層（図4）を意識するのとしないのでは1～2 mmの差ができるので，のちに大きく影響を及ぼします．麻酔の際に，皮下深層に十分量の局麻を注入して，あらかじめハイドロダイセクションをしておくと剥離しやすくなるでしょう．

②鼻背軟骨部位は通常通り皮下を剥離して（図5），鼻骨の下端から約5 mm上方まで到達したときに，骨膜剥離子に持ち替えて，骨膜下を剥離します（図6～8）.

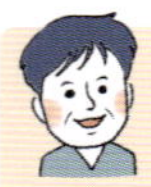

この操作も非常に重要な操作だと思います．皮下剥離から骨膜下剥離に移行するときに，最初に骨膜を剥がすのが難しいですね.

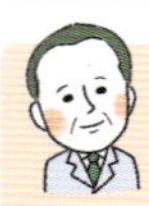

鼻骨の下端は骨膜が肥厚して硬く剥がしにくいので，無理な操作をすると骨膜が裂けて，プロテーゼの固定性が悪くなり

図5

▶ 動画④

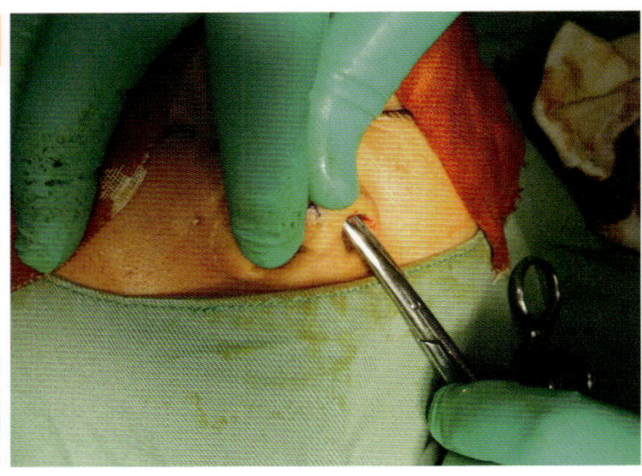

皮下剥離①
鼻骨下部までの剥離.

図6

▶ 動画⑤

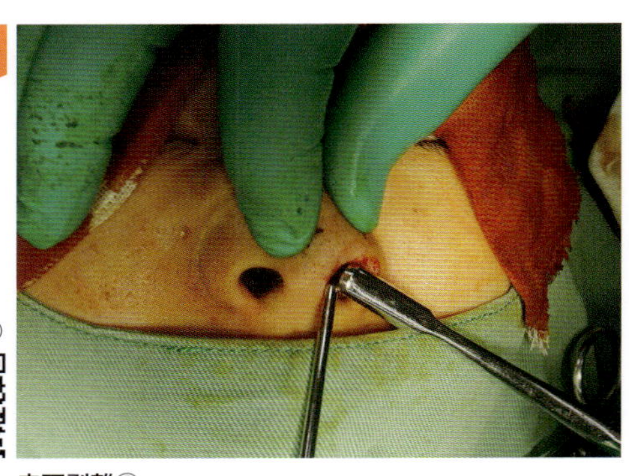

皮下剥離②
鼻骨部位の骨膜下を剥離子で剥離する.

図7

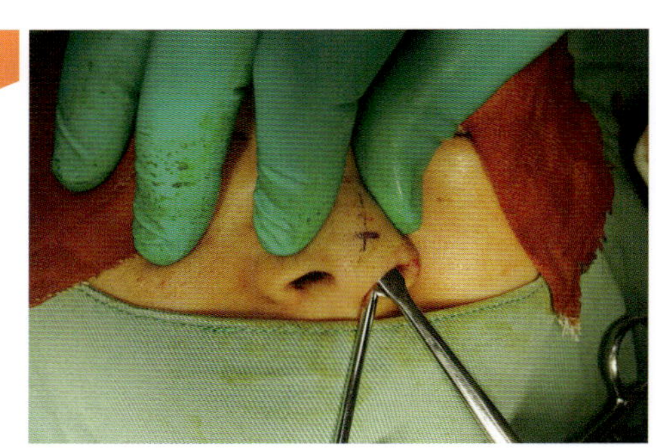

皮下剥離③

図8

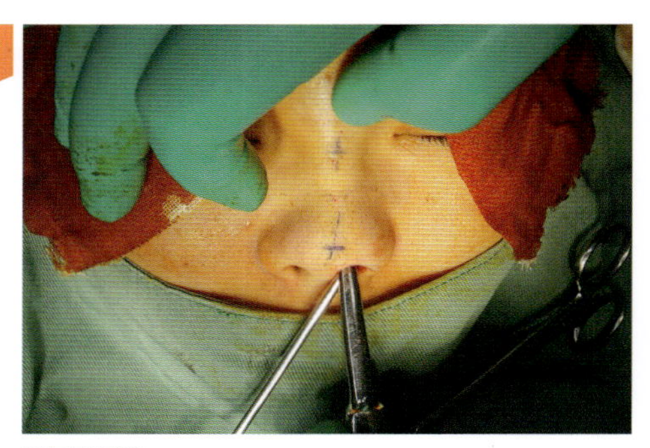

皮下剥離④
上端まで剥離する.

ます．そこよりも5 mm程度上から入る方が剥離しやすいので，強度のあるしっかりとした骨膜の下にスペースを作ることができますよ（図4，9）．
私は整形外科出身なので，骨膜を剥離することには何の抵抗もありませんが，経験のない医師は，この部位を剥離することには非常に恐怖心を持つ人もいるのではないかと思います．その証拠に，いまだに鼻骨部位で骨膜下ではなく，皮下にプロテーゼを挿入したケースにお目にかかることが多いです．術後1年以上経っていると，プロテーゼが鼻根部で左右に動くのでわかります．また年々その傾向は強くなるのです．
しかし，剥離の際に骨膜剥離子で鼻骨を穿孔するようなことはまずありません．慣れることが一番大切です．

③骨膜下の剥離は鼻骨の上端まで達すると，さらに眉間部まで，10～15 mm皮下を剥離します．そこがプロテーゼの上端になります．

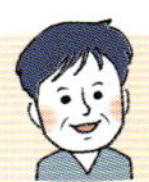

プロテーゼの上端は，骨膜下ではなく皮下に位置することになりますね．その場合プロテーゼの固定性は，悪くなりませんか？

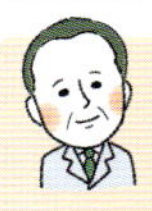

イメージとして，骨皮質上にあるプロテーゼの前面を左右からの骨膜のバンド（ベルト）で押さえている状態になるので，水平方向の可動性は十分抑制できます．またプロテーゼはfull lengthにしているので，上下方向の動きも抑えられますよ．

④プロテーゼ挿入のためのスペースの上下は以上のような要領で良いですが，左右の幅，左右の余裕はどの程度持たせるべきか，ということに関しては2倍の幅があれば良いと考えています．また，プロテーゼの裏側に，下方へのずれを予防できるようにストッパーとしての切り込みや突出を作ることが必要です．

図9

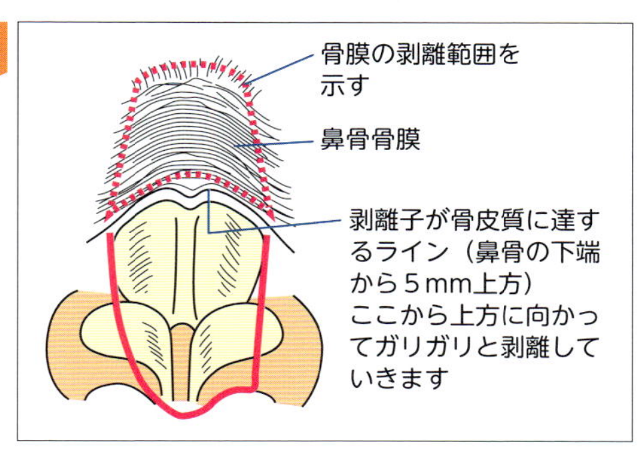

骨膜の剥離範囲
点線は骨膜下を剥離する範囲．実線は皮下の剥離範囲．
（市田正成，他：スキル美容外科手術アトラスⅢ 鼻．文光堂，p.23，2009 より）

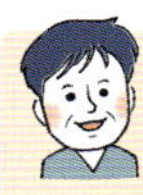

高さのある厚いプロテーゼを挿入する場合は，それ以上に広いスペースが必要ですよね？

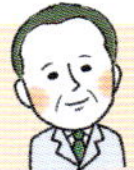

もちろんそうですね．その場合は厚さだけではなく，太さも考慮する必要があります．（横断面で）同じ高さでも，三角柱とカマボコのような半円柱とでは，体積が違いますからね．

⑤プロテーゼの表側はスムーズであるべきですが，全体に均一な曲率半径では年月が経つにつれて不自然な外観を呈することになります．そのため，先端から15 mm程度の部位，鼻根部位は狭い曲率半径にして削り，作成します．

5 止血洗浄（図10）

止血洗浄のコツ：プロテーゼの刺入部の止血のための洗浄は1，2回で良いですが，安心安全のため止血薬を混ぜて行います．

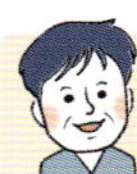

洗浄液には，抗生剤を混ぜていますか？また止血薬は，何をどのくらいの濃度で使われていますか？　私はいつも洗浄していないのですが，やはり必要な操作なのでしょうか？

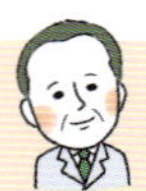

洗浄液は生理食塩水20 mLにパニマイシン®1 Aとボスミン® 0.1 mgを混入したものを使用しています．この操作は，まぁやらなくても良いと言えば良いのですが….

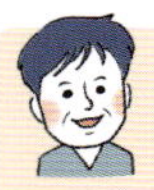

あ，わかりました．まずは患者さんの安全のためですが，万が一感染や血腫が起こったときに，自分自身が後悔しないためですね．

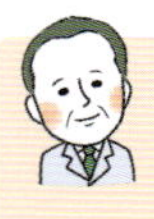

そうですね，でも自分の保身のためではありませんよ．患者さんに胸を張って悔いのない手術をしてもらいたいというのが一番の理由ですね．

6 プロテーゼの挿入（図11～15）

①パイロットガイドバーにて挿入スペースが確実に空いているかを確認をします．慣れないうちは，ところどころ剥離不十分のところができて，術後プロテーゼが偏位してくることの原因となることがあります．

②プロテーゼが長すぎた場合は，カットして調整しますが，もし短かすぎた場合は，プロテーゼを作り替えなければならないので大変です（図13）．このことが面倒で短いプロテーゼのままにすると，結果的に鼻が上を向いてしまうことになります．これを経験すると，5 mm程度長めに作っておくことを学びます．

③特にプロテーゼの先端と鼻根部が正中に入っているかを確認します．

7 皮膚縫合（図16，17）

6-0ナイロン糸にて1層縫合を3針または4針で行います．強く締めすぎないように注意します（強く締めて縫合した場合，長く縫合糸瘢痕が赤い線状瘢痕として残ることがあります）．

図10

動画⑥

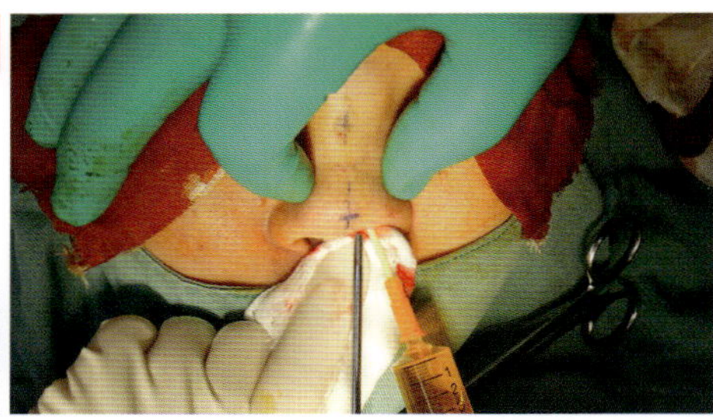

止血洗浄
止血薬入り生食にて洗浄する．

図11

動画⑦

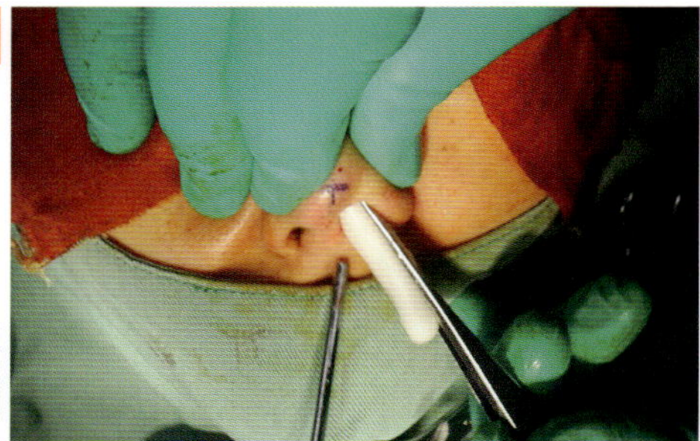

シリコンプロテーゼの試験挿入①

図12

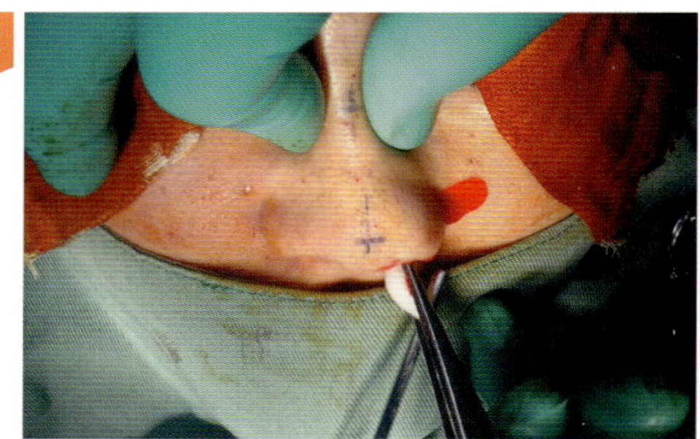

シリコンプロテーゼの試験挿入②
プロテーゼが長すぎると入りきらないため，削ることになる．

図13

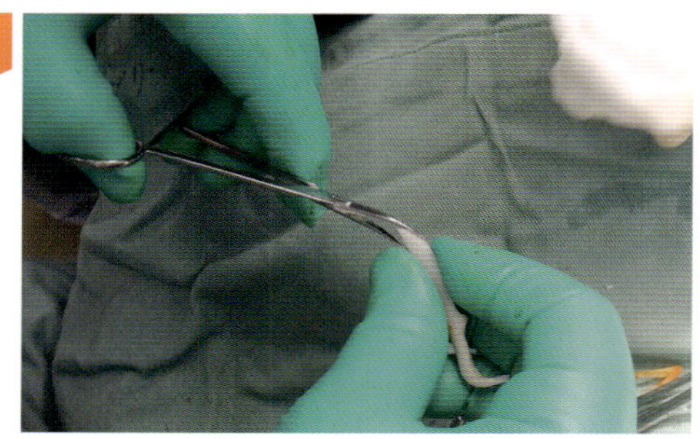

プロテーゼの調整
長さを調整するためカットして削る．

図14

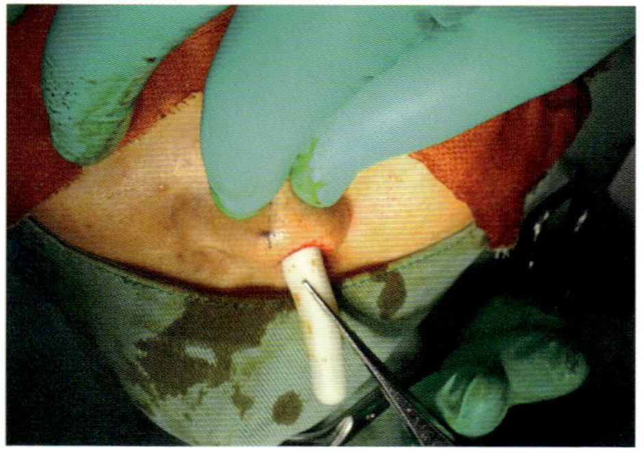

動画⑧

プロテーゼの再挿入①
プロテーゼの再挿入をして，長すぎないことを確認する．

図15

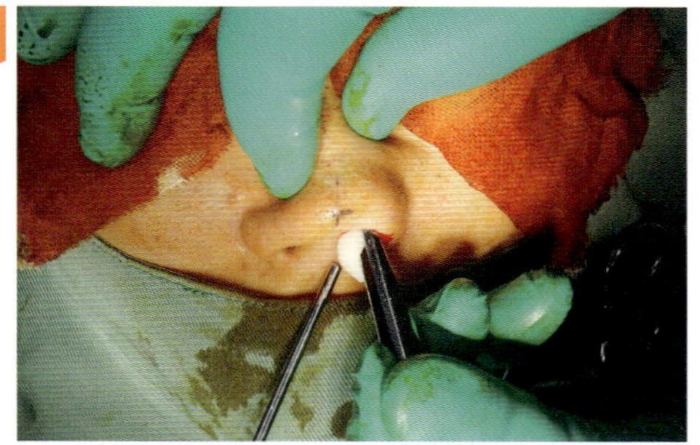

プロテーゼの再挿入②
長さを調整して再挿入するとピッタリ入ることがわかる．

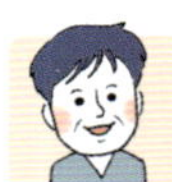

この部分の皮膚縫合って，意外に大切だと思います．鼻腔内の傷でも，創に段差があると，結構目立ってしまうことがありますね．

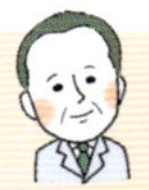

鼻腔内の傷でも，見る角度によってははっきりと目立つ場合があります．見えにくい部位と言っても，やはり創面は丁寧に合わせて，適切な強さで縫合することが大切ですよ．

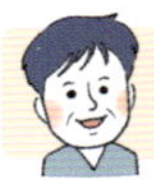

縫合は3針で良いのですか？

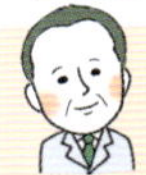

3針で十分です．ただし，大切なのは糸をかける幅を広くする，つまり大きく1層縫合で糸をかける(バイト幅と言っています)ことです．そのバイト幅はプロテーゼを閉じる扉の厚さと認識しておくと良いと思います．

図16

動画⑨

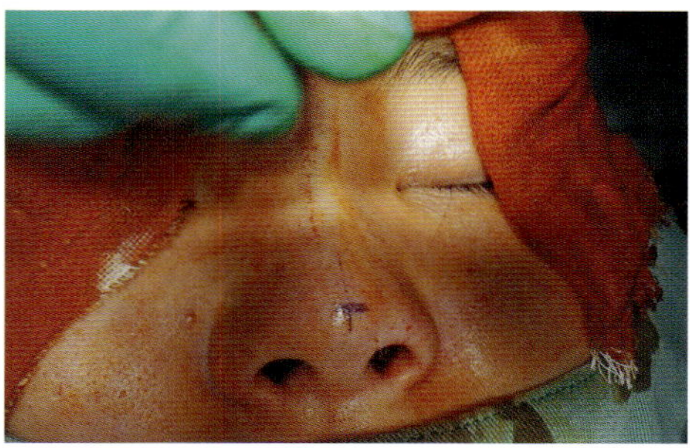

皮膚縫合
閉創は3針で幅広く深く縫合する．1層縫合でよい．

図17

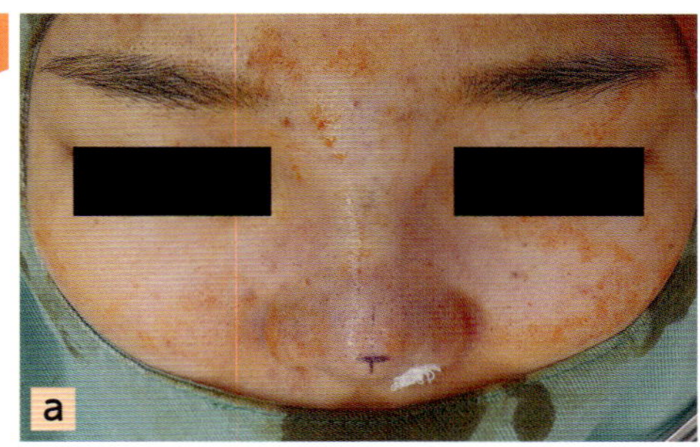

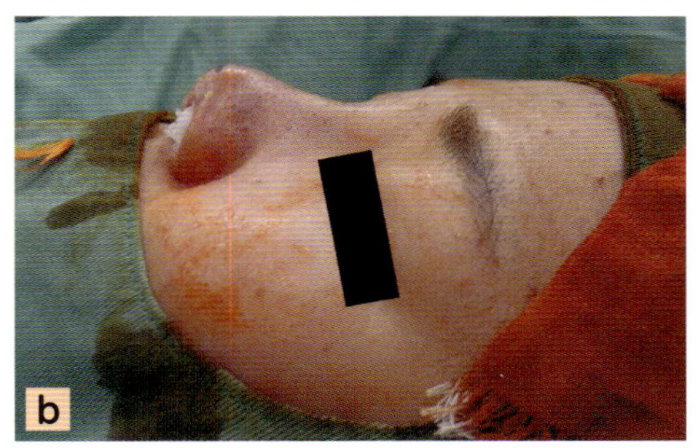

手術終了の状態
a：正面．b：側面．

8 術後のテーピング

厚みのある絆創膏にて，4〜5層に重ねてテーピングします(これがsprintの効果を発揮します)(図18)．

9 術後ケア

①術後は3日後，血腫がなければテーピングを除

図18

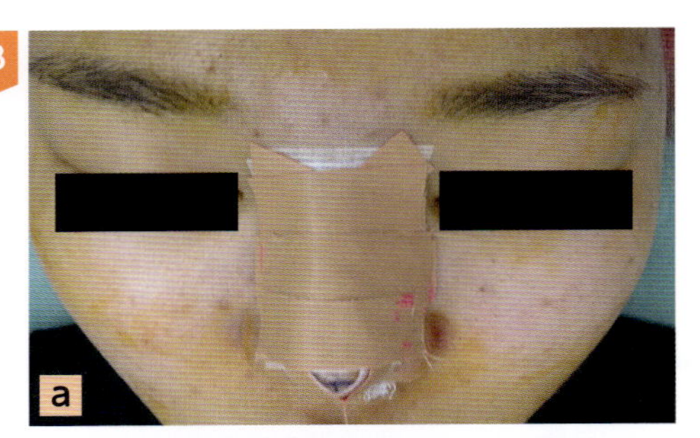

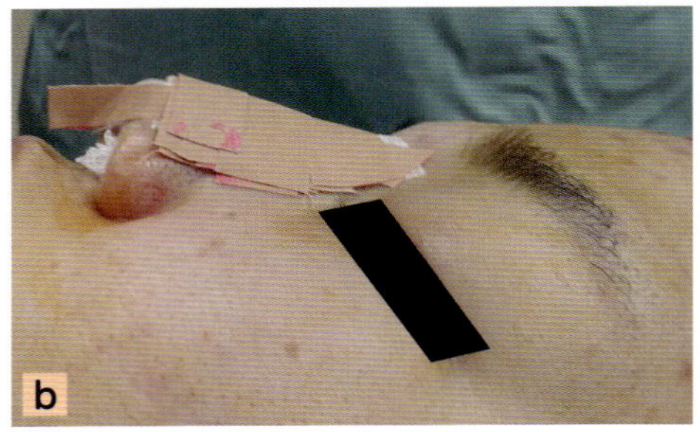

テーピング
a：正面．b：側面．

図19

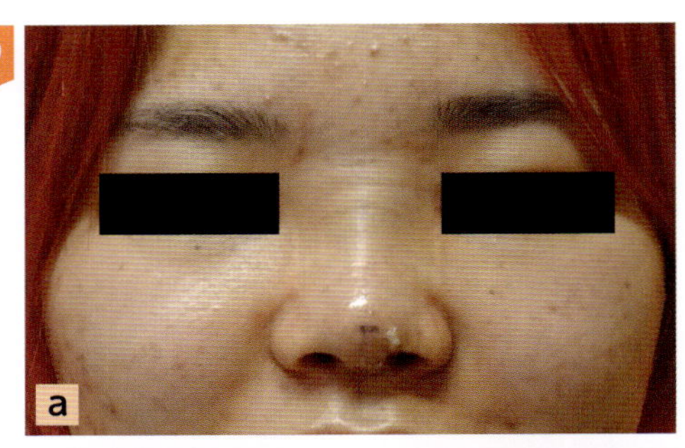

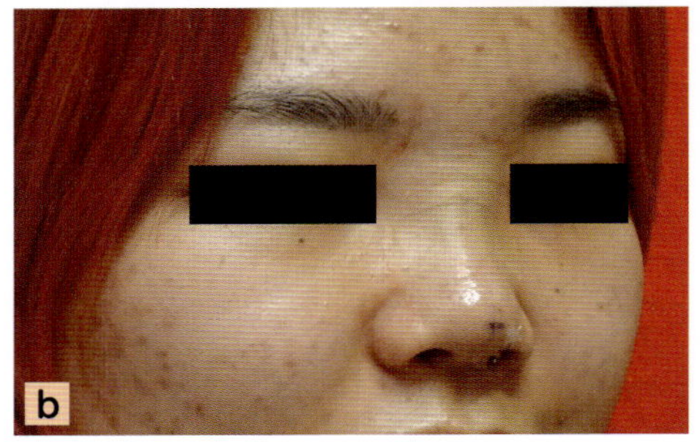

術後３日
a：正面．b：側面．

去します．手術の翌日では，テーピングを外す反動で出血が起きることもあるため，３日後としています（図19）．

②術後１週間目に抜糸を終了します．

③術後６ヵ月くらいは経過観察します（図20）．

手術のコツ

- 先端を剥離するとき，皮膚に厚みを残すために意識的に深く剥離する．
- 鼻骨から上方は骨膜下を剥離する．周辺は剥離残しがないように注意する（これがプロテーゼの偏位の原因となる）．
- 少し長めのプロテーゼを準備しておくと，長いことがわかった場合でも，カットして短くすることができる．
- 創を閉じる際は糸を大きくかけて（4〜5 mm），3，4針で縫合する．
- 術後のテーピングは2〜3日後に外すとしても，血腫予防のためにしたほうが良い．
- 抜糸後１ヵ月間は，縫合創の保護と，感染予防のため，強く鼻をかむことは禁止する．

図20

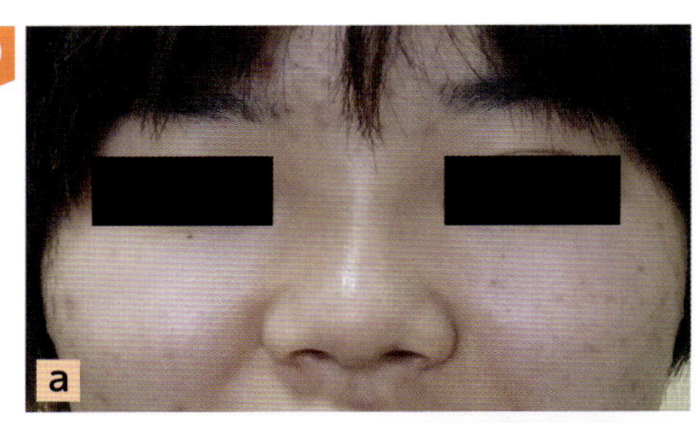

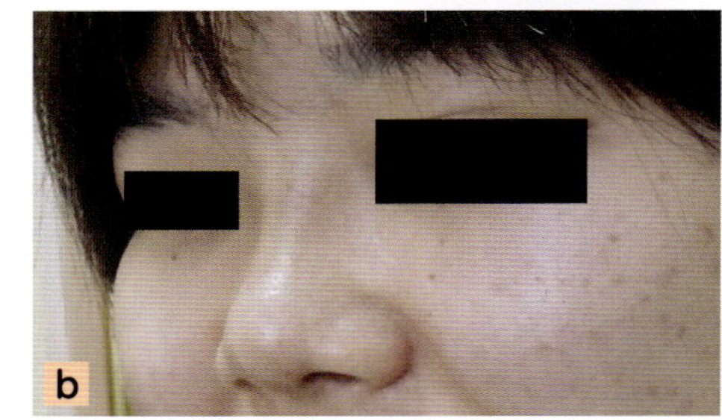

術後１ヵ月
a：正面．b：側面．

- まずシリコンプロテーゼの長さと厚さを決める.
- プロテーゼの先端の形状を決める.
- これらは経験上まず大体の形状が決まる．そして手術の前日までに作っておく.
- 麻酔は鼻根部から鼻尖部まで全体に血管収縮薬入りの麻酔液で注射する.
- プロテーゼを挿入するポケットを作る際は，先端の厚さと鼻骨部の深さに注意をはらう．つまり，鼻尖部は薄くならないように，鼻骨部は骨膜下を剥離する.
- プロテーゼを挿入するときはまず試験的に挿入して，長さが適当かを確認して，長さが長すぎるときはシリコンを削って調整する.
- プロテーゼの長さが適当とわかれば，そのまま挿入して創を閉じる.
- テーピングをして手術を終了する.

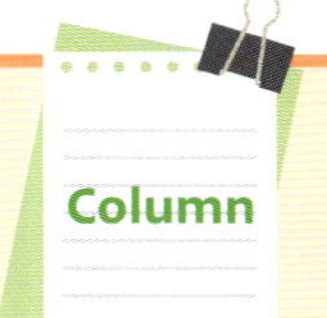

隆鼻術のシリコンが飛び出ているのに平気で生活をしている人がいた！

外来に，鼻に他院で入れてもらったシリコンプロテーゼが入っていて，それが何らかの原因で鼻根部や鼻尖部位から飛び出てしまったため，何とかしてほしいと来院されたケースがあります．これまでに十数例経験していますが，不思議なことに化膿性の炎症が生じるのではなく，シリコンが異物ではなく，身体の一部であるかのごとくそのままひどい炎症も起こらずじっとしているのです．治療は取り出すしかないのですが，炎症も化膿もすることもなく半年以上過ごしていたことに驚きました．「何でもっと早く来れなかったのですか？」「仕事が忙しくて」というような会話を交わすことになります．ひとまず手術によってシリコンを取り出すしかないのですが，患者は鼻が低くなることを気にします．「3ヵ月から半年は待ってからでないと手術はできませんよ」と説明しました.

このようなケースに遭遇しますと，驚くべきことは2つあります．1つはこの患者の化膿しにくい「免疫力の強さ」，もう1つはシリコンの「組織親和性」です．つまりシリコンのことを，人間の身体はあまり異物とは思わず，受け入れやすい性質のものだと思うわけです．私は隆鼻術といえばやはり，シリコンによる隆鼻術を第一選択にしたいのですが，それは無理のない大きさと厚さ，そしてほどほどに柔らかいシリコンを用いて手術をすれば，十分安全であると信じるからです.

（市田正成）

2 鼻尖延長術

阿部聖孝

この手術法の適応

- 鼻尖部のプロジェクションが必要な人.
- 鼻長を延長させたい人.

概要

- 鼻先を延長させる場合には自家組織移植を行いますが，軽度の変化を求める場合には，耳介軟骨によるon-layグラフトが良い適応です.
- 鼻尖部皮下を剥離してスペースを作成し，そこに採取した耳介軟骨を数段重ねて固定します.

いとぐち

1 鼻尖部の形状

鼻先は細くて尖っている状態が好まれますが，鼻尖部の形状によって適応となる手術が異なります.

鼻尖部が大きい“ダンゴ鼻”や“バブルノーズ”に対しては，過剰の軟部組織を切除して，左右の鼻翼軟骨を縫合する「鼻尖縮小術」を行います.

鼻尖部が平坦な状態，あるいは鼻長が短い短鼻やアップノーズの場合には，鼻尖部を延長させる「鼻尖延長術」が適応となります.

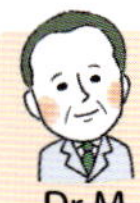

鼻先を細くする場合に，プロジェクションをどうするかですね．この鼻尖縮小術と鼻尖延長術は，その適応をどのように決めていますか？　患者さんも，自分にはどちらが良いのか迷っている人も多いですね.

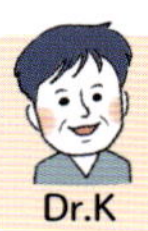

患者さんには簡単に，ピラミッドの形で説明しています(図1).

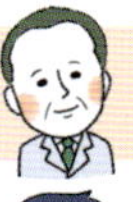

ほほう，どんな説明ですか？

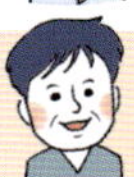

ピラミッドの頂上部を鼻尖部の先端と見なして，図1aのように先を細く尖らせることを考えてみます.
図1bのように鼻先が大きい状態ならば，軟部組織を切除して大きさを減らす「鼻尖縮小術」が適応になります.
図1cのように鼻先が平坦なケースは，自家組織を足して高さを増やす「鼻尖延長術」が必要です.

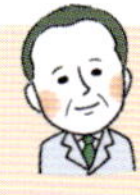

なるほど，鼻先のボリュームを増やすべきか減らすべきかを考えると，単純明快ですね.

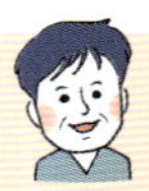

鼻尖部によく行われる手術として，この2つの手術はある意味真逆の手術になりますので，適応を誤らないようにすることが大切だと思います．

② 鼻尖延長術の種類

鼻尖部は血流不足になりやすいので，異物を使用してのボリュームアップは大変危険です．耳介軟骨などの自家組織を使用して延長する必要がありますが，これには以下の2種類があります．

①**鼻尖部自家組織移植（on-layグラフト）**：軽度（2〜3 mm）の変化を求める場合には，鼻尖部皮下に耳介軟骨を2〜3段に積み木のように重ねて移植します．簡便な方法ですが，尾側方向への延長は難しいです．

②**鼻中隔延長術**：5 mm以上の大きな変化や尾側方向への確実な延長効果が必要な場合には，経鼻柱切開により鼻中隔軟骨に移植軟骨を直接縫合する鼻中隔延長術が適応になります．

鼻尖部を尾側方向に延長させる際に，on-layグラフト単独手術だけでは効果が少ないのですが，

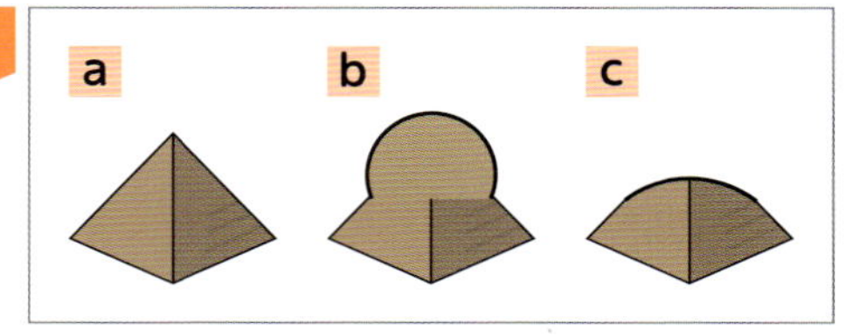

鼻尖（部）形状の模式図

プロテーゼによる隆鼻術を併用する場合に，プロテーゼの尾側端にグラフトを縫合固定することで，前下方向の延長効果が期待できます．

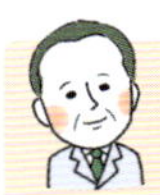

鼻先を細くしたがる患者さんは，女性だけでなく男性も結構いらっしゃいますね．on-layグラフトと鼻中隔延長術の適応は，どのように決めていますか？

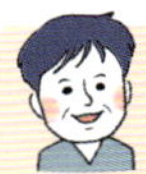

on-layグラフトは，5 mm以上の変化を出すことが難しいので，軽度の変化を希望するケースに行います．
①5 mm以上の変化を希望する．
②確実に尾側への延長をする．
③鼻柱も延長させる．
以上のときには，鼻中隔延長術を選択しています．

 手術法（鼻尖延長術：on-layグラフト）

① グラフト採取と作成

耳介後面から，紡錘形に皮膚を採取してから，軟骨を採取します（図2，3）．

先端にはデヌードした真皮を置いて，耳介軟骨をピラミッド状に4枚重ねとして，7-0ナイロン糸でプルアウト固定します（図4）．

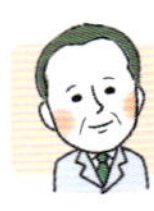

軟骨採取のコツは？

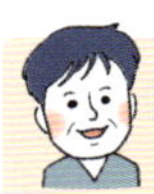

局麻によるハイドロダイセクションと，軟骨膜をしっかり剥離することで出血が抑えられ，血腫の心配がなくなりますね．

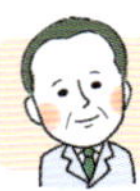

真皮移植はすることが多いのですか？

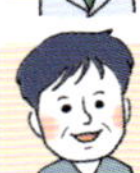

はい，軟骨のレリーフの心配が少なくなりますので，ほぼ全例に行っています．

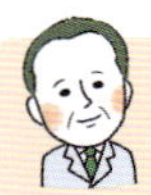

鼻先が丸くなってしまうことはありませんか？

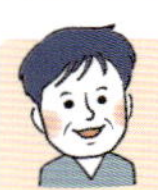

皮膚は生着というより，瘢痕組織となって萎縮してしまうようなので，これによって鼻尖部がバルキーになった印象はありません．

② デザイン

側面像で，鼻背部のノーズラインと鼻柱口唇角を形成する鼻柱部のラインを延長させた交点を基準とします（図5）．

前方へのプロジェクションを得るためには，グラフトをその交点の位置に置きます．前下方への突出，尾側方向へ延長させるためには，グラフトをその交点からやや鼻柱寄りに置くようにします．

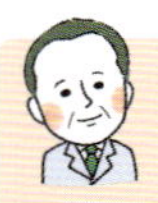

尾側方向へ延長させようとして，グラフトをあまり鼻柱寄りに置くと，“垂れ鼻”のようになってしまいますね．

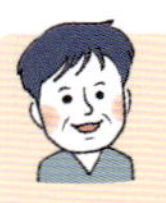

on-layグラフトでは，尾側への延長効果はあまり期待できません．グラフトの位置よりも，頭側の皮下剥離範囲を広くするほうが効果的であると思います．

③ 麻酔

鼻にいきなり局所麻酔注射をするととても痛いので，まず眼窩下神経ブロックを行います（図6）．触診によって神経孔の位置を確認し，1％エピネフリン(E)入りリドカインを片側1 mL程度注入します．

針先が直接神経に当たらなくても，やや尾側の骨膜下に注入すると，浸潤して麻酔効果が表れます．

両側眼窩下神経をブロックしたあと，鼻翼側から鼻尖部～鼻背部～鼻柱皮下まで広範囲に浸潤麻酔します（図7）．

図2

動画①

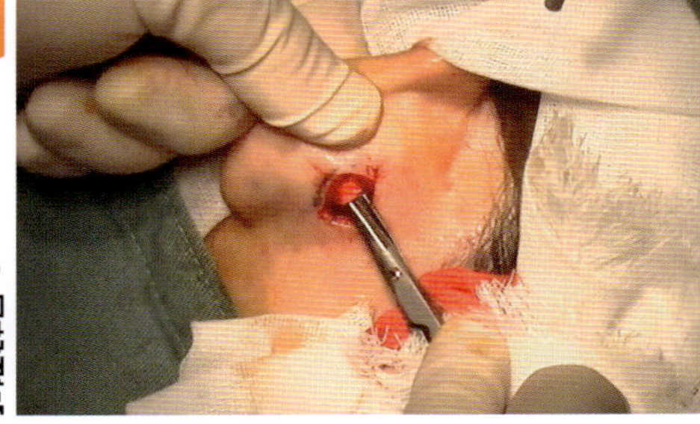

グラフトの採取と作成①
耳介後面より，皮膚と軟骨を採取する．

図3

動画②

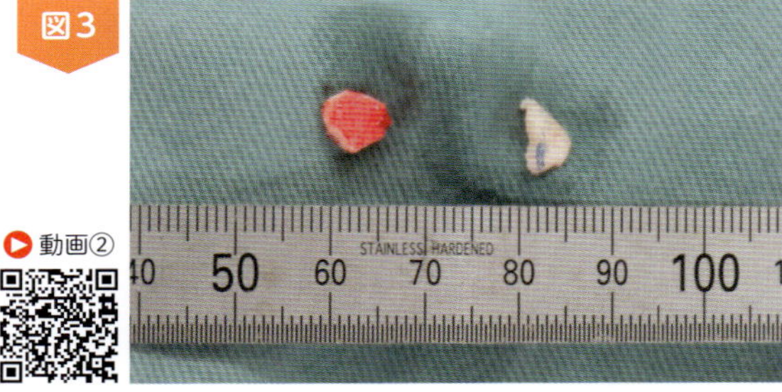

グラフトの採取と作成②
採取した皮膚と軟骨．軟骨を分割し，皮膚をデヌードする．

図4

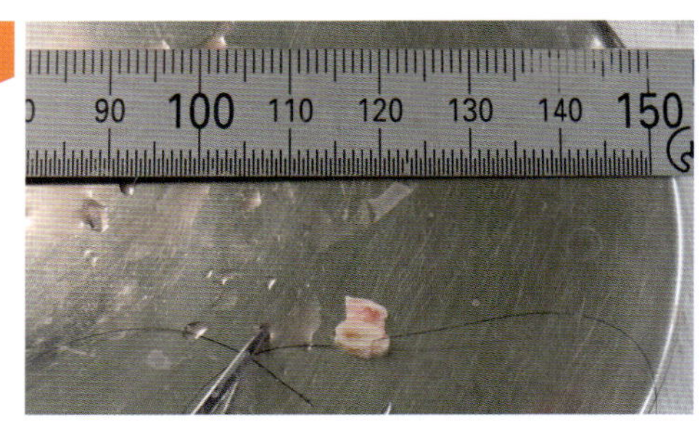

グラフトの採取と作成③
軟骨をピラミッド状に4段重ねとし，先端にデヌードした真皮を固定する．

図5

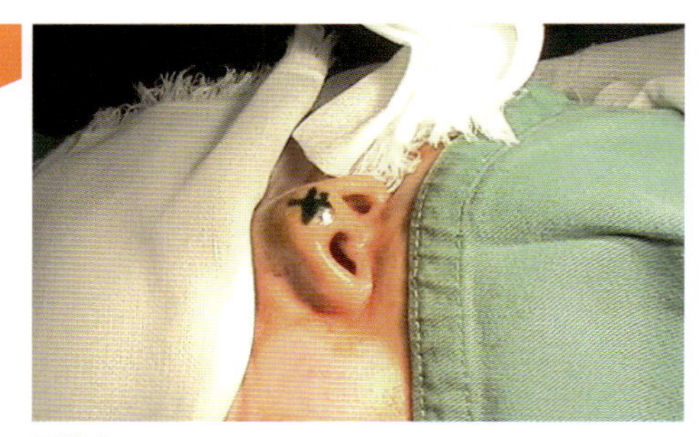

デザイン
グラフトを位置させる部位をマーキングする．

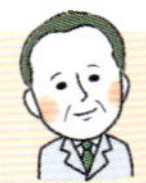

神経ブロックの際には，針先を神経に当てると，30G程度の細い針でもごくまれに，その領域の痺れや感覚障害を起こすことがありますね．

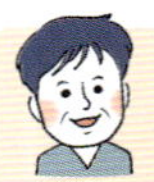

その場合の神経麻痺は，だいたい1ヵ月程度で回復します．浸潤させれば十分な麻酔効果が得られますので，無理に当てなくても良いと思います．

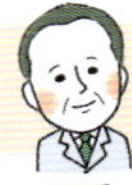

ずいぶん広範囲に麻酔しますね．

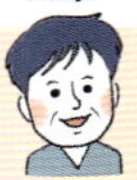

はい，局麻を大量注入するとハイドロダイセクションされるので剥離が容易になります．また剥離範囲を十分に広くすることで，良い延長効果が得られます．

4 皮膚切開

デザインに沿って皮膚全層を切開します．深すぎると外鼻の皮膚が浅くなり，移植した組織の軟骨部分が白っぽくレリーフ状になりますので注意が必要です．

筆者は尖刃(11番)メスの刃先を皮下に刺入して，皮膚の裏側から全層を切開しています(図8)．

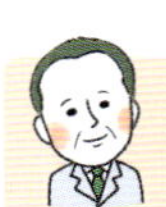

なぜ尖刃メスを反転させて使っているのですか？

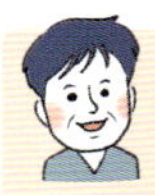

対側の指先でメスの先端の位置を確認することで，切開の途中でも創の深さがよくわかります．また，デザイン線がよく見えるので，ラインに沿って正確に切ることができます．

5 剥離

プロテーゼの隆鼻術では鼻尖部皮下は深めに剥離して，なるべく皮膚側を厚くしますが，鼻尖延長術(on-layグラフト)の場合は，ある程度皮膚を薄くすることでより延長効果が得られます．

図6

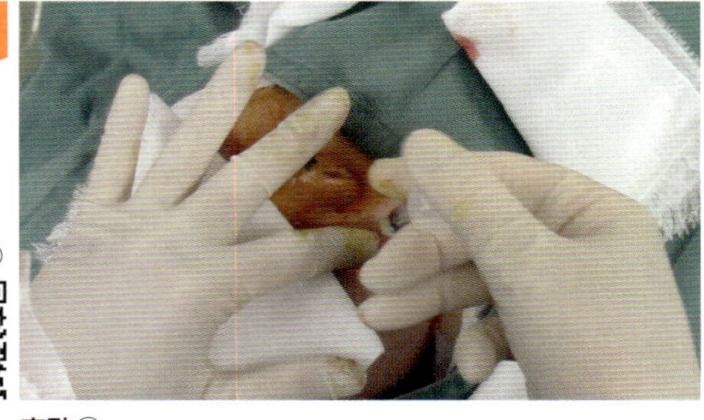

動画③

麻酔①
はじめに，両側の眼窩下神経ブロックを行う．

図7

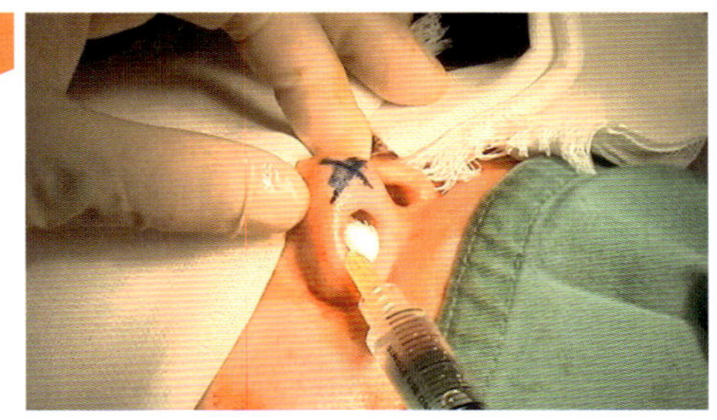

麻酔②
鼻尖部には十分量の局所麻酔薬を散布して，広範囲にハイドロダイセクションする．

図8

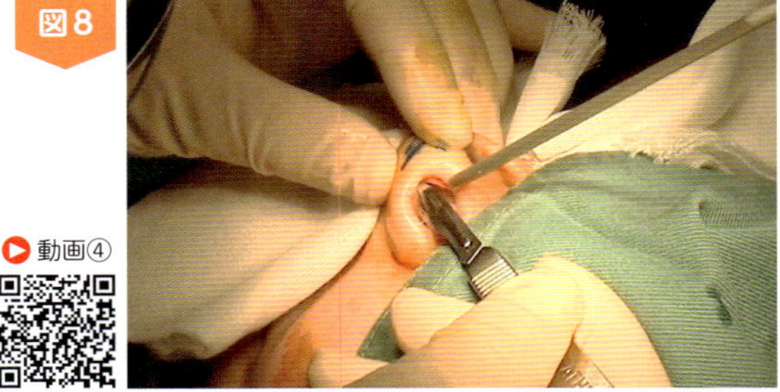

動画④

皮膚切開
尖刃メスを反転させて全層切開．

皮下血管網をあまり挫滅しないように，安全な層を剥離するためには，まず局所麻酔薬でハイドロダイセクションしておく必要があります．先端鈍の剪刀を使用して，皮下の浅い層を皮膚の裏面に沿って押し進めて，剪刀の先を広げて剥離スペースを広げていきます(図9)．ハサミで切るような鋭的な剥離を進めていくと，思いがけずに浅い層(皮下血管網）に入ってしまうことがあるので，チョキチョキと切ってはいけません．

剥離したスペースの皮膚全域が，完全に皮下組織から離れていることを，剪刀を振って確認します．

索状物などがあると，グラフトを適切な位置に挿入することができませんし，延長効果が少なくなります．索状物などがある場合には，剪刀で切離します．

完全に剥離ができていると，延長させるポイントの皮下を押し上げた際に，形よく延長されます（図10）．

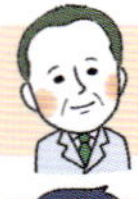
先端が鈍のハサミなら安全ですね．

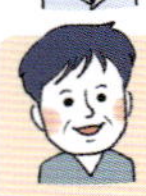
先端鈍でも抵抗なく進めていけるルーズな層が，剥離をする際に安全な層だと思います．

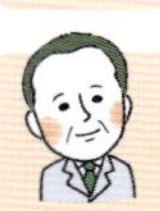
それは身体の他の部分でも言えることですね．例えば頭部の帽状腱膜下でも，胸部の乳腺下でもそうですが，無理な抵抗がなく剥離を進めていけるルーズな層が安全ですね．ある意味で剥離の原則とも言えます．

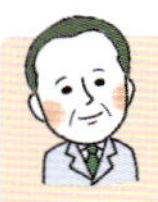
この鼻尖部を皮下から押し上げて確認するのが大切ですね．

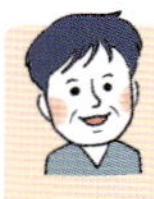
この形が良くなっていないと，無理にグラフトを押し込んでも良い形にはなりません．

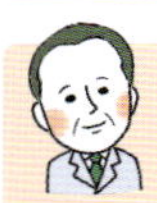
なるほど，剥離した鼻尖部の皮膚が延長方向に向かって移動して，グラフトによって高さの得られた鼻尖部皮下組織に再癒着するわけですね．

図9

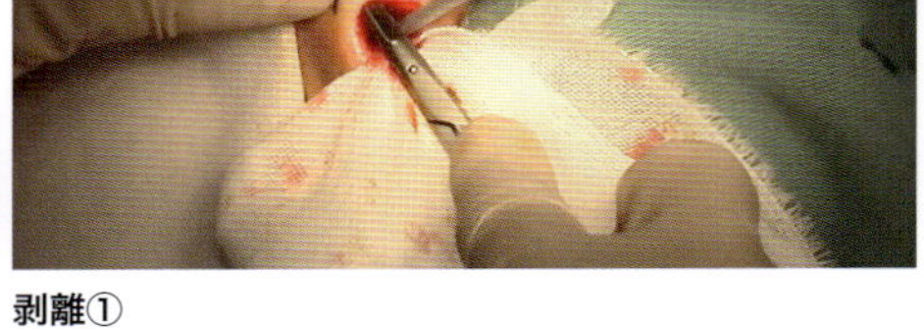
動画⑤

剥離①
局所麻酔薬注入によって，ハイドロダイセクションされたルーズな層を鈍的に剥離する．

図10

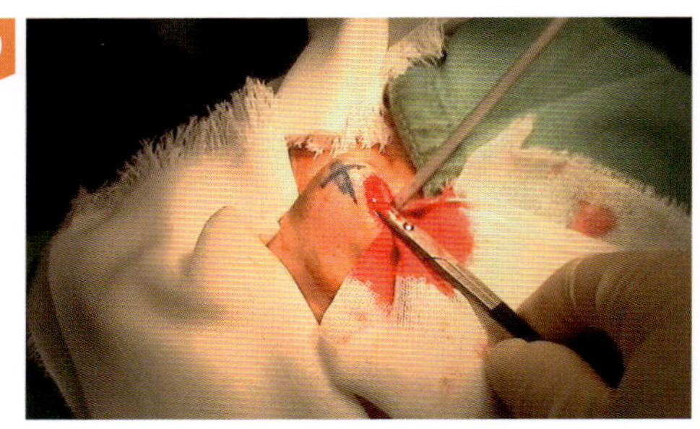

剥離②
剪刀の先端などで，皮下から鼻尖部を押し上げることで，先端部の伸展状態を確認する．

6 止血

血腫があるとグラフトの生着率が低下しますので，止血は大事です．しかし鼻尖部の手術の際に，頭側の軟部組織から動脈性の激しい出血がある場合は，なかなか止血が難しいことがあります．

このような場合は，小筋鈎とフレーザーサクションを創部に挿入して，両者を少しずつ開きながらサクション先を引いていくと，出血点がわかりやすいです（図11）．

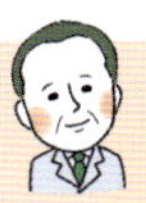
奥まった狭い空間の中での出血は，出血点をバイポーラでつまんでも，流出した血液によって先端温度が下がってしまうので止血しにくいですね．

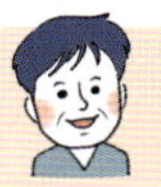
サクションの先端が筋鈎の役割をするので，出血点がよく見えます．

図11

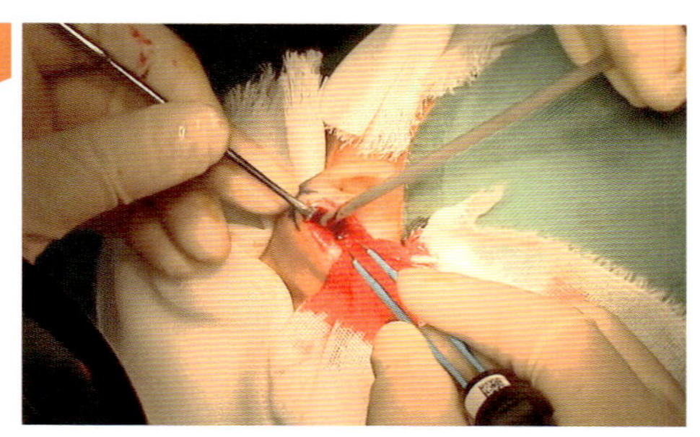

止血
フレーザーサクションで吸引しながら，バイポーラで凝固止血する．

7 グラフトの挿入と固定

プルアウト固定の7-0ナイロン糸を皮下から通して，デザインのポイントから上下2ヵ所の鼻尖部の皮膚に出して，グラフトを固定します．

糸が周辺の組織に引っかかってしまうと，正しい位置にグラフトが固定されないので，25Gの注射針を使用して，周辺組織を巻き込まないように糸を通します（図12）．

創部を筋鈎で開いて，通したプルアウトの糸を牽引しながら，グラフトを愛護的に挿入します（図13）．

鼻尖部を指先で押さえながら，グラフトを適切な位置に徒手的に，移動させます（図14）．

グラフトが良い位置にあることを確認したあと，鼻尖部皮膚側にプルアウトの糸を固定します（筆者はサージカルテープを，数枚重ねて固定しています）（図15，16）．

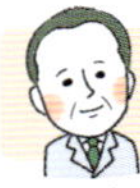

グラフトのポジショニングは大切ですね．

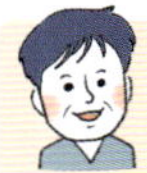

ここで違う位置にズレてしまうと，今までの苦労が水の泡になっちゃいます．

8 皮膚縫合とテープ固定

創部は中縫いをしないで，皮膚のみ6-0黒ナイロン糸で単純結紮縫合します（図16）．

図12

動画⑥

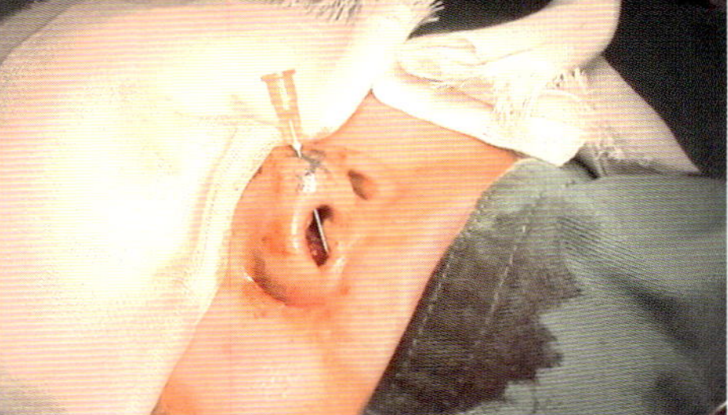

グラフトの挿入と固定①
プルアウト固定の糸が，周囲組織にかからないようにする．

図13

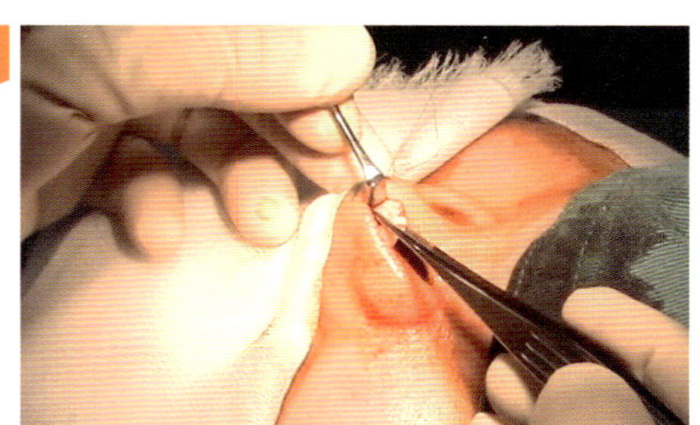

グラフトの挿入と固定②
グラフトの挿入は，愛護的に行う．

図14

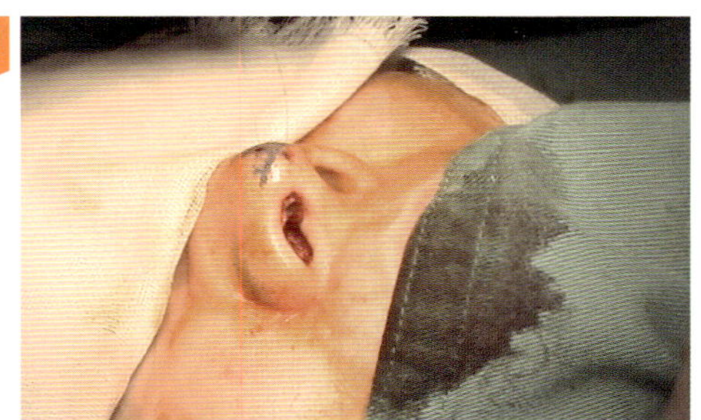

グラフトの挿入と固定③
グラフトの挿入後，適切な位置に移動させる．

図15

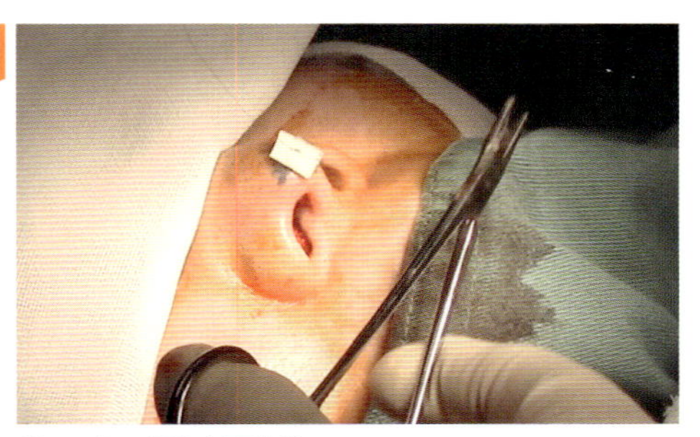

グラフトの挿入と固定④
グラフトが適切な位置にあることを確認して，固定を行う．

固定と腫脹軽減の目的に，鼻尖部にテーピングをします．

9 術後ケア

テーピングの抜去とプルアウト固定の抜糸は3日後，皮膚の抜糸は7日後に行っています．

10 症例写真

1 術前（図17）

20代後半女性．耳介軟骨（真皮）によるon-layグラフトを施行．

2 術後3ヵ月（図18）

手術から3ヵ月経過した．グラフトが生着し，尾側へ延長された鼻尖部の形体が維持されている．

図16

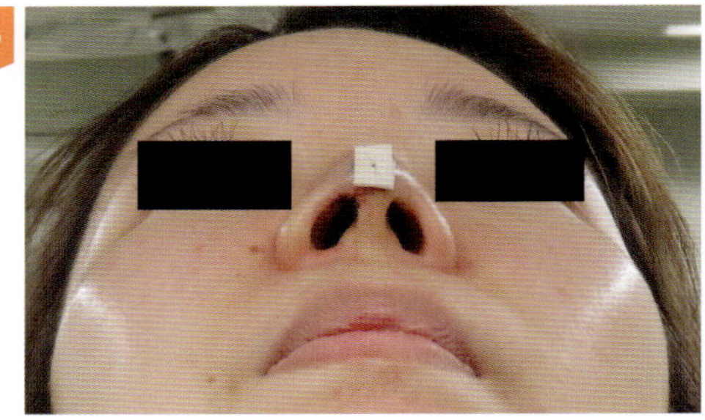

皮膚縫合と固定
挿入したグラフトを，7-0ナイロン糸でプルアウト固定する．

図17

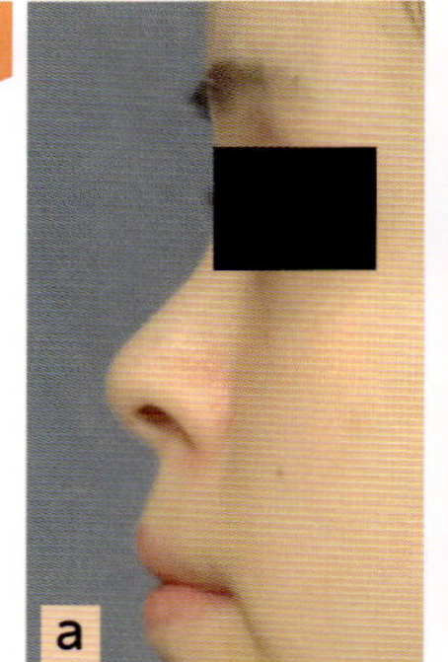

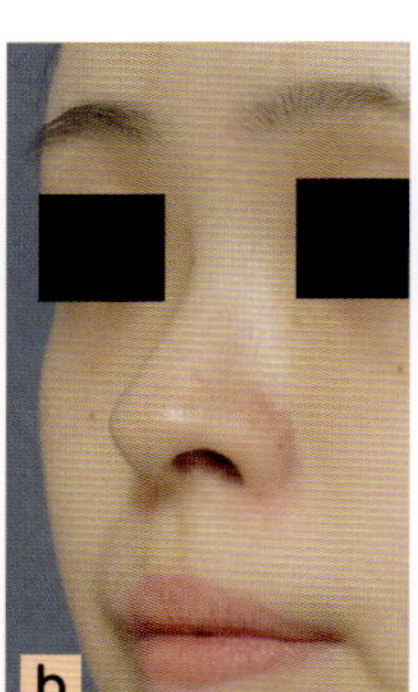

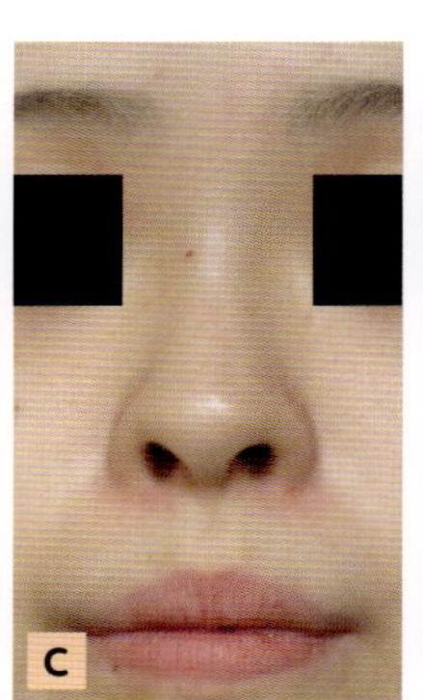

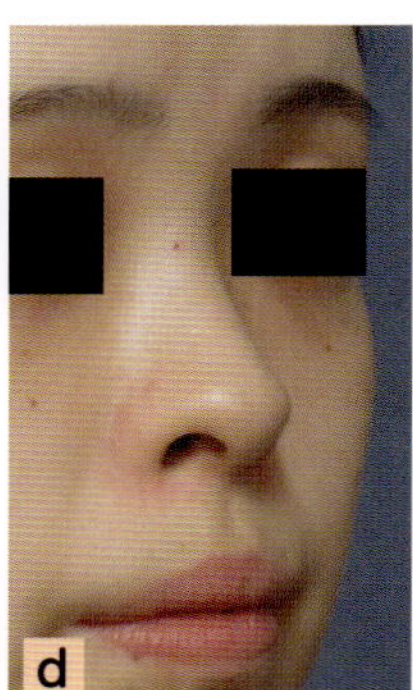

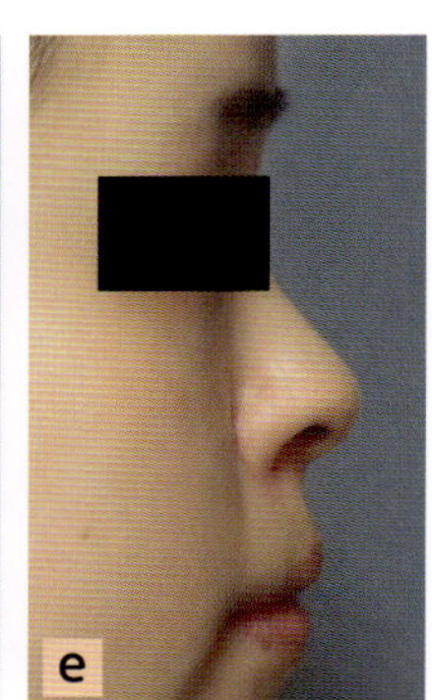

術前
a：左側面像，b：左斜位像，c：正面像，d：右斜位像，e：右側面像．

図18

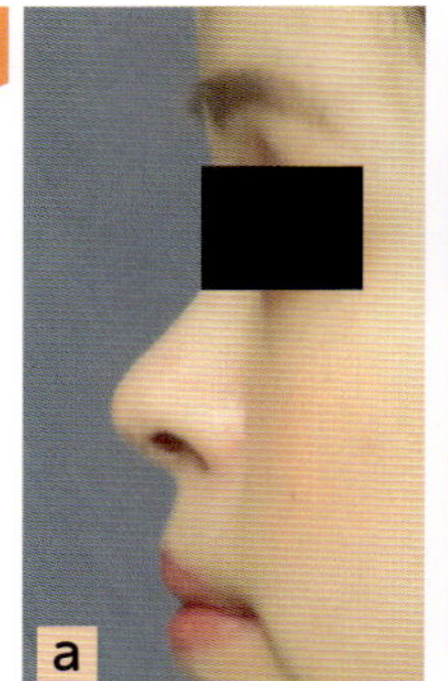

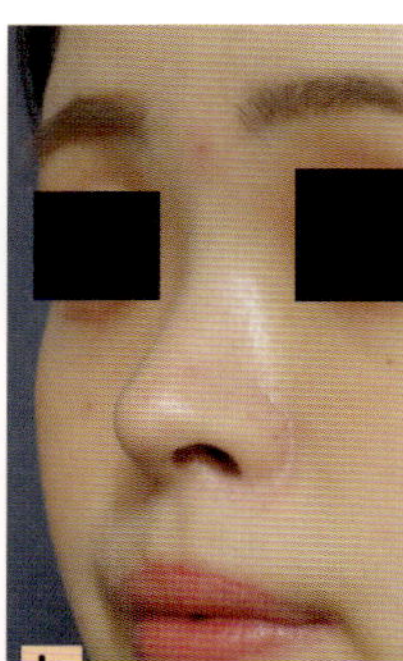

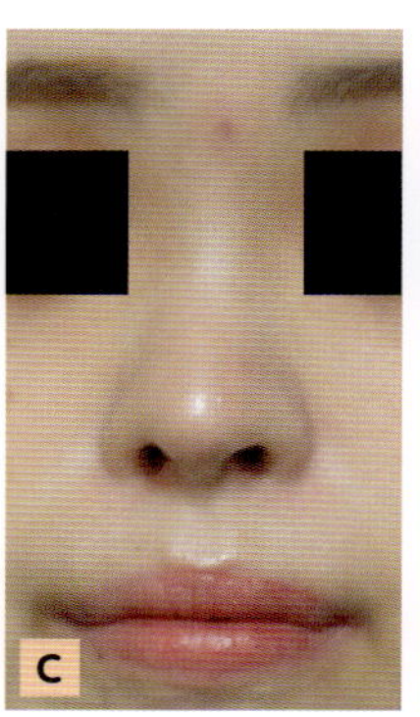

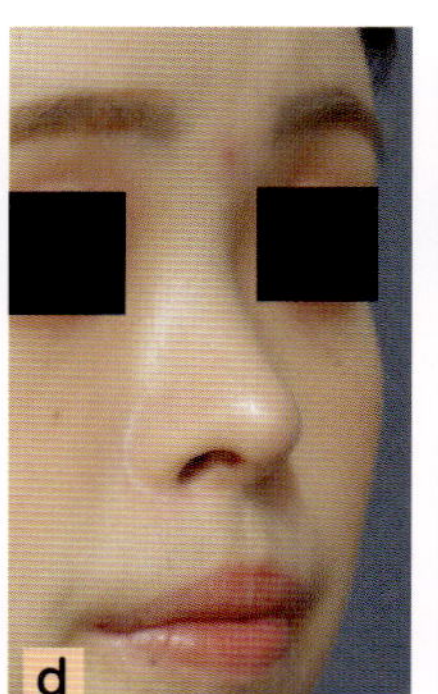

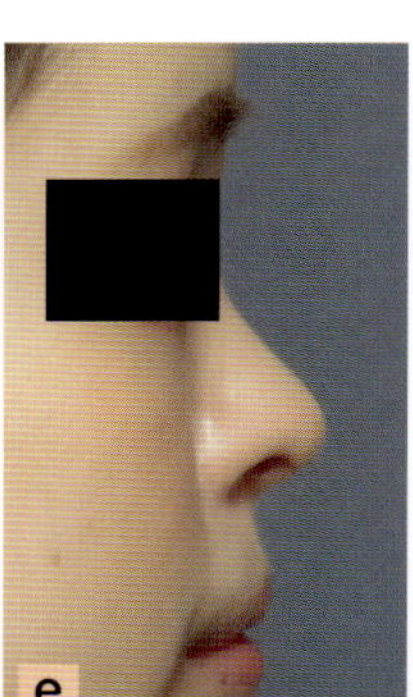

術後3ヵ月
a：左側面像，b：左斜位像，c：正面像，d：右斜位像，e：右側面像．

- デザインの際，鼻背部と鼻柱部のラインの交差する点を基準として，延長方向を決定する．
- 尾側への延長を効果的にするためには，グラフトの位置を鼻柱側にするよりも，頭側の皮下剥離を十分に行う．
- 両側眼窩下神経ブロックを行ったあと，除痛されている部位から鼻尖部にかけて，広範囲に麻酔する．
- 鼻尖部の剥離操作を安全かつ容易に行うために，局所麻酔薬は十分量を注入して，皮下のハイドロダイセクションを行う．
- 鼻尖部皮膚が薄いケースでは，移植軟骨によるレリーフを回避するため，グラフト先端に真皮移植を行う．
- 安全で容易な剥離のコツは，局所麻酔薬注入によってハイドロダイセクションされているルーズな層を，鈍的な操作で行う．
- 延長を効果的にするため，鼻尖部皮下の剥離は広範囲に行い，索状物などの抵抗がないことを確認する．
- 鼻の奥の深い部分の出血は，フレーザーサクションの先端部分を創部に挿入し，少しずつ引きながら出血点を確認してバイポーラによる電気凝固止血を行う．
- グラフトの挿入は愛護的に行い，適切な位置に置かれていることを確認する．

重要度★★☆　難易度★★★

3 鼻翼縮小術

市田正成

この手術法の適応

▶鼻が大きい，鼻翼が大きい，鼻の横幅が広いという人．

概要

- まず，鼻翼をどれだけ縮小するのが適当かを決めます．
- 同時に，鼻幅をどれだけ縮小することができるかも，重要なポイントです．
- ①皮切のデザイン，②皮膚切除，③皮下筋層部分切除縫合，④鼻幅の縮小，⑤皮膚縫合が主な手順ですが，手術は単純であっても，鼻幅をバランスよく縮小することが重要なポイントです．

いとぐち

最近では日本人も体格が良くなったためか，鼻が低すぎることに悩む人よりも，鼻が大きすぎることや，鼻の横幅が大きい，または高すぎることに悩む人のほうが多いようです．

また，鼻は加齢によって縦方向に伸びて垂れ下がりますが，鼻の横幅も，加齢によって鼻の靱帯が緩んで，笑うと横に広がる傾向があります．80歳にもなって鼻の横幅を縮小してほしいと言ってこられた患者に驚いた経験があります．かなり美意識の高い患者であると感心したものです．つまり，鼻の形状に悩む人には年齢制限がないとも言えるのです．

① 手術の目的

①鼻翼をどれだけ縮小するか，②鼻幅をどれだけ縮小するかの2点がこの手術のポイントです．鼻翼・鼻幅を縮小することで，鼻と眼瞼，口唇などとのバランスを整えることがこの手術の目的です．それが顔貌の若返りや美しさに通じるので，それがこの手術の究極の目的でもあります．

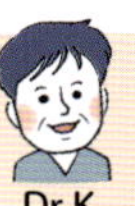

鼻の横幅を狭くするとき，普通は縫合瘢痕が上口唇のギリギリ上端に見えると思うのですが，そこをどう工夫されたのでしょうか？　そこが知りたいところです．

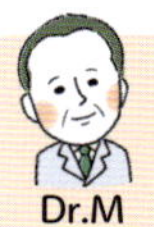

3次元的な発想で鼻柱の基部で処理をする方法を思いついたのです（図6参照）．つまり鼻の基部を水平方向に縫縮するのに，方向を変えて，鼻柱の上下方向に寄せることで代償するという発想です．

② 鼻翼縮小術の切除幅の決定と切除部位

ここがこの手術の最重要ポイントです．

鼻翼を縮小する場合，どれだけ切除するか，そして鼻幅をどれだけ狭くするかを先に計画します．多くは3～5 mmの幅（ときには7～8 mmの場合もある）で鼻翼を切除することになりますが，鼻幅を縮小することも考慮に入れる必要があります．まず，下方視のラインで鼻尖の最高点と鼻柱の基部をマーキングします．鼻尖の最高点は真下からの点と，真横からの点とでは結構ずれがありますから，どこに点を取るかは外観を総合的に判断します．この2点間の距離を基準にコンパスを左右に振って鼻翼の外側に点をつけると鼻翼の切除基準点が決まります．これはあくまで基準点で，鼻尖の形状にはかなりのバリエーションがありますから，最終的には1～2 mmの最終調整をして，さらに形状を整えることもあります．

考案したデザインと手術法も上口唇に縦方向の瘢痕を作らない点で効果的です．

手術法

❶ 皮切のデザイン（図1～3）

前項「いとぐち」の❷に皮切幅の決め方の基本的方針を記載しました．鼻尖の形状にはいろいろバリエーションがあるため，最終的には，1～2 mmの修正が必要な場合もありますが，それは全体的な観点からのバランス調整となります．鼻の最大横径と，鼻柱の上下の位置を決めたのち，鼻柱の長さを半径としてコンパスを左右に振ることで，鼻翼の切除ポイントを決めます．鼻翼の内腔側はできる限り浅くして，メスを奥のほうに入れないようなデザインとします．

❷ 局所麻酔

神経の走行を考慮に入れて中枢側（頭側）から注射します．

❸ 鼻翼の切除（図4）

鼻翼の皮膚切除のコツ：深さは，皮膚の全層にメスを入れるのではなく，鼻腔側を残すようにして，さらに極力皮下の太い血管を損傷しないよう

図1

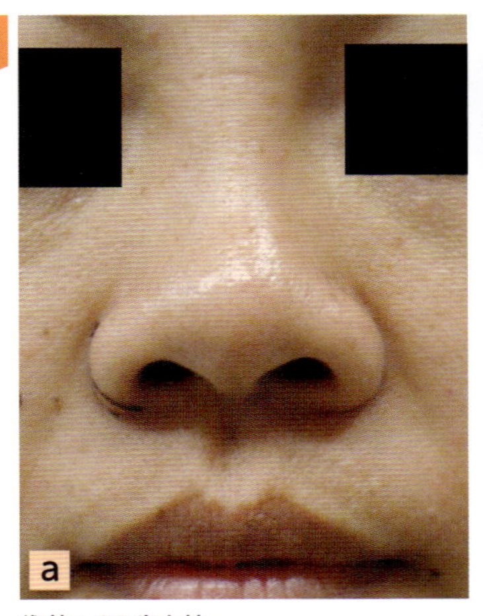

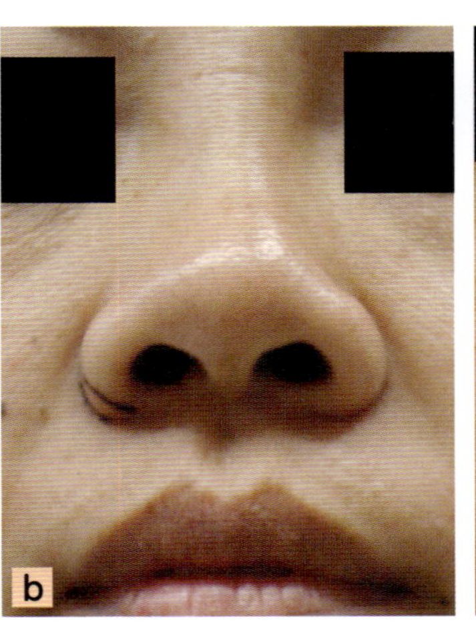

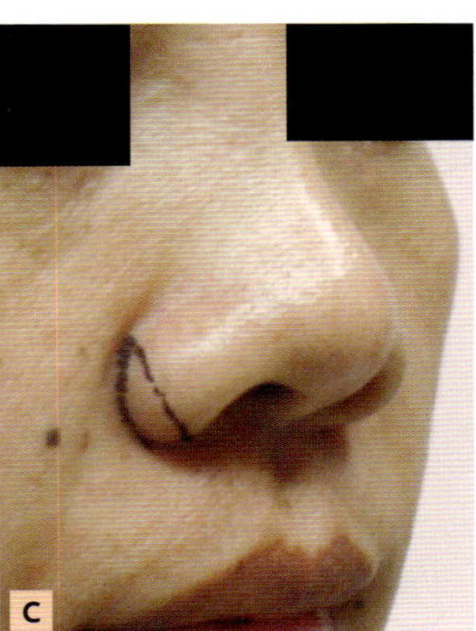

術前：30歳女性
a：正面．b：下方から上方視．c：斜方向．

図2

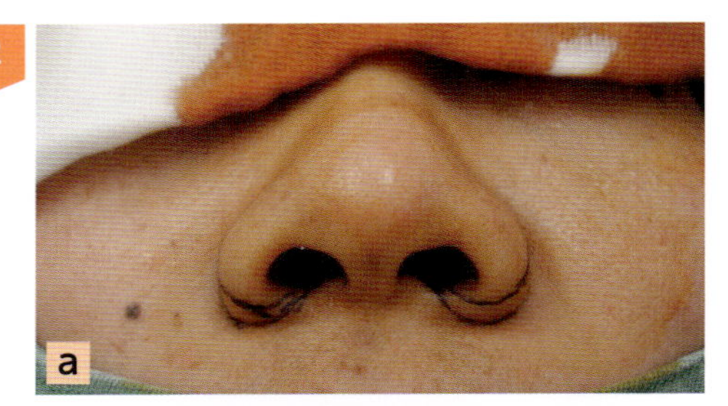

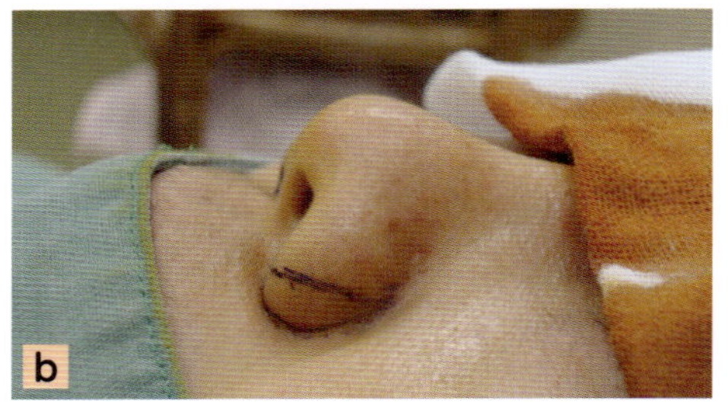

デザイン①
最大6 mm幅での切除デザイン.
a：正面下方．b：左側面.

図3

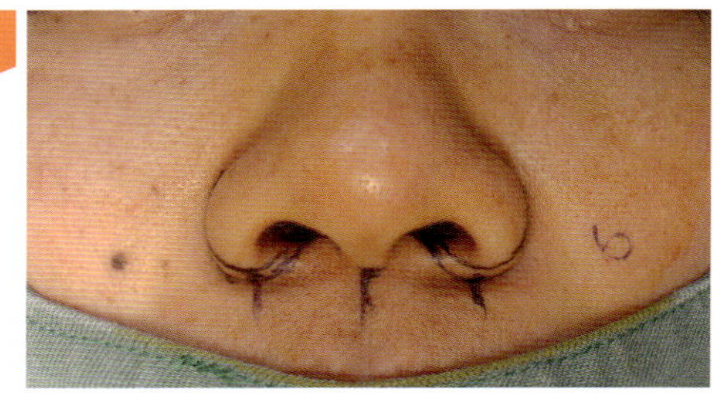

デザイン②：正面
術前のデザイン.

に注意します.

④ 皮下剥離（図5）

皮下剥離の目的とコツ：上口唇部の赤点の範囲（図5 ④）は中央部に寄せるように皮下縫合を行うと，鼻幅を縮小させる効果が得られます.

⑤ 皮下縫合（図6）

4-0ないし5-0ナイロン糸で縫合します.

皮膚切除がすめば単に縫合すればよいのではなく，皮下縫合するときに鼻幅を狭くする寄せ方をしっかりすることが，非常に重要です．この部位は皮膚も厚いため，その操作には3-0か4-0ナイロン糸を使用することが必要です.

図4

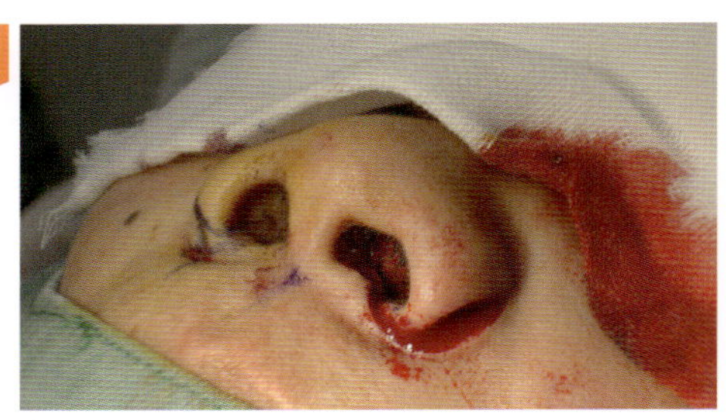

鼻翼の切除
左の鼻翼を切除したところ.

図5

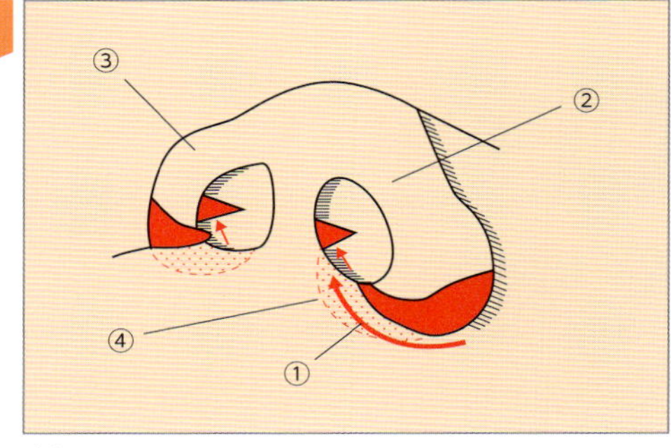

皮切のシェーマ
①上口唇側の横幅を狭くするための皮下剥離.
②鼻柱の基部を上方向に寄せることで3次元的に鼻翼を中央方向に寄せることができる.
③鼻翼の内側を縮小するためのデザイン.
④の赤点の範囲が皮下剥離の部位.

図6

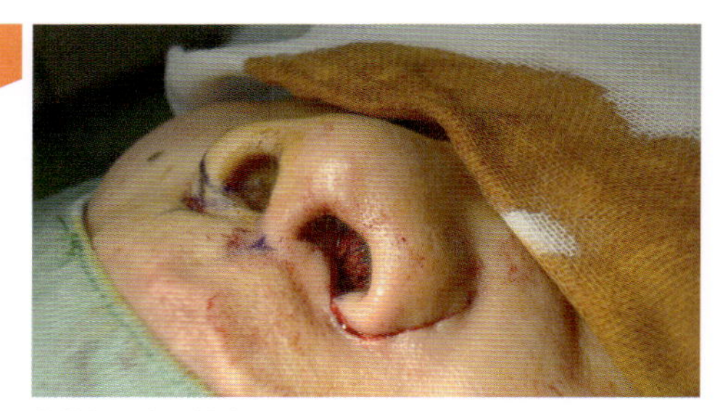

左外側の皮下縫合

⑥ 鼻翼内側の切除操作の追加（図7，8）

鼻翼内側の切除，皮下縫合を行います．この操作で鼻翼の形状が確実に縮小され整います.

図7

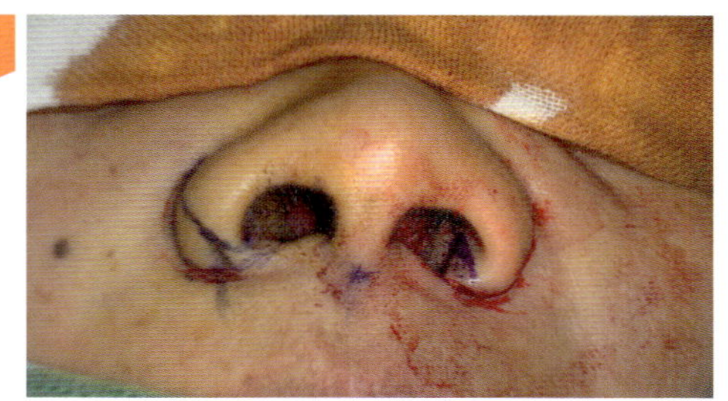

左鼻翼縮小縫合を終了した状態
鼻翼内側の皮切予定部のデザイン.

図8

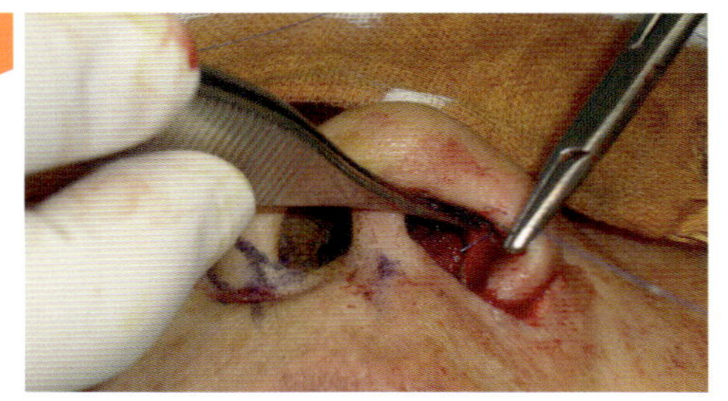

左鼻腔内側の皮下縫合

図9

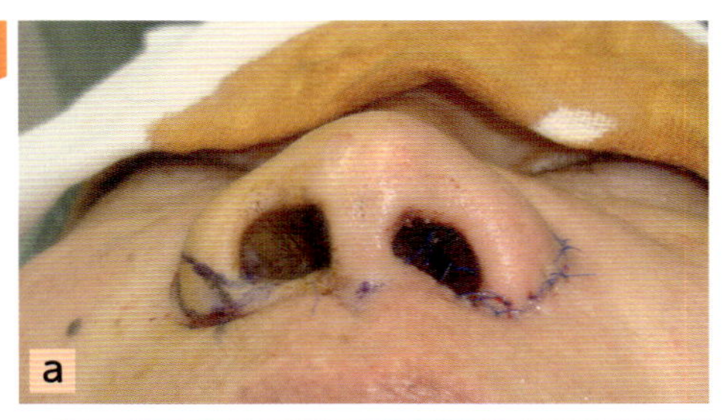

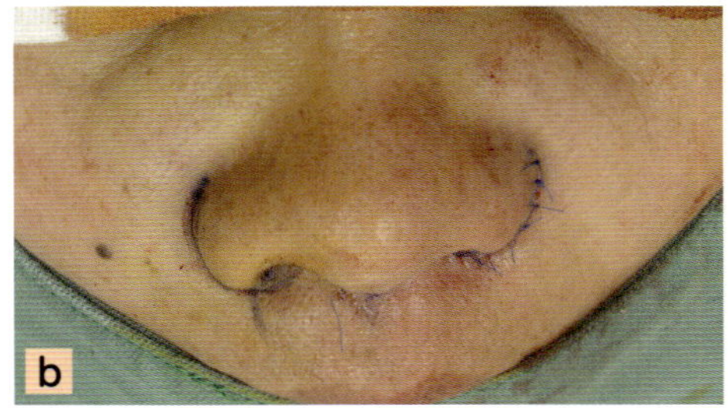

左の鼻翼縮小を終了した状態
a：正面下方．b：正面.

図10

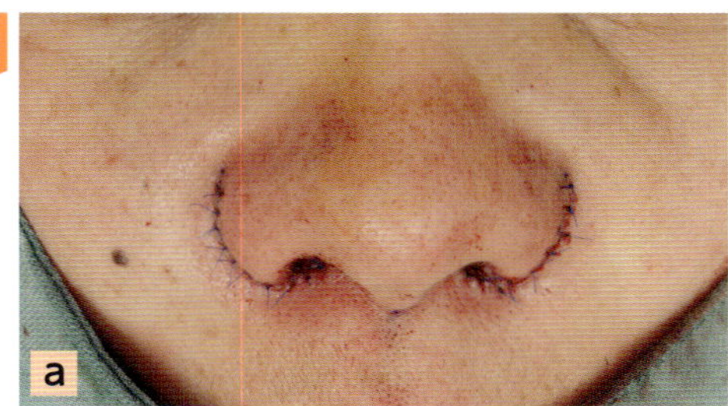

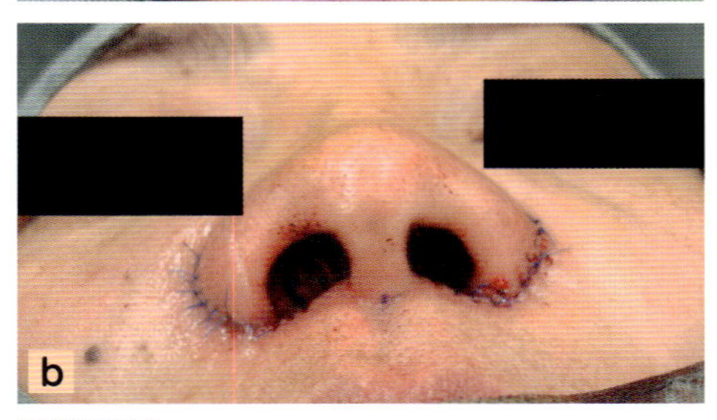

手術終了時
両側ともに縮小終了.
a：正面．b：正面下方.

図11

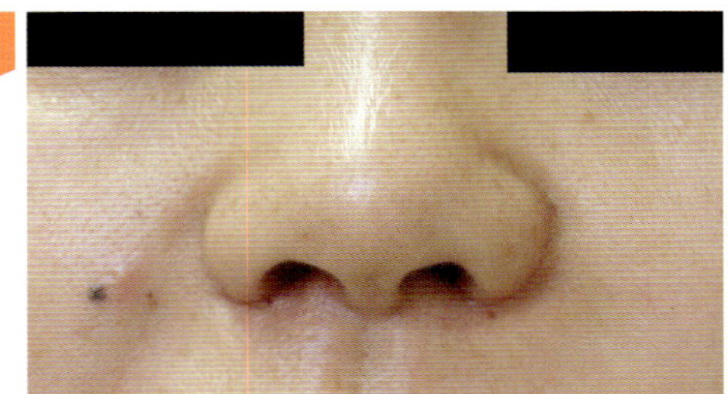

術後1ヵ月

7 皮膚縫合

5-0ないし6-0ナイロン糸で縫合します.

8 鼻幅の縮小縫合（図9～11）

手術終了時は当初の予定の鼻幅よりも広い状態にありますが，鼻翼基部で左右の皮下を縛り，術前の予想の幅まで縮小固定することで，早く仕上がり感が得られるようになり，術後の鼻幅の逆戻りを予防できます.

- 鼻翼の切除幅の決定としては，鼻尖と鼻柱基部の距離を基準として，鼻尖からの距離を同じになるようにマーキングして，そこから基部までを切除するというやり方で切除幅を決める．
- 鼻翼の縮小と同時に鼻幅を縮小することも必要である．

鼻の形がまずいと，超一流の女優や歌手にはなれない！？

眼瞼の形状は，変えることが比較的簡単ですが，鼻はそうはいきません．昔から鼻の形が本当に整っていれば，かえって印象に残らないということが言われてきました．そして，印象に残る鼻の形状は整った鼻の形状から離れてまずい形状ということになるのです．鼻の形状を表す言葉は，みなまずい形状を表現しています．例えば，「ダンゴ鼻」「わし鼻」「豚鼻」といった表現の鼻の形です．不思議なことに，本当に整った鼻に対するうまい表現がないのです．うまい表現がないことを逆に利用して，漫画では，美人やかわいい女の子をイラストで表現するときには，ぱっちりとした目と整った唇を描いて，逆に鼻は描かない方法があります．それが整った鼻の究極の表現方法なのです．

「忘れ鼻」という言葉があったということを，大先輩のレジェンド美容外科医である故古川正重先生から教えてもらったことがあります．それは昔，花街に通う男たちの間で，芸妓さんの品定めをするとき，美形だけでなく，鼻の形が思い出せないくらい整っているという芸妓の場合，それは形状が完璧に整っているためにかえって口で表現しにくいほど整った形の鼻であるということの証であり，そういう芸妓さんは必ず一流の売れっ子になるというジンクスがあったと言われていたそうですが，それがまさに「忘れ鼻」ということなのです．

ひるがえって，テレビのCMなどでよく見かける人気の女性タレントや女優さんでも，「このダンゴ鼻ではメロドラマの主役は無理だね．三枚目ならいけるけど」とか，「ほかの部分は整っているのに，この品のない鼻は気の毒だね」などと言われる人がいます．結論を言えば，「鼻は目立たないのが最高」なのです．イラストや漫画で美人にはきれいな目は描いても鼻は描かないのは，きれいな鼻はもう描かなくても整っているという証なのです．

（市田正成）

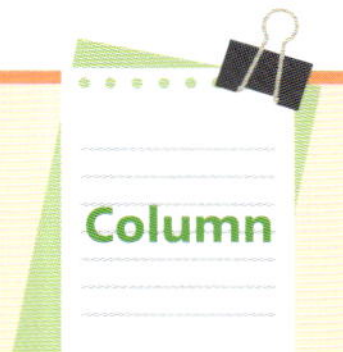

美容外科よもやま話①

指先のトレーニング：片手で“折り紙の鶴”を折る

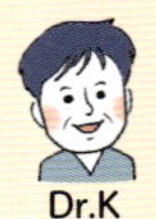

「先生，指先のトレーニングには，どのような方法がありますか？　形成外科医・美容外科医は指先を使うので，よく動かせるようにトレーニングしたほうが良いと思いまして…」

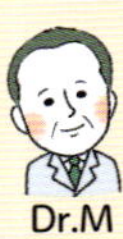

「“fingertip training”でインターネット検索すると，いろいろな方法や器具が出てきますよ」

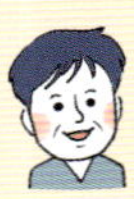

「やはり手術をするには，指先は器用なほうが良いですよね」

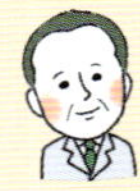

「うーん，確かにそうなのですが…，以前，塩谷信幸名誉教授がおっしゃっておりました．『形成外科医として，必ずしも指先が器用である必要はありません．それは器用であることに越したことはありませんが，それよりも大切なのは基本的な手技を忠実に行えること．そのためには確実な考え方や知識を身につけることです』と」（実際に塩谷先生はこのように仰っていました）

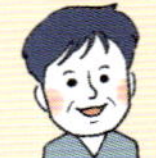

「まずは基本を勉強することが大切なのですね．トレーニング器具を使わない方法もいくつかインターネットに載っていましたが，どのような方法が効果的でしょうか？」

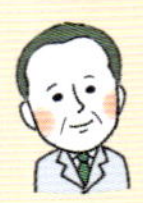

「片手で“折り紙の鶴”を折るトレーニングなどはいかがですか」

私がこの市田先生の神業の話を聞いたのは，当時『いちだクリニック』に勤務して美容外科研修を受けていたドクターからでした．この神業を実践されることに驚きましたが，このトレーニング法を行うことを考えられた，市田先生の新鮮な発想の豊かさにさらに驚きました．

（阿部聖孝）

重要度★★☆ 難易度★★☆

4 鼻孔縁下降術

阿部聖孝

この手術法の適応

- 鼻の穴が目立つ人.
- 鼻孔縁の切れ上がりが強い人.

概 要

- 「鼻の穴が目立つ」原因としては，いくつかの形体的要因がありますが，それぞれのケースで改善方法が異なります.
- 鼻孔縁下降術（鼻孔縁延長術）は，耳甲介の皮膚と軟骨による遊離複合組織移植によって，鼻孔縁を延長させる手術です.

いとぐち

1 鼻の穴が目立つ要因

「鼻の穴が目立つ」状態としては，以下の3つの形体的要因がありますが，それぞれのケースで改善方法が異なります（詳細は，本項末のコラム「鼻の穴が目立つケース」参照）.

(A) 鼻長が短い：短鼻やアップノーズの状態に対しては，鼻中隔延長術によって，鼻翼・鼻柱を含めて鼻尖部を前下方に延長します.

(B) 鼻孔が大きい：鼻の穴そのものが大きい場合には，鼻翼縮小術（外側皮膚切除）によって，鼻孔の径を縮小します.

(C) 鼻孔縁が上がっている：鼻の穴の縁の切れ上がりが強いケースに対しては，耳介の皮膚・軟骨の遊離複合組織移植術によって，鼻孔縁を尾側方向へ延長します.

2 鼻孔縁下降術とは

鼻腔内の皮膚を鼻孔縁に沿って切開したあと，創部を拡張することにより，鼻孔縁の皮膚が尾側（下方向）に伸展できる可動性が得られます．拡張した創部には，耳甲介からen-blocに採取した皮膚と軟骨を移植し，その形状を維持することによって，鼻孔縁を下降させるものです.

皮膚だけでは創部を拡張させる支持性がなく，軟骨だけでは創部を縫合閉鎖することができないので，この場合には皮膚と軟骨の遊離複合組織移植が必要不可欠になります．鼻腔内の皮膚面は凹面になっているので，同様の形状の耳介前面の耳甲介部分から採取します.

この手術は，鼻腔内の皮膚を外側に翻転させる（めくり返す）ことによって，鼻孔縁を延長させる効果が得られるので，創をいかに大きく広げるかがコツです．

3 遊離複合組織移植術のポイント

1 donor site（採取部）のポイント

・移植組織の挫滅を防ぐために，atraumatic（愛護的）なグラフトの採取を行う．

・創部の形状に適合するために，紡錘形状の組織を採取する．

2 recipient site（被移植部）のポイント

・グラフトに過度な外力が加わらないように，十分な大きさのスペースを作成する．

・血腫による生着率低下を防ぐために，確実な止血を行う．

・移植された組織への血流低下を防ぐために，術後に血管拡張薬を投与する．

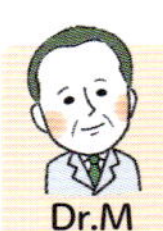

遊離移植は生着と吸収の問題があるので，結果を予測することが難しいと思いますが，患者さんにはどのようにお話ししていますか？

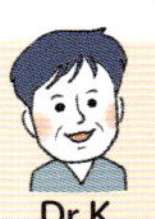

患者さんには“遊離組織移植の仕組み”を説明して，出来上がりの形状を正確に予測することは困難であることを理解していただきます．

4 インフォームドコンセントのポイント

この手術に関しては特異的なポイントがありますが，患者さんには以下の3点についてお話ししておくと良いでしょう．

①移植した組織は，ある程度は確実に生着する

100％の生着はありえないが，0％もないので，移植した組織の何％かは必ずそこに残る．

②修正が可能な手術法である

一般的に組織を切除してしまう手術では，過度に行った場合に，その修正が難しい場合がある．これは移植の手術なので，術後の形状に満足がいかない場合でも，微調整や修正手術によって改善が可能である．

③他に鼻孔縁を下げる方法がない

鼻孔縁を延長させるには，自家組織移植が必要不可欠であり，人工物や皮弁形成術では代用できない．結局，「鼻孔縁を下げるためにはこの方法しかない」ことを説明する．

手術法（鼻孔縁下降術）

1 デザイン

鼻孔縁の切れ上がり方は，その位置も程度もケースによってさまざまです．まず切れ上がりの頂点（図1：太い矢印）と下げる範囲（図1：細い矢印）を確認し，それに沿ったラインを鼻腔内にマーキングします．軽度の場合は直線で良いのですが，程度によっては切れ上がりの頂点を中心とした凸のカーブを描きます（図2）．

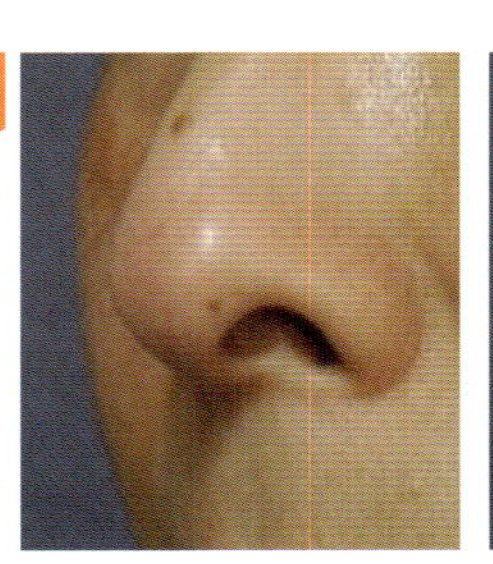

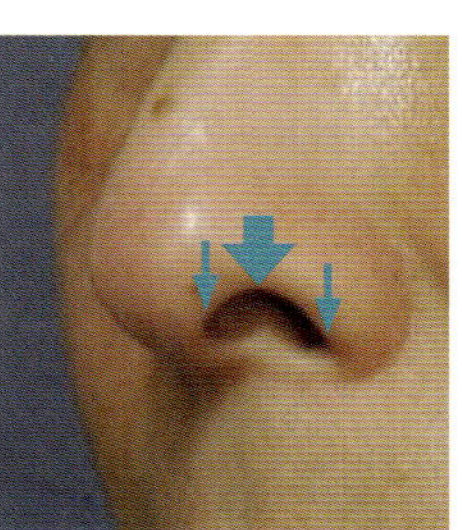

デザイン①
鼻孔縁の一番切れ上がりが強い部分を太矢印，下降させる範囲を細矢印で示した．

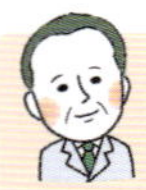

鼻腔内のどのあたりを切開していますか？

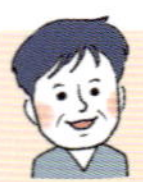

通常は縁から3～4 mm程度奥を，鼻孔縁に沿って直線状に切開しています．切れ上がりの程度が強い場合には，5 mm以上奥の部分を，奥に凸のカーブをつけて曲線的に切開します．

❷ 耳介皮膚・軟骨の採取

皮膚面が凹面になっている耳甲介から，紡錘形に採取します．大きさの目安としては，長径は下げる範囲の長さとし，短径は下げる距離の約2倍とします．このケースでは10×6 mmの組織を採取します．一側から大きく採取してそれを2つに分ける方法もありますが，筆者は良好な紡錘形状を得るために両側から採取しています．

1％リドカインで局所麻酔したあと，15番（円刃）メスで皮膚と軟骨を一気に押し切るように切開します（図3）．このときには対側の指を耳介後面にしっかりと当てて，（軟骨が浮くくらい）カウンターをかけると軟骨が切りやすいですし，メス刃の位置もよくわかるので，安全に切開することができます．

メスによって皮膚・軟骨ともに全層に切開されていると，その後の剪刀での剥離が容易になります（図4）．

軟骨を合わせて中縫いしたあと，表面は皮膚と軟骨を合わせて縫合します．

❸ 麻酔

エピネフリン添加の1％リドカインで三叉神経第2枝（眼窩下神経）ブロックを行ったあとに，切開部分にエピネフリン添加の1％リドカインを局所注入します．

局所麻酔薬によって，以下の効果が得られます．

図2

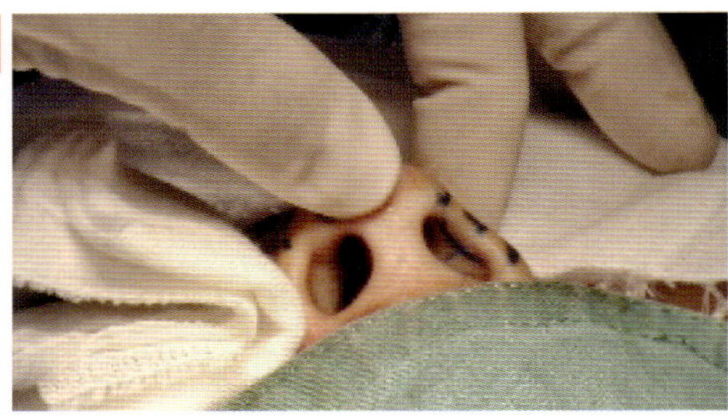

デザイン②
程度が強い場合は，より奥にカーブをつけてデザインする．

図3

▶動画①

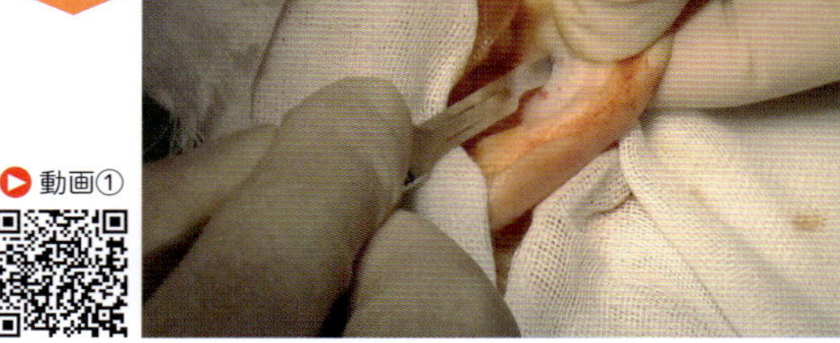

耳介皮膚・軟骨の採取①
15番（円刃）メスで一気に切開する．

図4

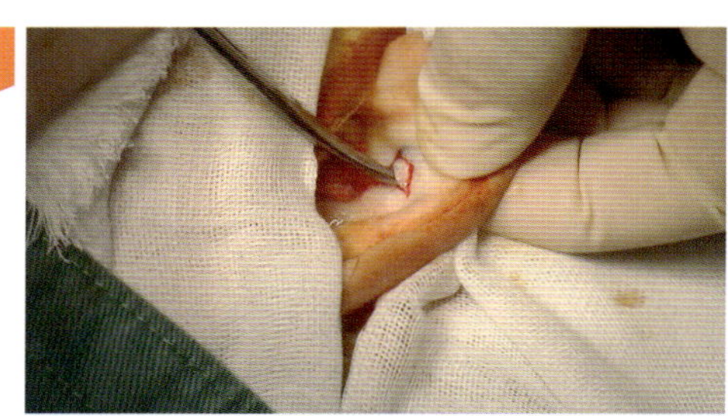

耳介皮膚・軟骨の採取②
メスで全層に切開できていると剪刀での剥離が容易になる．

①創部の容積が増えることで鼻孔縁が下方に延長されるので，術後の効果が予測できる．
②局所麻酔薬の液体注入によるハイドロダイセクションによって，皮下組織がルーズになり，剥離が容易になる．
③エピネフリンの効果によって出血が少なくなる．

❹ 皮膚切開

デザインに沿って皮膚全層を切開します．深すぎると外鼻の皮膚が浅くなり，移植した組織の軟骨部分が白っぽくレリーフ状になりますので注意が必要です．筆者は11番(尖刃)メスの刃先を皮下に刺入して，皮下から皮膚全層を切開しています(図5)．

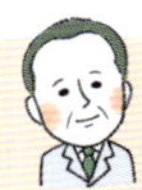

なぜ尖刃メスを反転させて使っているのですか？

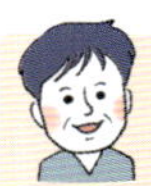

対側の指先でメスの先端の位置を確認することで，切開の途中でも創の深さがよくわかります．また，デザイン線がよく見えるので，ラインに沿って正確に切ることができます．

図5

動画②

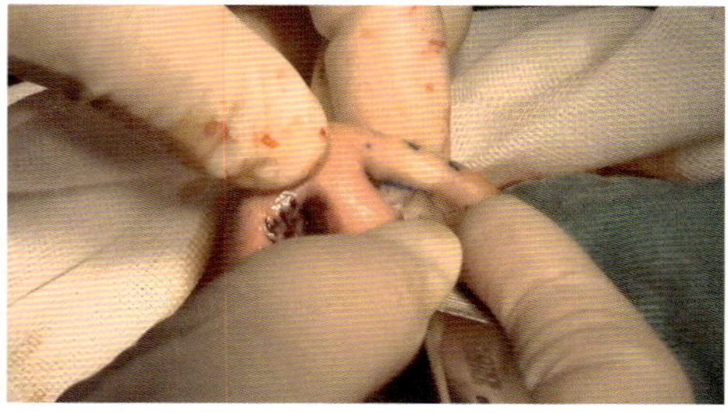

皮膚切開
切開時には対側に指を当てて，メス刃の位置を確認する．

5 皮下剥離，創部の拡張

先端部両尖の剪刀で皮膚全層を切開し，両鈍剪刀で皮下剥離を進めますが，尾側(図6，7では上方向)の皮下を剥離することが重要です．剥離は二双鈎で尾側の皮膚を翻転させて行います．

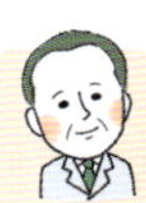

どうして尾側が重要なのですか？　逆側の皮下剥離はしないのですか？

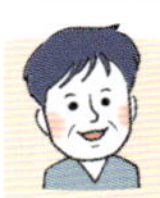

鼻腔内の皮膚が翻転しやすくなるので，鼻孔縁の下方向への延長効果が高まります．頭側の皮下剥離はほとんどしません．

モスキート鉗子で創部を拡張し，グラフトが無理なく設置できるように，十分な広さのスペースを作成します(図6，7)．

図6

動画③

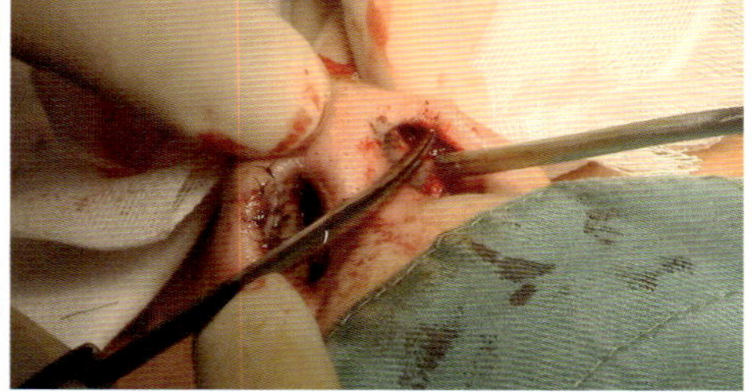

皮下剥離①
尾側皮下を剥離して，十分なスペースを作る．

図7

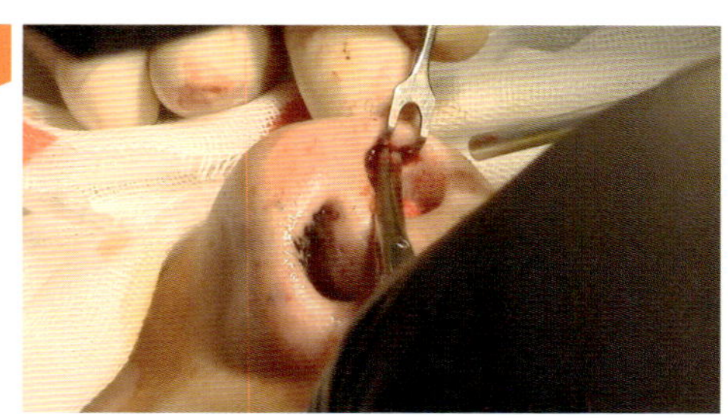

皮下剥離②

6 縫合・固定(グラフトの挿入)

創部を拡張したスペースの大きさが適切であれば，グラフトはジグソーパズルのようにピッタリとはまり込みます(図8，9)．しっくりいかない場合は，左右を逆にしてみるときれいにはまり込むことがあります．

縫合は6-0黒ナイロン糸で行いますが，グラフトの皮膚・軟骨部分と，作成した鼻腔内スペースの同じ深さの層を縫合します．先に手前側を2針程度かけると，奥の糸がかけやすくなります(図10)．3mmほどの間隔で縫合して，縫合部に段差や隙間がないことを確認します(図11)．

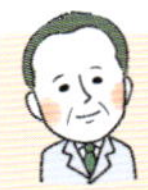

グラフトの軟骨部分にも糸をかける意味は何ですか？　皮膚だけの縫合ではダメですか？

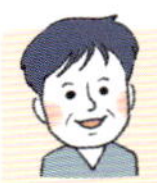

剥離した尾側の皮下にしっかりと固定するために，軟骨にもかけています．皮膚だけですと，グラフトが浮いてしまって，後に鼻腔内に突出してくる印象があります．

7 術後ケア

創部は，血管拡張薬と抗生剤を含有した軟膏を塗布し，オープンとします．内服薬にも血管拡張薬と抗生剤を処方します．

母床の血流維持のために，物理的な局所の圧迫は控えたいので，テープやギプス等の外固定は行わないようにしています．

8 合併症とその対処法

グラフトはある程度吸収されるので，よほどの状態でない限りは，3ヵ月以降に修正術を行います．

1 グラフトの突出

突出部の直上を切開して，皮膚を切除せずに，移植軟骨のみを切除します．

2 軟骨のレリーフ

グラフトの軟骨部と鼻孔縁皮膚の間を剥離して，そこに真皮あるいは筋膜を移植します．鼻孔縁側の皮膚をなるべく厚く温存するほうが安全です．

3 辺縁の凹凸

凸部は紡錘形に切除します．凹部には皮弁（Z形成）で対処，あるいは再度小さい組織の遊離複合組織移植による鼻孔縁下降術を行います．

4 効果が少ないとき

最低3ヵ月（できれば6ヵ月）以降に，局所の状態（皮膚の伸展性）を確認して，再度鼻孔縁下降術を行います．

9 症例写真

1 術前（図12）

鼻孔縁が切れ上がっているため鼻の穴が目立つことを気にしていた（切れ上がりの程度は右側が強い）．両側耳介皮膚軟骨複合移植術を施行した．

2 術後3ヵ月（図13）

右側に大きめのグラフトを移植した．鼻孔縁のカーブはなだらかになり左右差の改善が認められた．

動画④

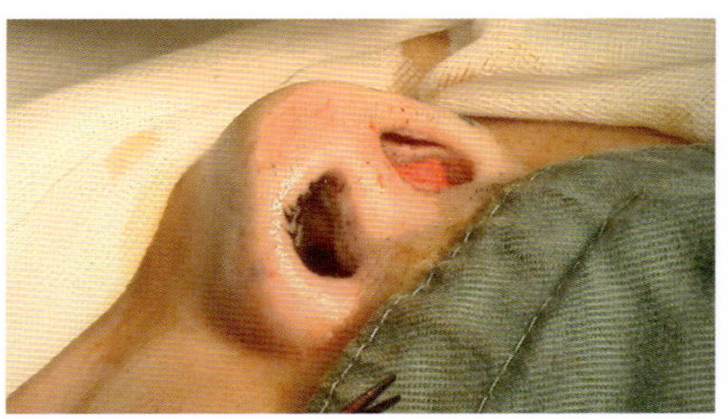

グラフトのはめ込み①
剥離したスペースに余裕があると，グラフトはジグソーパズルのようにはまり込む．

図9

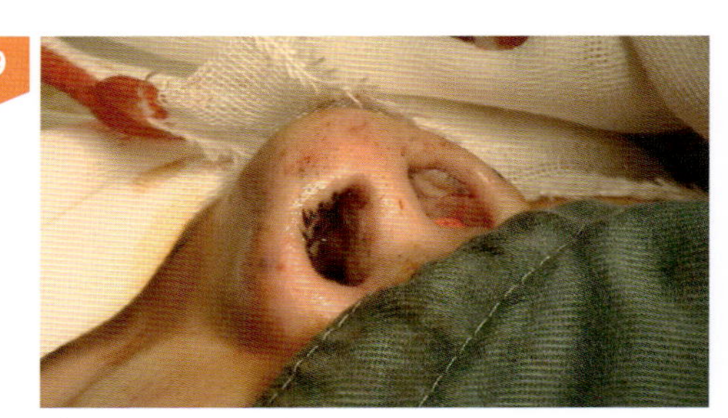

グラフトのはめ込み②

図10

動画⑤

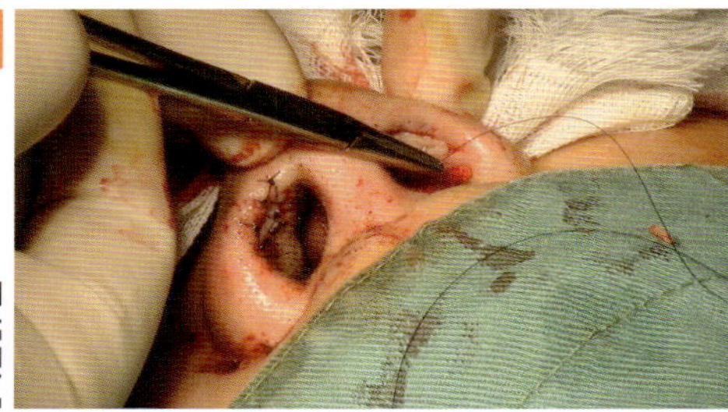

縫合・固定①

図11

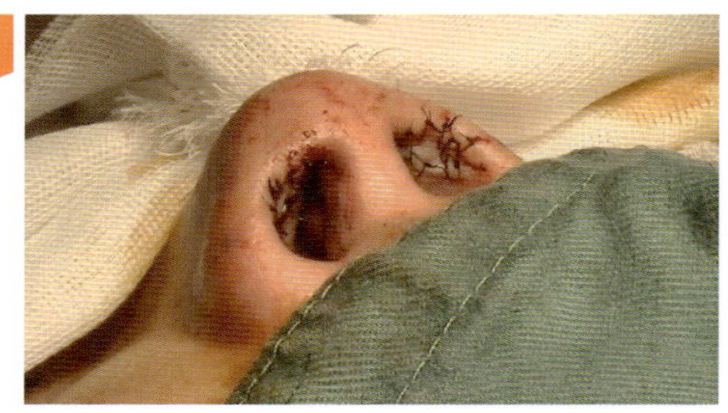

縫合・固定②

図12

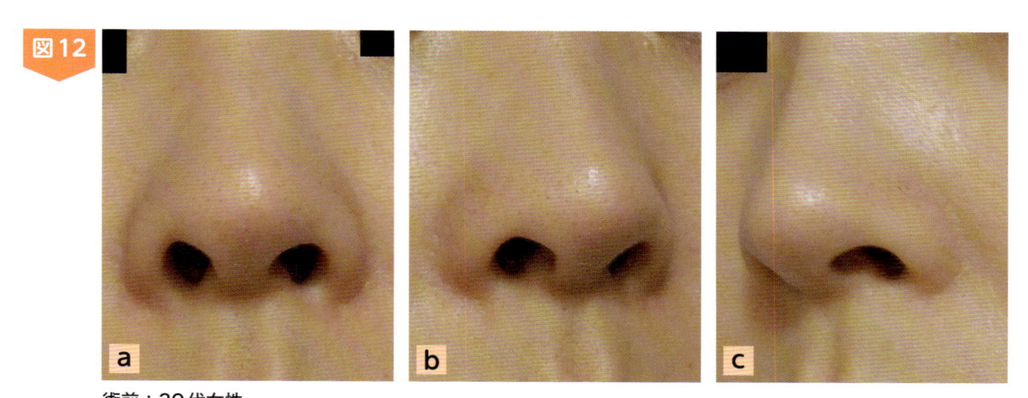

術前：30代女性
a：正面，b：右斜位，c：左斜位．

図13

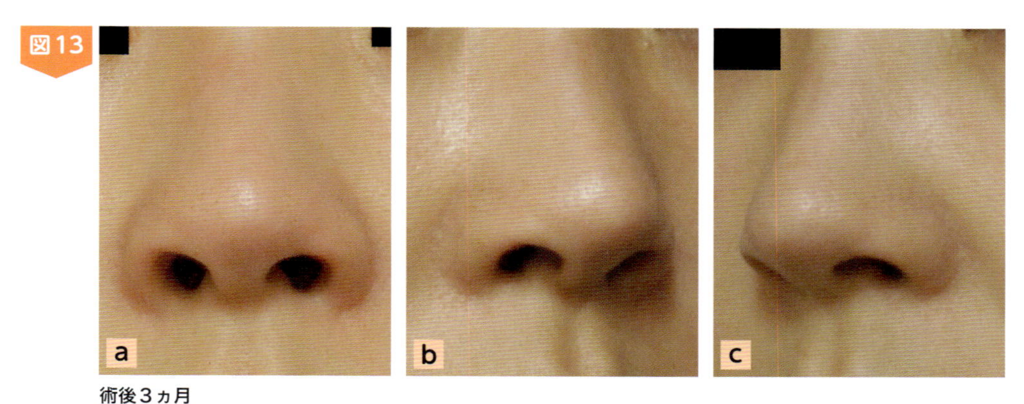

術後3ヵ月
a：正面，b：右斜位，c：左斜位．

コツとポイント

- 鼻孔縁を下降させる程度を強くするときには，切開線を奥に凸のカーブをつけたラインとする．
- グラフト採取時の耳甲介の切開は，15番（円刃）メスで皮膚と軟骨を一気に押し切る．
- 十分量の局所麻酔を行い，剥離を容易にする．
- 皮下剥離は，創の尾側を行って，十分なスペースを確保する．
- 二双鈎で尾側の皮膚を翻転させて，剥離と止血を行う（尾側の皮下剥離を行うことで皮膚がめくり返りやすくなるので，鼻孔縁の延長効果が高まる）．
- グラフトの縫合の際には，軟骨部分にも糸をかける．

鼻の穴が目立つケース

「鼻の穴が目立つ」状態としては，「鼻長が短い」「鼻孔が大きい」「鼻孔縁が上がっている」という，3つの形体的要因がありますが，それぞれのケースで改善方法が異なります．

(A)鼻長が短い

鼻先の位置が上を向いている，いわゆるアップノーズや短鼻の状態では，正面から見たときに鼻の穴が目立ってしまいます．

これに対しては，耳介軟骨や肋軟骨などの自家組織移植による鼻中隔延長術(**図1**)を施行し，鼻翼・鼻柱を含めて鼻尖部を前下方に延長させることで，鼻の穴が目立つ状態を改善します．

(B)鼻孔が大きい

鼻の穴そのものが大きい場合には，鼻翼縮小術(外側法)(**図2**)を行い，鼻翼外側部の余剰皮膚を切除します．鼻孔の径が縮小されることで，鼻の穴が目立たなくなります．

(C)鼻孔縁が上がっている

鼻翼から鼻尖にかけて，鼻の穴の縁の切れ上がりが強いケースに対しては，鼻孔縁下降術(**図3**)が良い手術適応になります．

耳介前面(耳甲介)から採取した皮膚・軟骨の遊離複合組織移植により，鼻孔縁を尾側方向に延長させます．

(阿部聖孝)

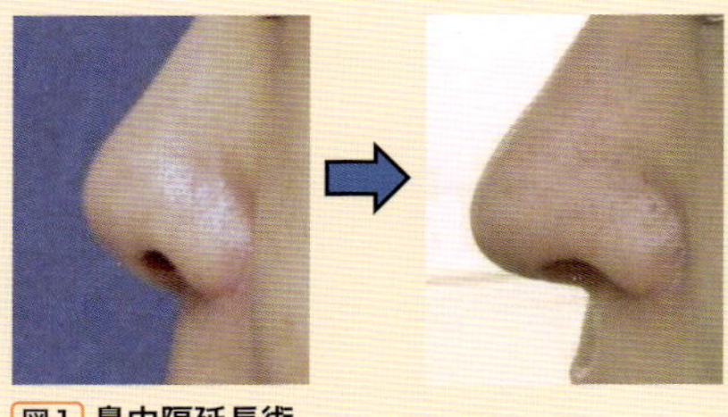

図1 鼻中隔延長術
アップノーズに対しては，鼻中隔延長術によって，鼻孔が目立つ状態を改善する．

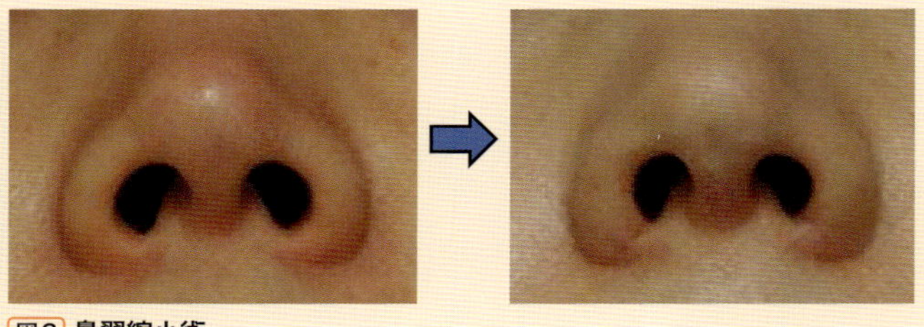

図2 鼻翼縮小術
鼻の穴が大きい場合は，鼻翼縮小術により余剰皮膚を切除し，鼻孔径を縮小する．

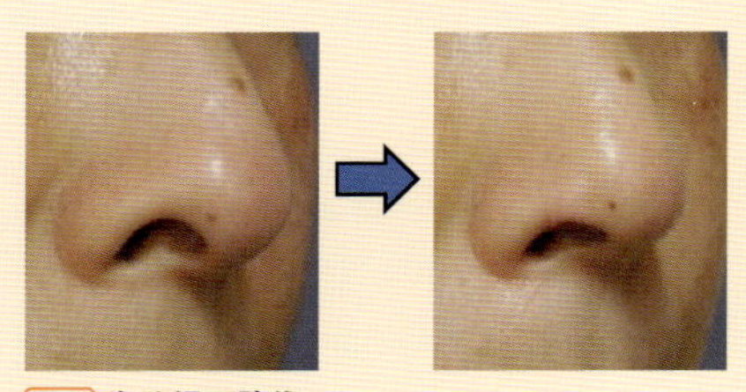

図3 鼻孔縁下降術
鼻孔切れ上がりが強いケースには，鼻孔縁下降術によって鼻の縁を下げる．

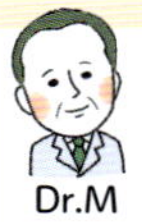

鼻の穴が目立つことを気にされている患者さんは結構多くいらっしゃいますが，やはり状態によって適応となる手術方法がそれぞれ異なりますね．

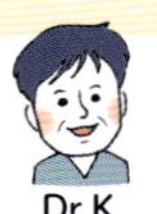

そうですね，先ほど挙げた「鼻の穴が目立つ3つの原因」ですが，患者さんのなかには1つだけの原因ではなく，例えば(A)と(C)，あるいは(A)～(C)全部が原因しているケースもあります．

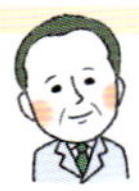

そのような患者さんには，ムンテラを含めてどういった対応をしていますか？

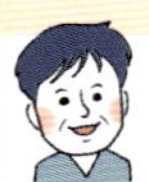

局所の程度と患者さんの希望から優先順位を決めて手術を行います．初めに治療方針をはっきりと伝えることが大切であると思います．

重要度★★☆ 難易度★★☆

1 顔面骨切り術(おとがい形成術)

阿部聖孝

この手術法の適応

- おとがい部が大きい(前方突出・垂直方向に長い)人.
- 顎先の変形(割れアゴ・ケツアゴ・左右差)など.

概要

- 顎先の形状改善には，おとがい形成術が行われます.
- 顔全体のバランスを考えて，顎先の形を整えることが大切ですが，顎先の長さだけではなく，横幅を決定することが重要です.
- 正面像だけではなく，斜位像や側面像を参考にして，立体的(3次元的)に考慮する必要があります.

いとぐち

1 顔面輪郭形成

顔面輪郭に関する施術は，対象となる部位や組織によって多種多様の手術方法があります．原因が咬筋である場合は「咬筋ボトックス注入」，皮下脂肪による場合は「頬部・頸部脂肪吸引術」，スクエアフェイスなど皮膚のたるみによるケースにはフェイスリフト，そして骨格が原因している場合には，頬骨削りやエラ削りなどの顔面骨切り術が適応になります.

2 おとがい水平骨切り術

「顎が長い」「顎先を細くしたい」など，おとがい部の形状に関して，骨性部分を減少させる必要があるときに「おとがい形成(水平骨切り)術」が適応になります.

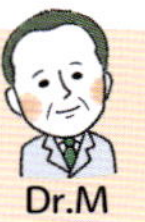

顎先の長さはどのように決めていますか？

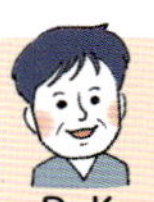

基本的には，黄金の3分割と口元の比率で決めています．両者に差があるときは，その中間値で決めています．その際に，①おとがい部の軟部組織の厚さ，②側面像では外鼻形体との関係，③患者さんの希望を考慮します.

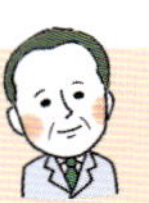

顎先の太さはどのように決めていますか？

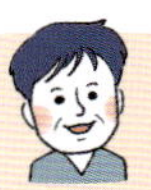

下顎角部から体部にかけてのフェイスラインを延長させたラインをデザインします．後述する図2，3のケースのように目的とするフェイスラインがあり，それ

より突出した部分がある場合には，決めやすいのですが，それがない場合には下顎体部から場合によっては角部まで骨切りする必要があります．

手術法(おとがい水平骨切り術)

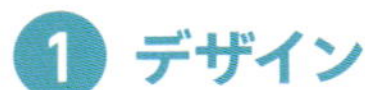

1 デザイン

おとがい部の骨切りラインは，

①正中部の短縮距離(顎先の長さ)

②左右の短縮幅(顎先の太さ)

③骨切り線の長さ(輪郭線の連続性)

を決めておくと，左右差がなくバランスの良いおとがい形体が得られます．

1 正中部の短縮距離

正中部の顎の長さは，

顔全体の比率：頭髪の生え際～眉毛～鼻翼下縁～おとがい先端の距離が，1：1：1(黄金の3分割)

口元の比率：鼻翼下端～口角～おとがい先端までの距離が2：3

を基準に決めています(図1)．

どちらの比率から計測しても5 mm長い人は5 mm短縮すれば良いのですが，眉毛の位置や人中部の長さなどの違いで，両者の値が異なるケースがあります．例えば顔全体の比率で判断すると10 mm長いけれども，口元の比率で判断すると2 mm長い人，そういう人に10 mm短縮した場合，顔全体を見ると良いのですが，口元を見ると鼻の下が長く見えてしまいます．逆に顔全体では2 mmですが，口元の比率では10 mm長いケースに10 mm短縮してしまうと，口元のバランスが良くなっても顔全体を見ると中顔面が間延びした形になってしまいます．この場合は両者の中間値をとって6 mm短縮すると，どちらの比率で見てもバランスが良くなります．

図1

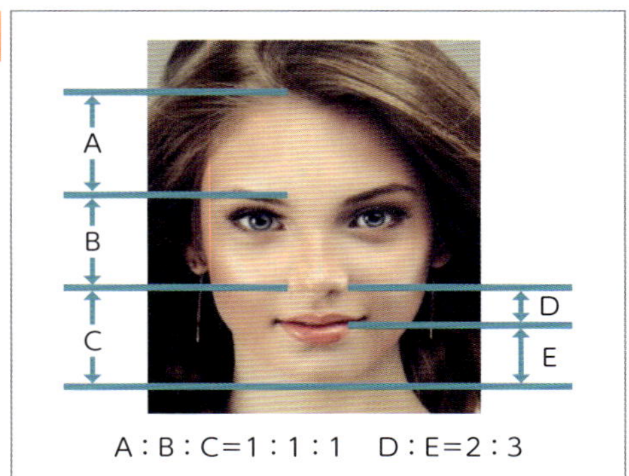

デザイン①

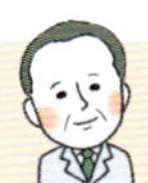

やはり，顔全体のバランスを見て，顎の長さを考えていく必要がありますね．

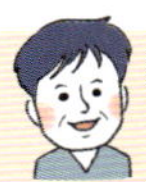

一部分だけを見て周囲とのバランスを欠いてしまう，そのようなたとえとして“木を見て森を見ず”という言葉がありますが….

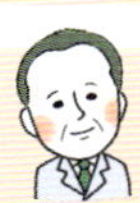

この場合“木”は顎の長さになりますね．しかし“森”は，口元のバランスから考える小さい森と，顔全体の比率から見た場合の大きい森と，2つの“森”があるのが厄介ですね．

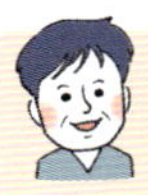

両者で短縮距離が異なる場合は，その中間値を選択するのが無難だと思います．

2 左右の短縮幅

特に“割れアゴ”や“ケツアゴ”といった，おとがい部先端が横に広いケースでは，先端部分が太いままであると，短縮してもその効果が減弱してしまうので，おとがい部を細くする必要があります．逆に長さを短縮しなくても，細くするだけでも顎が小さく見えるので，その場合には正中部を短縮し過ぎないように注意が必要です．

3 骨切り線の長さ

患者さんの顔を斜め上から見たときに，頬部の膨らみとおとがい部外側の突出との間に若干の陥凹が見られる場合には，その部分まで骨切りをして，頭側部分のフェイスラインと連続させるようにします．

下顎角部から体部・おとがい部にかけて，突出や陥凹がなく，輪郭線が連続しているようなケースでは，段差を作らないように，角部方向に広範囲な骨切りをする必要があります．

この症例の場合では，

A：正中部の短縮距離⇒3 mm
B：左右の短縮幅⇒右側5 mm，左側4 mm
C：骨切り線の長さ⇒右側45 mm，左側37 mm
としました（図2）．

図2

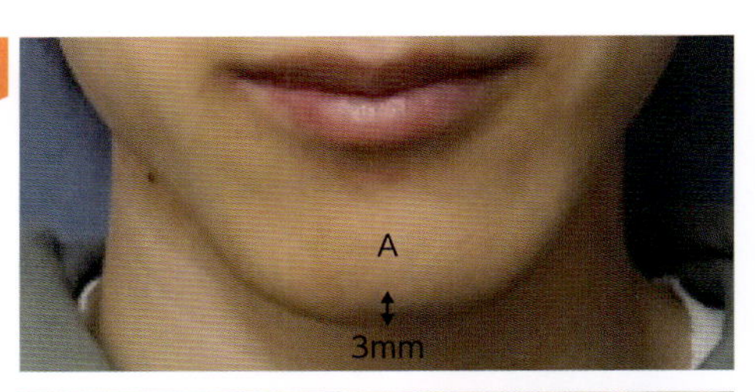

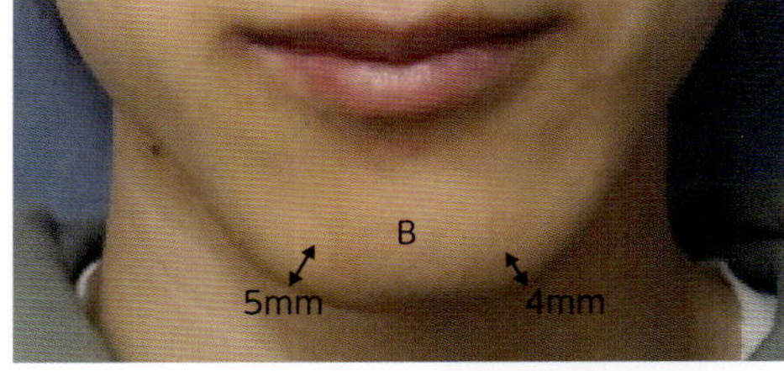

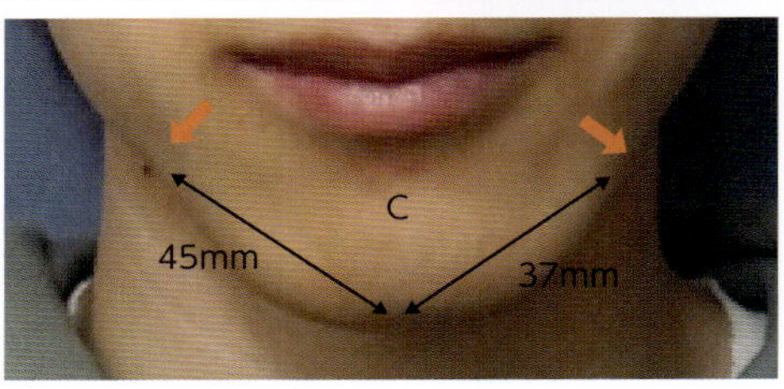

デザイン②：20代前半男性
A：正中部の短縮距離（3 mm）
B：左右の短縮幅（右側：5 mm，左側：4 mm）
C：骨切り線の長さ（右側：45 mm，左側：37 mm）

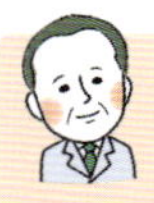

短縮をどのくらいするのかも大事ですが，それ以上に横幅，すなわち奥行きをどこまで削るかを決めるのも大事ですね．

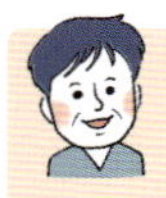

下顎骨の形状，さらには顔全体とのバランスを考える必要があると思います．

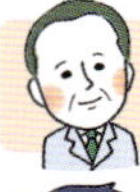

実際にはどのように骨切りしていますか？

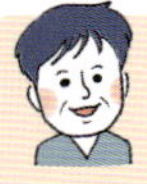

骨切りラインを決めて，それに沿ってボーンソーで骨切りしています．水平方向に骨切りして断端部をラウンドバーで均していく方法もありますが，決めたラインに沿って，全体を骨切りするほうが楽だと思います．
先程の症例の，実際の手術前後の写真です（図3）．

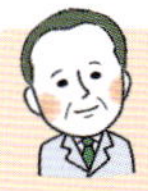

手術前後の写真を比較してみると，かなり骨切りしたように思えるのですが，短縮3 mmですか？

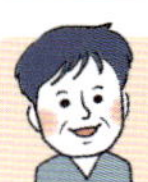

正中部の長さを比較してみますと，わずかしか短くなっていません．

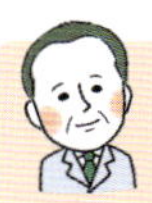

ホントですね，細くなったことでずいぶん顎が長い印象がなくなりますね．

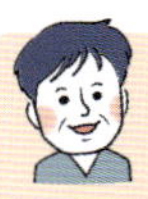

いわゆる割れアゴの状態に対しては，顎先が細くなっただけでも，かなり長さが短縮されて見えますので，削り過ぎは要注意だと思います．

図3

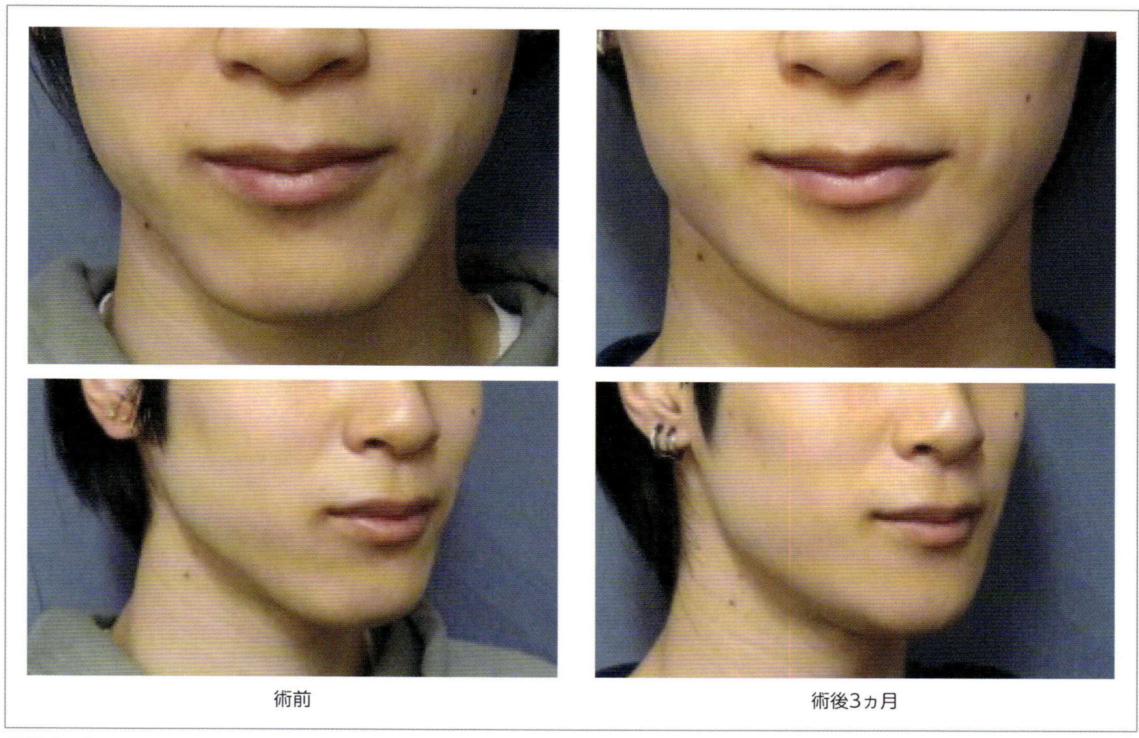

術前　　術後3ヵ月

デザイン③

② 麻酔

口腔内からアプローチする手術は，気道確保が必要なために全身麻酔になります．

⇒「G　全身麻酔」の項目参照．

③ 切開（口腔内アプローチ）

下口唇と歯肉の間の溝より5 mm程度口唇側に切開線をデザインします．おとがい神経を確認するために，両側下4番（第1小臼歯）まで，広範囲に切開線をマーキングします．縫合の際にズレないように，正中部もマーキングします．

デザイン後はインクが滲まないうちに，口腔粘膜浅層を切開します（図4）．

止血とハイドロダイセクションの目的に，エピネフリン（E）入りリドカインを大量に注入します（図5）．

図4

動画①

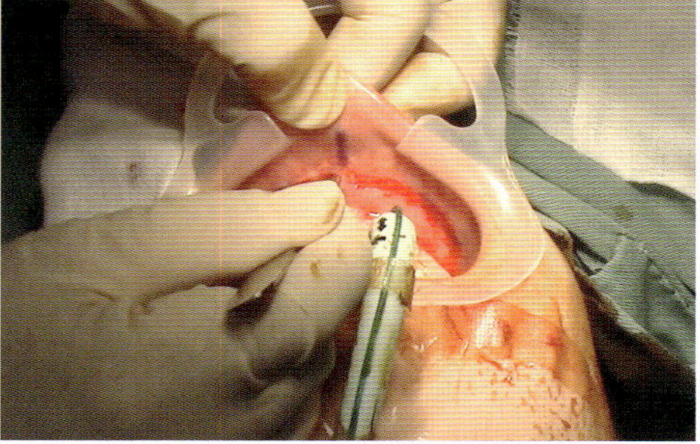

切開①
デザイン後は，インクが滲まないうちに，口腔粘膜浅層を切開する．

図5

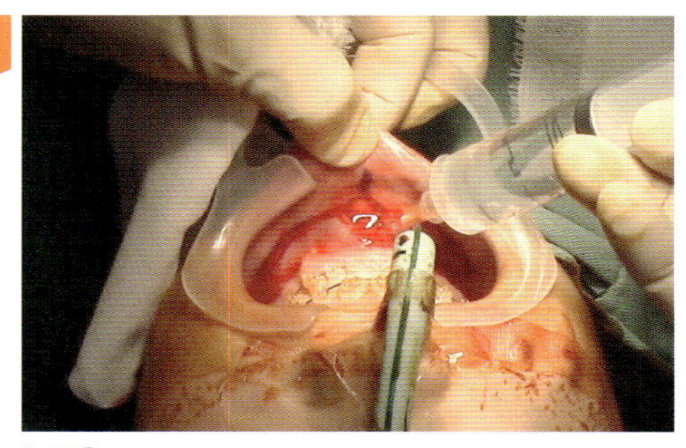

切開②
止血とハイドロダイセクションの目的に，E入りリドカインを大量に注入する．

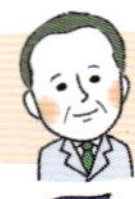

ずいぶん広範囲に切開しますね．

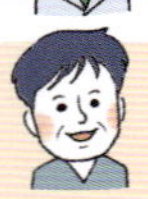

おとがい神経を確認したいので，神経孔よりも奥まで切開します．

4 剥離

先に骨膜下に局所麻酔薬を注入してハイドロダイセクションしておくと，剥離操作が楽になります．

まず正中部から剥離を始めますが，一方向だけに進めずに，尾側方向・外側方向へと，徐々に剥離範囲を広げていきます．

おとがい先端部は骨膜の癒着が強固なので，カンバース鈎を利用して，骨膜を持ち上げて，その下に剥離子を入れてテコのように剥離にするとやりやすいです（図6）．

おとがい神経孔付近，特に頭側は剥離しやすいのですが，盲目的に行って，神経を挫滅しないように注意が必要です．

外側方向は左右のおとがい神経孔周囲まで，尾側方向は下顎骨内板（裏面）まで広範囲に剥離します（図7）．

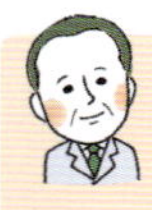

剥離子先端の位置を確認しないまま，不用意にテコにすると，周辺組織を挫滅する可能性があるので注意が必要ですね．

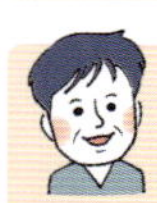

はい，剥離子先端は確実に骨膜下に位置させて操作することが重要だと思います．

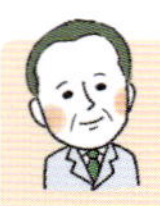

結構広範囲に剥離しますね．おとがい神経は確認しますか？

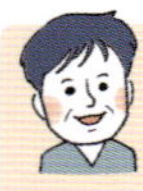

はい，大体のケースで確認しています．神経孔周囲を剥離することで，神経自体の所在がわかることと，視野が広がることが理由です．

▶動画②

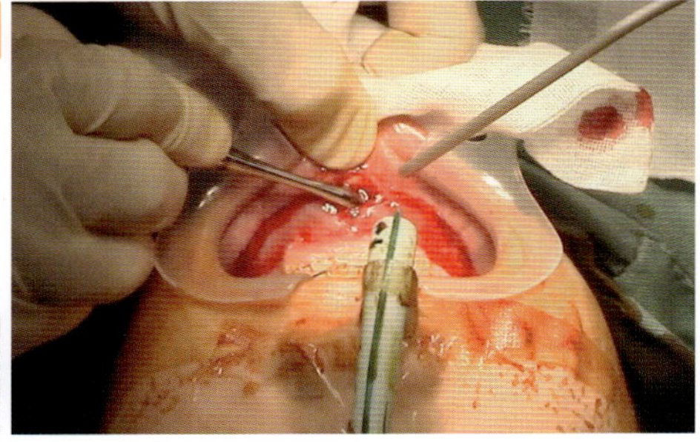

剥離①
カンバース鈎で骨膜を持ち上げて，その下に剥離子を入れてテコのように剥離する．

図7

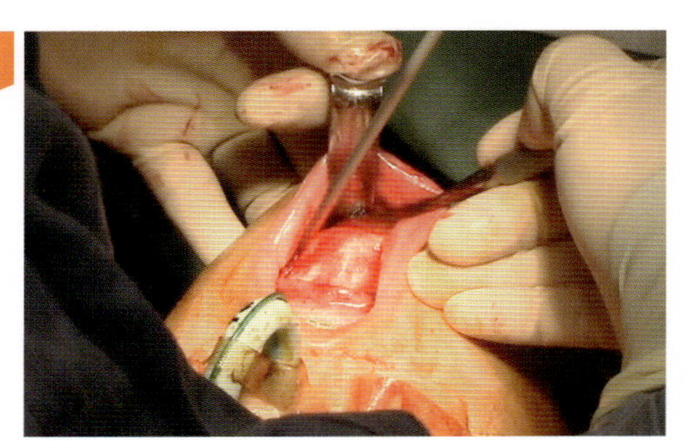

剥離②
下顎骨内板（裏面）まで，広範囲に剥離する．

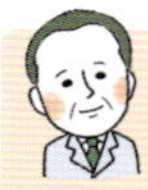

どの手術でもそうですが，剥離をしっかり行っておくと，その後の操作がスムーズにできますね．

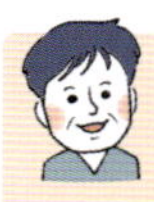

筋鈎をかけるときも，1ヵ所に力がかからないので，組織の侵襲や挫滅も少なくなると思います．

5 骨切り

1 骨切りラインのマーキング

フェイスラインに沿って，術前に計画した切除部分を確認して，骨切りラインをマーキングします（図8）．

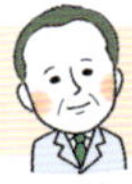
鉛筆でマーキングするのですか？

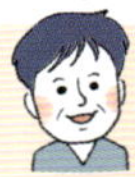
インクだと骨皮質面では滲んでしまうので，2Bの鉛筆でマーキングしています．

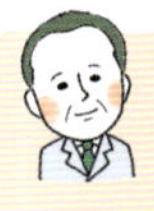
割れアゴやケツアゴなど，顎先が太い場合には下顎骨おとがい部の骨性部分の要素が大きいですね．

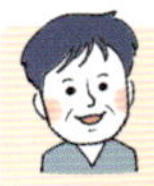
はい，その際には突出した部分を骨切りすると良いのですが，下顎体部を含めて下顎全体が広い場合には，角部までの骨切りが必要になります．

2 骨切り

ボーンソーで骨切りしますが，切り初めは骨皮質面が滑るので慎重にとっかかりを作ります（図9）．その部分に刃先を合わせ，ボーンソーが滑らないようにして，骨皮質面の外板をマーキングに沿って全体に削ります．

このときに深く骨切りすると，髄質からの出血が多くなるので，まずは外板だけを浅く骨切りします（図10）．

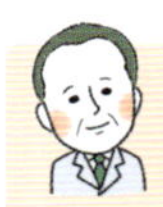
ボーンソーはどのタイプのものを使っていますか？

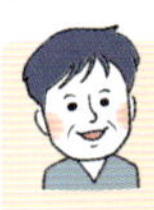
私は切れが良いので，レシプロソーを使っていますが，サジタルソーでもレシプロソーでも好みのもので良いと思います．

骨切りライン全体にわたって，外板に切り込みを入れたら，次に全層骨切りをします．内板側と外板測の幅が同程度になるように，骨皮質面に対して垂直にボーンソーを当てて骨切りします（図11）．

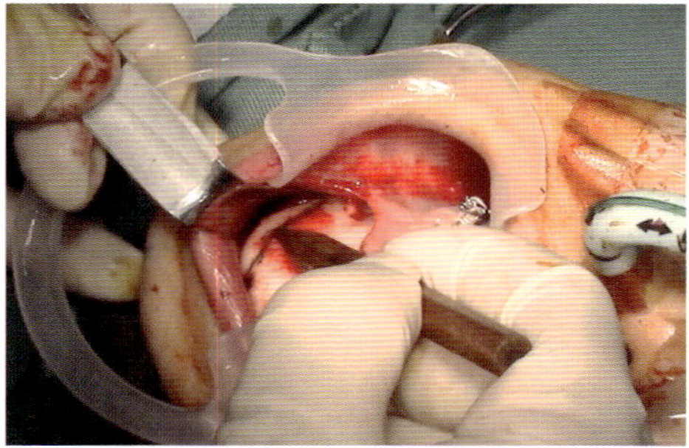

動画③

骨切り①
2Bの鉛筆で，骨切りラインをマーキングする．

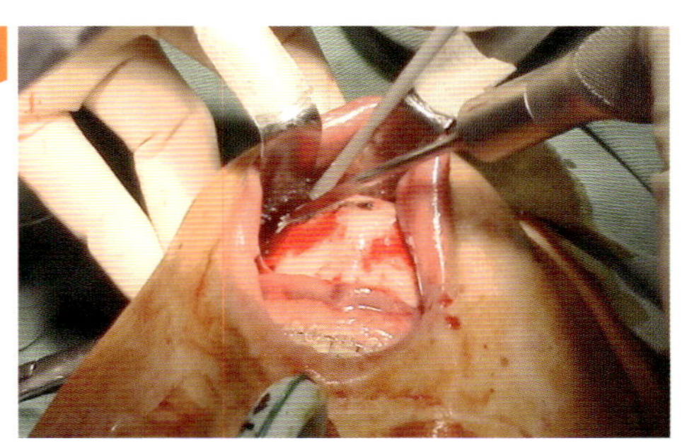

骨切り②
切り初めは骨皮質面が滑るので慎重にとっかかりを作る．

図10
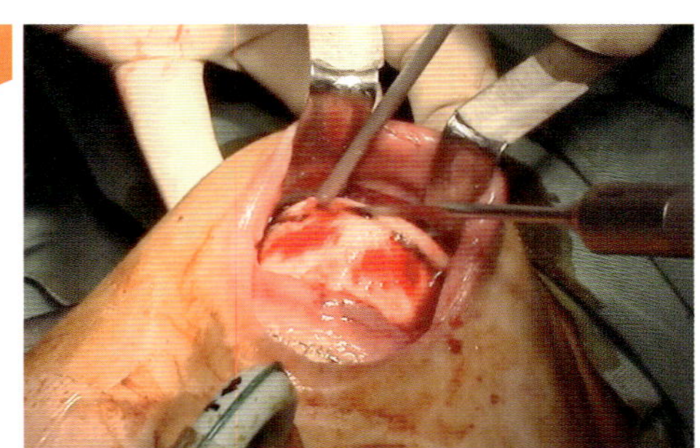

骨切り③
切り初めのとっかかりができたら，外板を浅く骨切りする．

図11
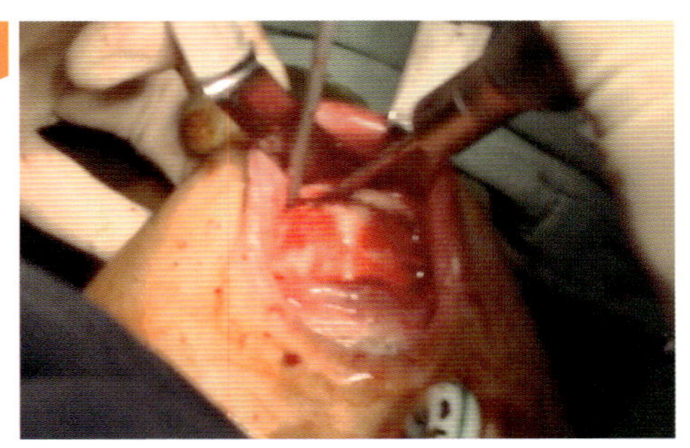

骨切り④
内板側と外板側の幅が同程度になるように，骨皮質面に対して垂直に，全層骨切りする．

下顎体部を骨切りする際には，角部(外側)方向に進めるにしたがって，内板を薄く骨切りするsplitting osteotomyを行います．

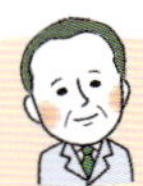

角部に近い部分を全層骨切りすると，陥凹が強く出てしまうケースがありますね．

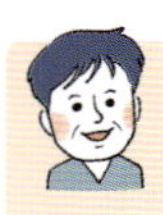

角部では内板を一部残すほうが，自然なフェイスラインになると思います．

レシプロソーを使用して，奥の方(外側)から正中部に向かって全層骨切りします．

おとがい形成術の場合，正中部付近を厚く骨切りすることになるので，その部分の髄質からの出血が多くなります．全層骨切りは，先に奥から始めたほうが，血液の垂れ込みがないので，やりやすくなります．

両側からの骨切りが正中部で一致したときに，外板測と内板側の骨切りラインが一致していると，骨片が抵抗なくストンと落ちます(図12)．

3 軟部組織離断

正中部では裏面をかなり剥離しても，骨膜は強固に付着しています．このときには剪刀やバイポーラを使用して，軟部組織を離断(図13)しますが，おとがい舌筋を挫滅しないように注意します．

6 削骨(均し)

骨切りの断端部では，フェイスラインに段差が生じないように，その周囲をなだらかにラウンドバーで削骨をします(図14)．このケースでは下顎体部からのラインに沿って骨切りしていますので，奥の部分は段差がなく，削骨の必要はありません．

軟部組織の少ない患者さんは，骨切りの断面部を指で触ったときに，エッジのシャープさが気になることがあるので，内板側・外板側ともに，ヘリの部分を削骨しています．

図12

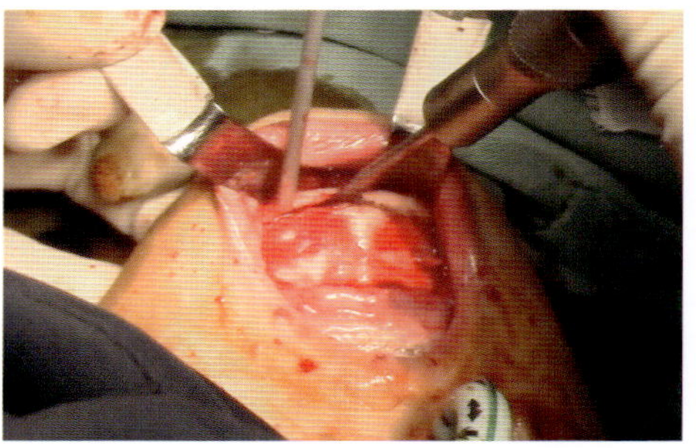

骨切り⑤
骨切りが正中部で一致したときに，骨片がストンと落ちる．

図13

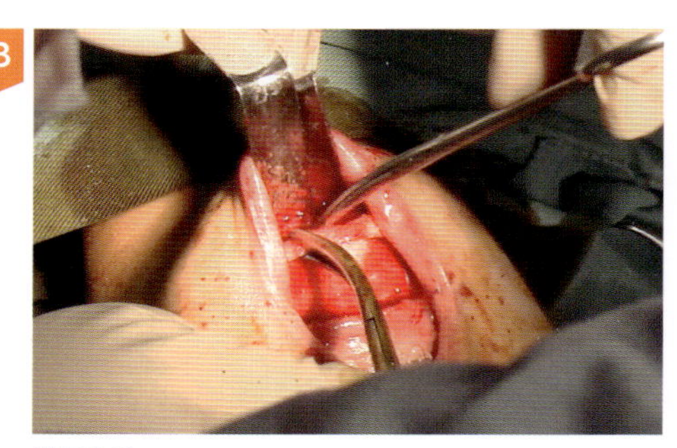

骨切り⑥
剪刀やバイポーラを使用して，軟部組織を離断する．

図14

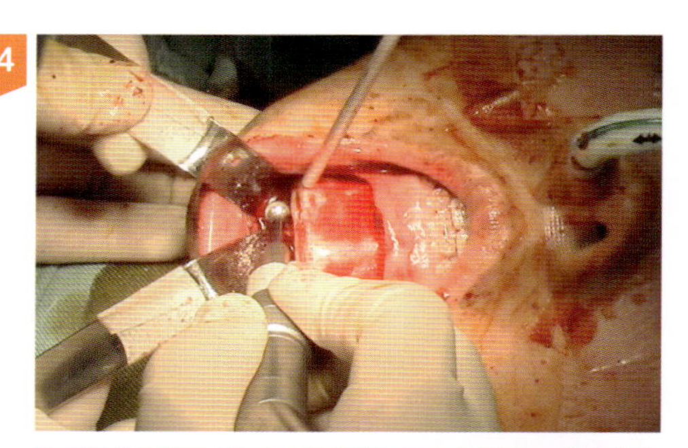

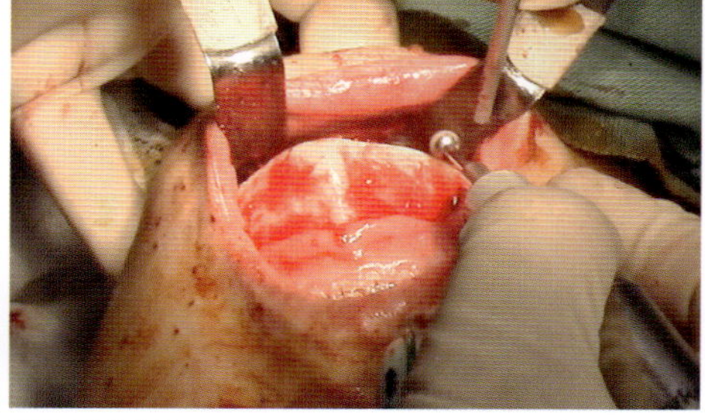

▶動画④

削骨(均し)①
内板側・外板測ともに，ヘリの部分がなだらかになるように削骨する．

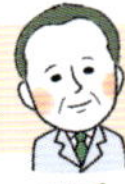

後面（裏側）の視野が良いですね．

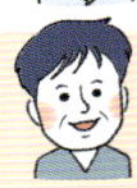

剥離を広範囲にしておくと，あとの処理が楽ですね．

前突を気にされているケースでは，正中部前面の突出部を削骨（図15）します．

7 縫合

十分に洗浄して止血を確認したあと，粘膜部だけを吸収糸で単純結紮します．

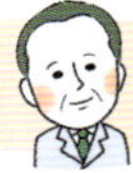

糸は何を使っていますか？

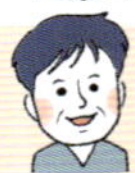

4-0バイクリルです．術後は2週間後に来院していただくのですが，その際に糸が残っている部分は抜糸します．

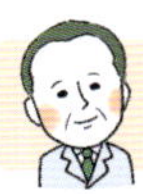

中縫いは行わないのですか？

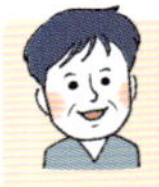

基本的にしていません．骨膜と骨皮質が無理のない位置で，自然に再癒着するように，中縫いはしていません．しかし，顎先を細く突出させたいケースでは，正中部の軟部組織を左右から合わせて縫縮します．

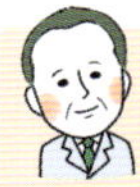

なるほど，おとがい部垂直骨切り術としての効果を狙っているのですね．

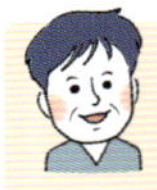

はい，この場合は，3～4 cmの幅を吸収糸で3～4ヵ所縫縮します．

8 術後ケア

基本的にドレーンは留置しないで，テーピングとフェイスバンテージの圧迫固定のみとします．

術後の通院は，2週間後：口腔内の抜糸，1ヵ月

図15

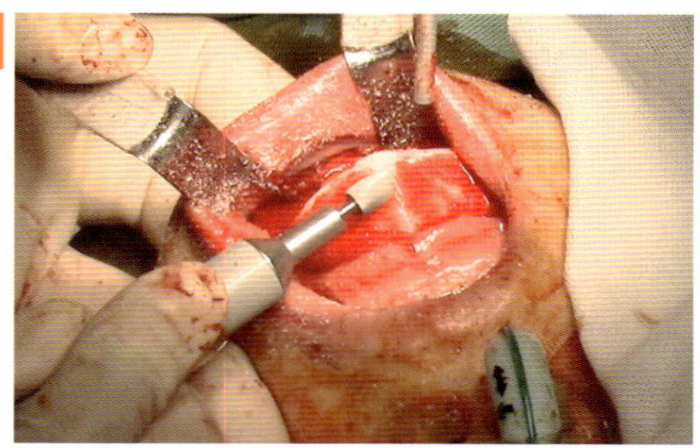

削骨（均し）②
前突を気にしているケースでは，正中部前面の突出部を削骨する．

図16

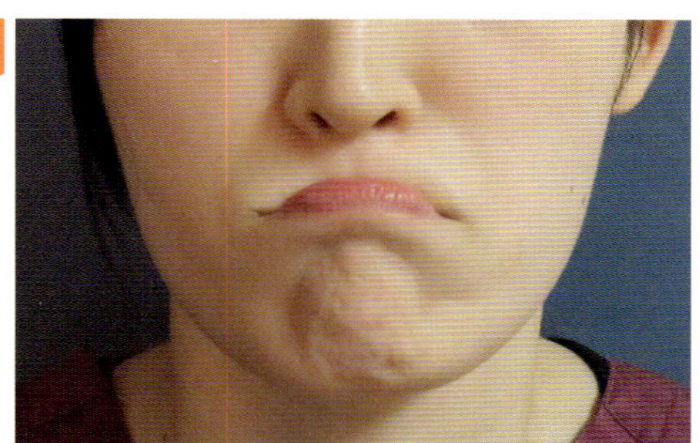

術後ケア
下口唇を前上方に突き出すエクササイズを1日数回行ってもらう．

後：定期健診，3ヵ月後：定期健診としています．

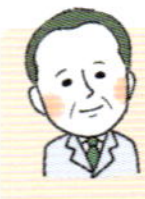

ときどきですが，おとがい部の手術後に，下口唇が下がってしまったと訴える患者さんがいらっしゃいますね．

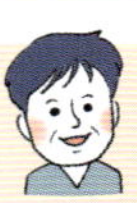

剥離した骨膜が骨皮質に再癒着するときに，下方にズレてしまうとそのようなことがあるようですが，それに対処するために術後2週間目から下口唇のエクササイズを行ってもらっています．

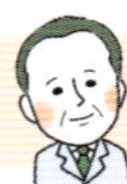

ほう，どのような運動ですか？

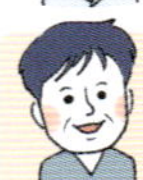

子どもがすねるときに，下口唇を前上方に突き出しますが，あのような仕草で下口唇を鼻にくっつけるような動きを，1日数回行ってもらっています（図16）．

- 頸先の長さは，黄金の３分割と口元の比率の「２つの森」を考慮する．
- おとがい部だけではなく，体部・角部と下顎全体のラインを考慮する．
- 局所麻酔薬によるハイドロダイセクションを行い，剥離を容易にする．
- 剥離は十分広範囲に行う．
- ボーンソーによる骨切りは，まず外板部分を全体に骨切りして，それに沿って全層を骨切りする．
- 裏面を削骨することにより，フェイスラインがより細くなり，エッジの感触がマイルドになるので触った感じも良くなる．
- 術後２週間以降は前方・頭側に下口唇を積極的に動かすことを患者に指導する（下口唇エクササイズ）．

重要度★★★ 難易度★★★

2 リップリフト(1)：上口唇短縮術

市田正成

この手術法の適応

- 鼻の下が長いという感覚を持つ人(若年層).
- 鼻の下が長いと，顔が老けて見えるためこれを嫌う人(中高年層).

概要

- 鼻の下の長さは加齢とともに増す傾向があります．これを適当な幅だけを切除して，上下方向に縫縮する手術ですが，当初は鼻の下縁に縫合瘢痕が見えてしまうのもやむなしと考えていました.
- デザインを工夫して縫合線が主に鼻腔の中に隠れるようにすると，かなり目立たない仕上がりとなります.
- ただし，この手術法は瘢痕が鼻腔内に隠れても術後1年くらい経つうちにかなり逆戻り現象が生じます.

いとぐち

この手術は鼻の下(上口唇部)の上下径を短くする手術ですが，上口唇の厚みを回復する効果があるので，上口唇リフトという言い方をすることもあります.

鼻の下は加齢とともに長くなるため，この部位に着目すると，顔の印象は老けて見えたり，締まりがない顔に見えることになります．したがって，この手術を希望する人は年齢の幅が広く，70代以上の人でも手術を希望することがあります．この手術を希望する人は美意識が非常に高い人とも言えます.

通常3～5 mm幅，長くて7 mmを短縮しますが，わずか4～5 mm短縮しただけでも印象が変わり，若く見えるようになります.

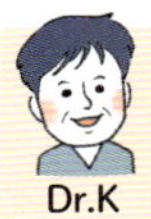

口元って，加齢による変化が表れやすいところですよね.

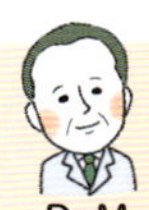

ほうれい線やマリオネットライン，スモーカーズラインなどの溝状のしわに対しては，ヒアルロン酸注入でも良い効果が期待できますが，口唇の形状や位置を改善するためには外科的処置が必要になりますね.

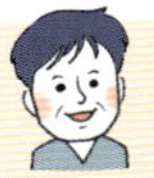

リップリフトの手術は，傷が目立ちやすい印象があるのですが，それに対処するコツはありますか？

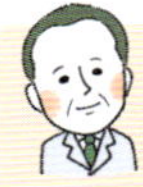

傷が鼻腔内に入り込むようにデザインをすると良いですよ．その方法を説明しますね.

① 皮切のデザインのコツ

この手術はデザインがすべてのような感じで，切除幅を決めれば，次は鼻幅をあまり広げないで縫縮できるデザインを考えて工夫しています．この手術を始めたころ，単純に上下を鼻翼，鼻柱の基部で縫縮すれば良いと考えて鼻の基部に目立つ水平方向の縫合瘢痕を残していました．

デザインの基本は，鼻翼，鼻柱の間は鼻腔内に縫合線が入るようにデザインすることで，また，縫合したとき，鼻幅が広くならないようにデザインすることが肝要です．さらに，口唇の両側を少しでも上に上げたいという希望がある場合は，鼻翼の外側に小三角形の皮膚切除で口角を上げる工夫を行うこともあります．

手術法

① 鼻周辺の計測（図1，2）

鼻幅，上口唇の垂直径，横径を計測し，「上口唇幅－鼻幅の2分の1」を基本の切除幅とします．これは上口唇に正方形が横に2つ並んだ状態を基本形と考えるという意味ですが，若い女性ではさらに1～2 mm縦方向が短くても良いと思います．ケースによっては術者自身で考えて，そこから1～2 mmを調整して縦方向を短くします．

鼻幅が30～40 mmの人で，上口唇幅が20 mmを基本として，5 mm程度を切除幅とします．

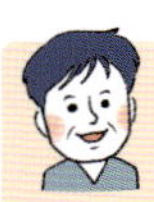

（；∀；）え，と？　チョット何を仰っているのかわからないのですが…？

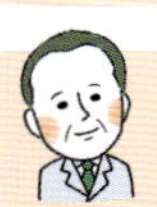

（￣▽￣；）ハッハッハ，確かに言葉だけの説明では難しいところがありますね．それでは，図を使って解説いたします（図1）．赤矢印aは鼻翼横径の1/2，青矢印bは鼻と上口唇の距離です．aとbの長さが等しくなるようにデザインすると，バランスの良い口元の形体が得られますよ．若返り効果をより強調したいときには，bをaよりも1～2 mm短くすると良いでしょう．

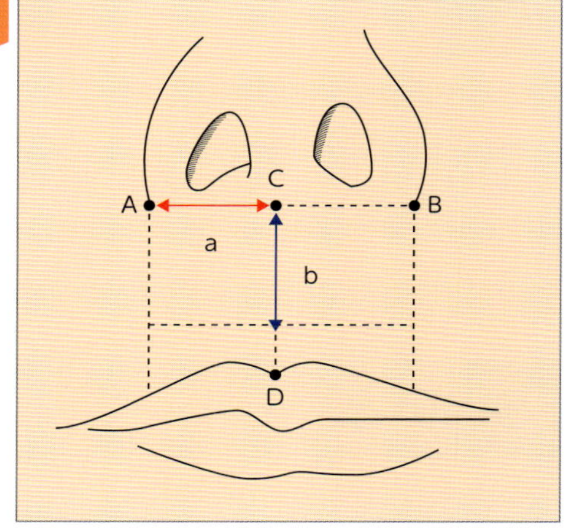

鼻周辺の計測
術前の計測から切除幅を算出．
AB：鼻幅33 mm，CD：21.5 mm（上口唇縦径），1/2AB：16.5 mm．

② 皮切のデザイン

鼻翼基部，鼻柱基部以外は鼻腔内に縫合線が入るデザインで，なおかつ鼻幅が同じで，広くならないように工夫してデザインします．

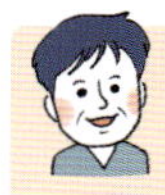

このデザインって，難しいんじゃないですか？　これですと，切開線はアルファベットのW型のラインになりますね．

図2

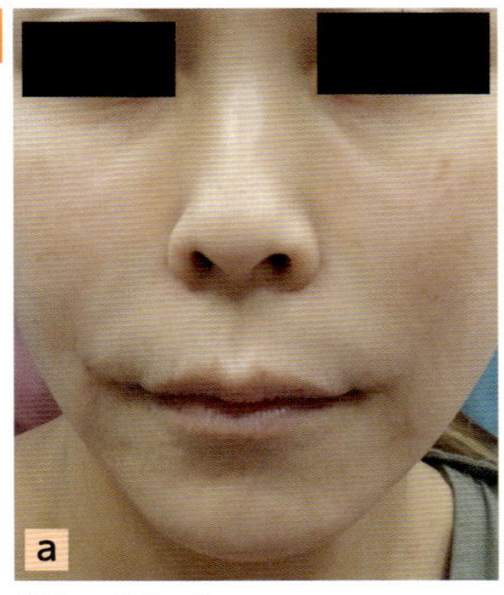
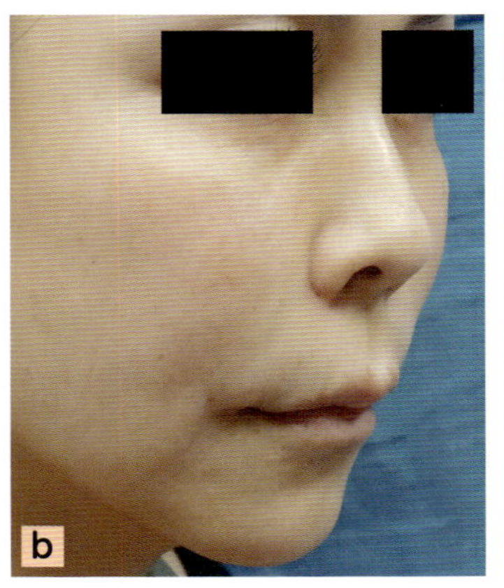
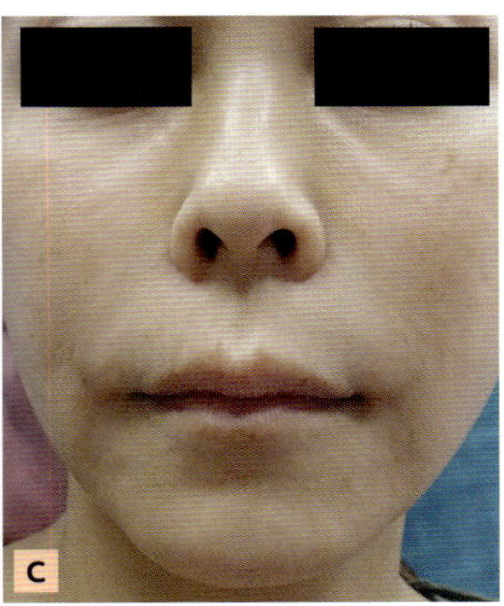

術前：48歳女性
20代のころから鼻の下が長いことを気にしていた．鼻幅は33 mm，上口唇の縦幅は21.5 mm．計算式では21.5－16.5＝5となり，上口唇の切除幅は5 mmとなる．
a：正面．b：斜方向．c：下方から上方視．

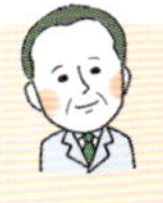

一般的に行われている直線的なデザインでは，鼻の幅が広くなる傾向があります．それを工夫して鼻幅が少なくとも広くならないように，この形のデザインをしています．確かに難しいところはありますが…つまるところはデザインに慣れることです．

3 麻酔

鼻背から鼻翼を取り囲むようにブロック麻酔を行います．

4 皮膚切除（図3，4）

皮下に深く切り進むと，太い血管を損傷する可能性があり，余分な出血を招くことになるため，皮膚の全層のみにメスを入れることに注意を払う必要があります．

5 皮下縫合

4-0ナイロン糸にて鼻翼基部，鼻柱基部の皮下縫合，鼻腔部は5-0ナイロン糸とします．皮下縫合は鼻の幅が狭くなるように寄せながら縫合することが大切です．

図3

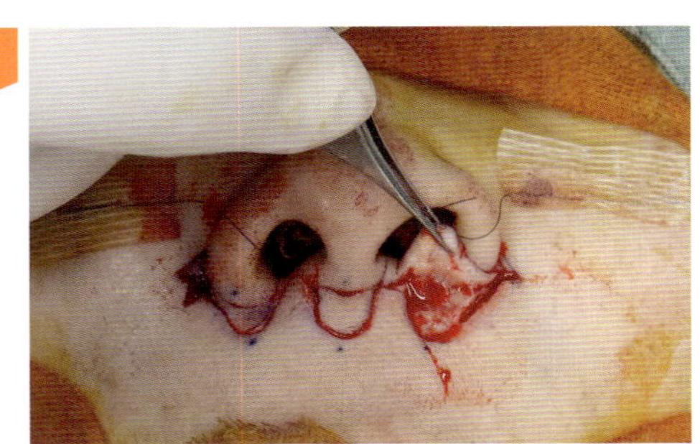

皮膚切除①
上口唇部に皮切を入れて，上口唇の短縮と，鼻腔部位の縫合線が鼻腔内にくるように工夫します．

図4

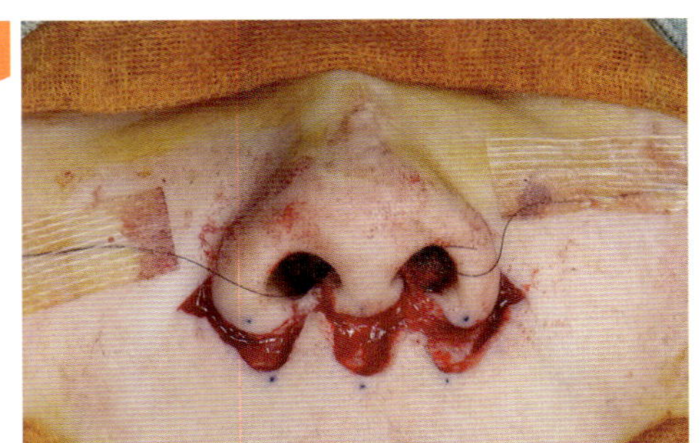

皮膚切除②
予定の皮膚を切除したところ．

6 皮膚縫合（図5）

6-0ナイロン糸にて縫合します．

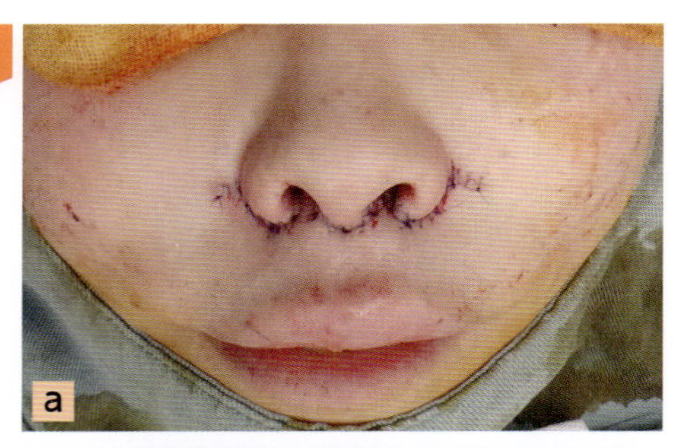
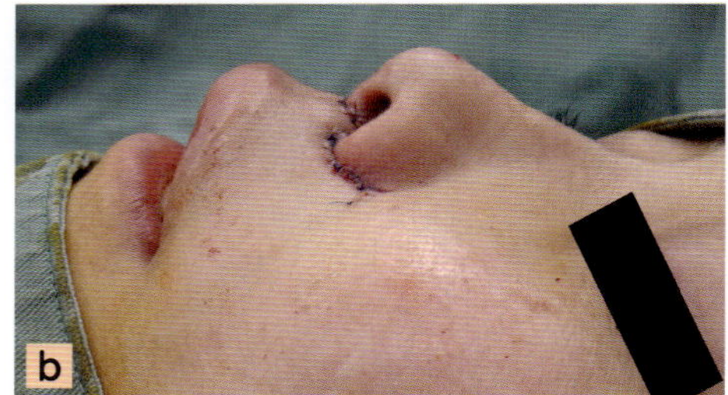

図5
皮膚縫合
皮膚縫合を終了.
a：正面. b：側面.

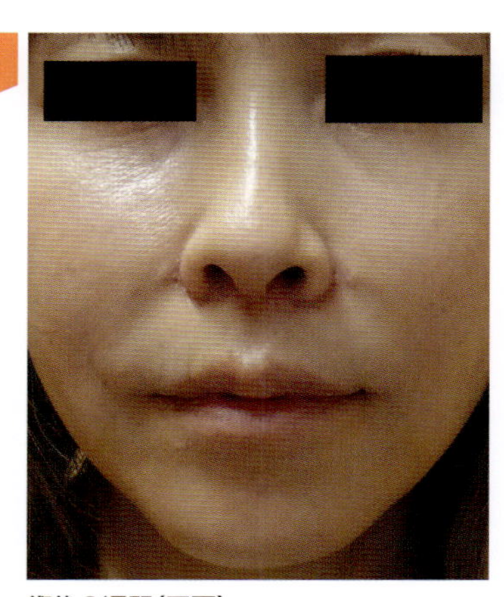

図6
術後２週間（正面）

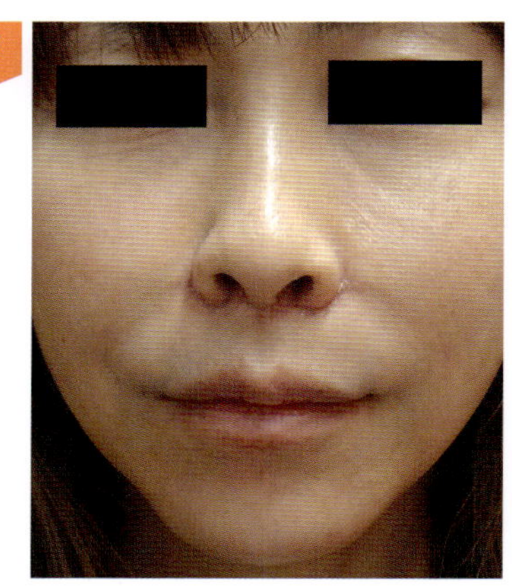

図7
術後２ヵ月（正面）

7 鼻幅の調整

最後に，当初の予定の鼻幅に落ち着き，なおかつ逆戻りを予防するように，左右の鼻翼基部で4-0ナイロン糸にて引き締め縫合をします.

8 術後ケア（図6，7）

術後は上口唇側は１週間で抜糸，鼻腔内は10日後くらいに抜糸します.

- 上口唇の縦径を短縮することがこの手術の目的だが，筆者は鼻幅の半分の長さに注目して短縮させることを考える.
- 縫合線が鼻腔内にくるようにデザインを工夫する.
- 術後の逆戻りも計算に入れて，少しオーバーコレクションのデザインでも良いこと，もう１つは中縫いをしっかりと丁寧にしておく.
- 鼻幅が広がる傾向があることも，考慮に入れておく.
- 上口唇（鼻の下）は，加齢とともに下垂する（長くなる）ことも事実であるので，術前にその点について説明しておくことも必要である.

鼻の下が長くなるのは加齢現象，鼻の横幅が広がるのも加齢現象 最近これを気にする人がかなり増えてきました

加齢とともに鼻の形や鼻の下の長さは変化します．このことに気がつく人は少ないとは思いますが，美意識の高い人ほど年齢に関係なく気になるものです．男性では鼻の下が長いのは，昔から「スケベ」の象徴のように言われることがあります．鼻という組織は上顎骨の上に鼻が一応乗っているようなもので，運動筋のように筋肉の端が骨膜に強固に付着しているのではありません．それゆえこの部位は表情によって伸びたり縮んだりしているうちに，横幅，縦幅の両方が伸びるのです．もちろん個人差はありますが，もともと鼻の下が長い傾向の人はさらに長くなります．鼻の下つまり上口唇の上下径は20 mm前後ですが，2 mm長くなっても気になって受け入れることができない人がいます．そのような人は手術によって修正するという方法しかないのです．

あるとき80歳を超えた女性が「笑うと鼻が横に広がるのがとても嫌だから」と言って来院されました．私は手術を引き受けました．真顔の状態と，笑ったときの鼻幅が1 cm以上の差があると確かに気になりますから，そういうことに気がつかれたことをすごいと思いました．「さすがあなたは美意識が高いですね．だからそういうことが許せないのです」と褒めました．また年金生活者ということもあって手術料もかなりおまけして差し上げました．私にとっては手術の上達に役立つと思えば何でもありません．手術が終わってご本人も大変満足されました．「この年で，別に好きな人ができたわけではありませんが，自分が許せないのです」ということでした．「これでさらに若々しくなられたので，長生きできますよ．もしかして，良いお茶飲み友達ができるかも」と言いました．彼女は90歳を過ぎた今も元気で人生を楽しんでいらっしゃるそうです．

私自身も70歳を過ぎてから鼻の下が長くなってきたことを感じるようになりました．それと同時に何だか晩年の父の顔にますます似てきたなと思うようになり複雑な思いですが，これも加齢のなせる業なのでしょう．

（市田正成）

重要度★★☆ 難易度★★☆

3 リップリフト（2）：筋肉弁法

阿部聖孝

この手術法の適応

- 鼻の下が長い患者さんのなかで，鼻柱口唇角が大きい（鈍角）人．
- 人中部を深くする（鼻柱基部を後方に下げる）必要がある人．

概 要

- 人中部の皮膚・皮下組織（口輪筋）が弛緩しているケースには，余剰皮膚切除とともに，皮下組織を吊り上げると良い効果が得られます．
- 人中部が後方に引き込まれることにより，皮膚面が凹面となる“Cカールリップ”が形成されます．
- 口輪筋の筋肉弁を作成し，頭側後方に引き上げて，前鼻棘の骨膜に固定します．

いとぐち

1 リップリフト（筋肉弁法）の効果

加齢変化などによって，人中部の皮膚・皮下組織（口輪筋）が弛緩すると，鼻の下が長くなり鼻柱口唇角が拡大して，いわゆる「人中部が浅い」状態になります．

その場合には，弛緩した余剰組織の切除とともに，人中部頭側の鼻柱基部を後方に下げて，深い人中部（Cカールリップ）を形成することによって良い効果が得られます（図1）．

Cカール

- 人中部の側面像で，鼻柱基部から上口唇赤唇部上縁にかけてのラインが，アルファベットの「C」の形状のような，後方に凸の緩やかなカーブを描いている状態．

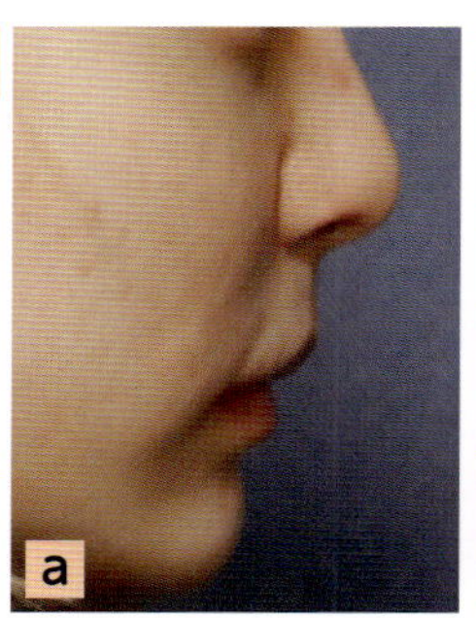

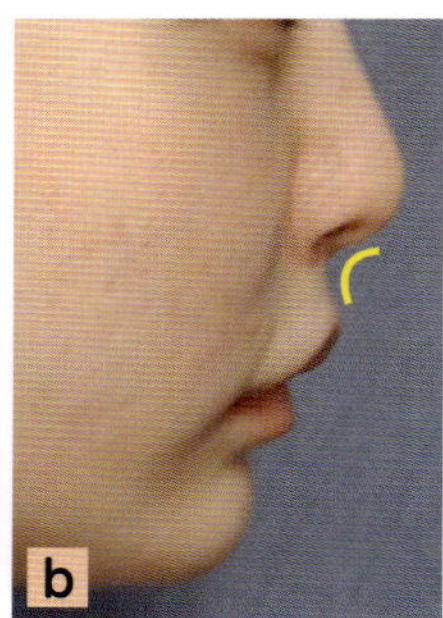

リップリフト：20代女性
a：術前．b：術後．
リップリフト（筋肉弁法）により，人中部が深くなることで，Cカールリップが形成される．

2 筋肉弁の作成

リップリフト（筋肉弁法）による上口唇の変化としては，引き上げられた筋肉弁直上に存在する部分が，その厚さを増して突出します．

上口唇の形状を観察して，どの部分をどのように変化させたいかを考慮して，筋肉弁を作成します．

筆者は，キューピッドボウの範囲で1ヵ所，その外側部に左右1ヵ所ずつ，計3ヵ所の筋肉弁を作成しています．

❸ 筋肉弁のリフト方向

軟部組織弛緩による下垂の改善だけを目的とする場合には，口輪筋の筋肉弁の一部を切除・縫合する口輪筋短縮術を行います．これによって，人中部は短縮されて，上口唇は頭側に移動します．

しかし人中部が浅く，Cカールリップを形成する必要のあるケースでは，鼻柱基部を後方に下げて，人中部を深くする必要があります．その場合には，筋肉弁の頭側を前鼻棘に縫合固定することによって，人中部頭側を後方に引き込む処置を行います．

手術法(リップリフト：筋肉弁法)

❶ デザイン

リップリフトのデザインのコツは，C-2「リップリフト(1)：上口唇短縮術」で詳しく述べられておりますのでご参照ください．

このケースは，過去に他院で2回皮膚切除によるリップリフトを受けたものの，あまり効果が感じられずに，再手術を希望されました．しかし，鼻柱基部から上口唇までの距離は11 mmしかないので，今回は瘢痕部分のみの皮膚切除を行っています(図2)．

図2

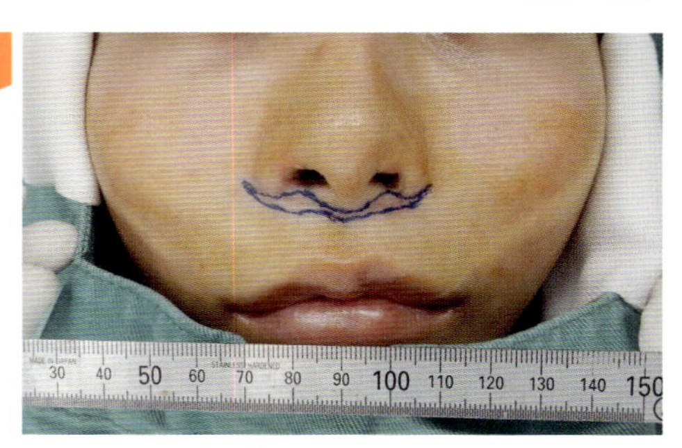

デザイン：25歳女性
皮膚切除は，瘢痕部分のみに行った．

❷ 麻酔

まず，眼窩下神経ブロックを行います(図3)．触診によって神経孔の位置を確認し，1%エピネフリン(E)入りリドカインを片側1 mL程度注入します．

針先が直接神経に当たらなくても，やや尾側の骨膜下に注入すると，浸潤して麻酔効果が表れます．

両側眼窩下神経のブロックをしても，正中部の除痛は得られないので，外側から浸潤麻酔を追加します．

図3

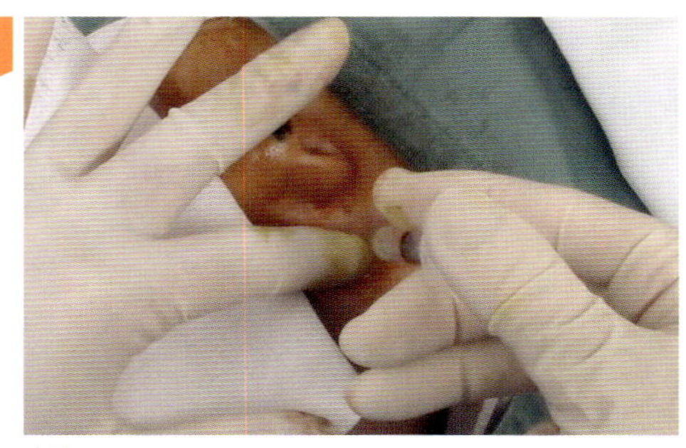

麻酔
はじめに，両側の眼窩下神経ブロックを行う．

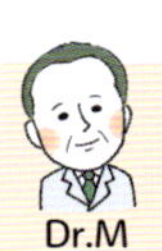

Dr.M

神経ブロックの際には，針先を神経に当てると，30 G程度の細い針でもごくまれに，その領域の痺れや感覚障害を起こすことがありますね．

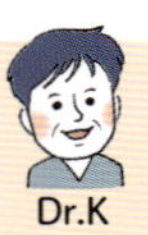

その場合の神経麻痺は，だいたい1ヵ月程度で回復します．針先の位置が的確であることを確認するために一度神経に当てるという方法もあるのですが，浸潤させれば十分な麻酔効果が得られますので，無理に当てなくても良いと思います．

3 皮膚切開

皮膚切除の際には，縫合時に皮膚同士の寄りが良くなることと，抜糸後に創の幅が広がることを防ぐために，創縁が90°よりも鋭角になるように切開します（図4）．

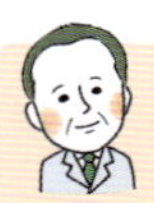

創縁が90°以上に鈍角になると傷が目立ちますね．

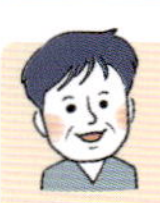

鋭角にすると中縫いをした時点で創部が塞がりますよね．

4 皮膚切除

デザインに沿って余剰皮膚を切除します（図5）．

5 皮下剥離

皮膚切除のあとは，尾側方向へ皮下剥離をします．この際も局所麻酔薬注入によりハイドロダイセクションをしておくと，安全で容易な剥離を行うことができます．

人中部皮膚の拘縮を予防するために，口輪筋の筋膜上を剥離するイメージで皮膚側を厚めにします．

皮下剥離の範囲は，鼻翼基部外側縁から口角部に向かって末広がりの形で，尾側方向へ上口唇の赤唇縁から約5 mm頭側まで行っています（図6，7）．

図4

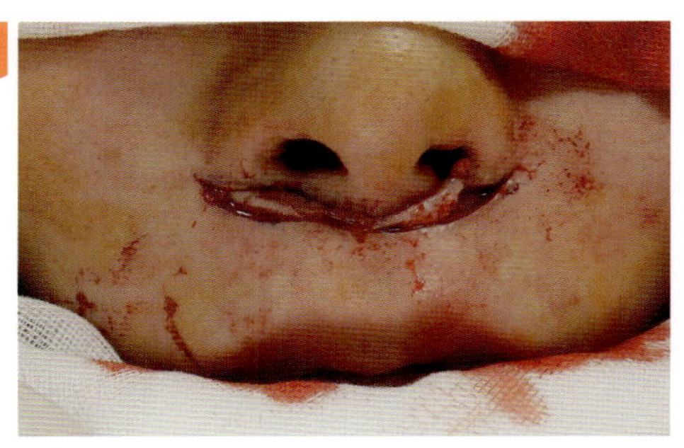

皮膚切開
創縁は90°よりも鋭角に切開する．

図5

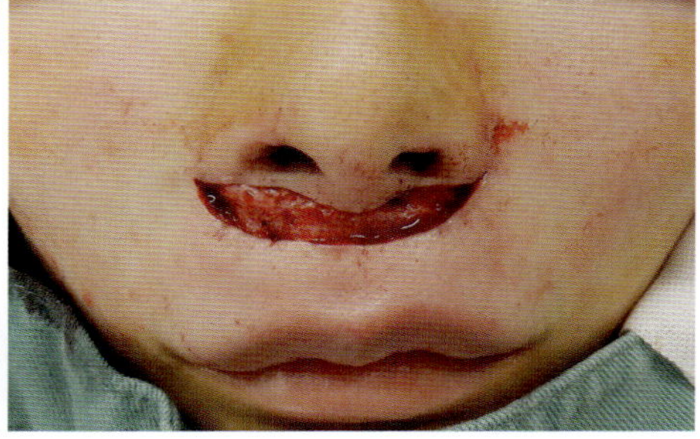

動画①

皮膚切除
余剰皮膚を切除する．

図6

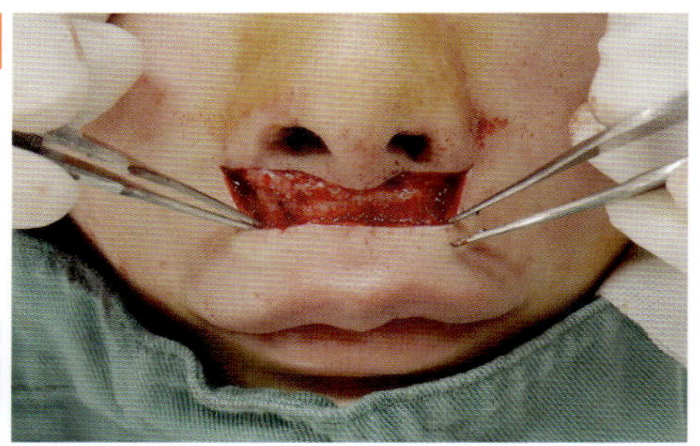

動画②

皮下剥離①
剥離は上口唇赤唇縁の約5 mm頭側まで行う．

図7

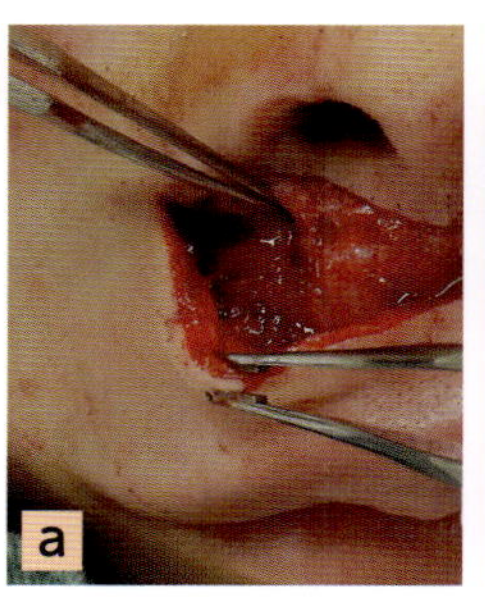

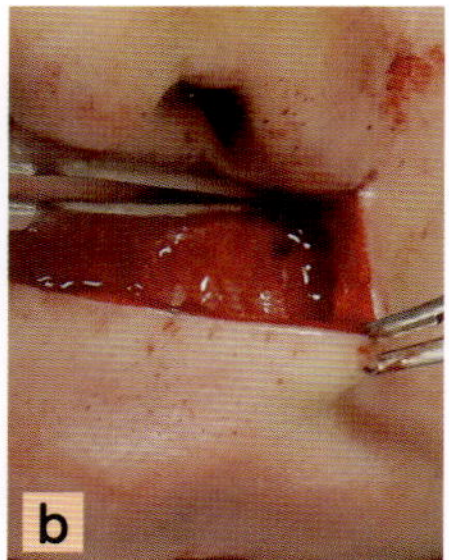

皮下剥離②
a：右側，b：左側．
外側端の剥離は鼻翼基部から口角部に向かって行う．

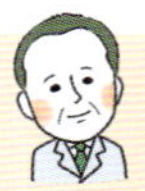

皮下剥離の範囲が狭いと，口輪筋の筋肉弁作成が難しくなりますね.

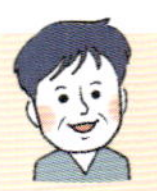

吊り上げた筋肉弁の上に皮膚が再癒着する際に，自然なテンションでリポジションされるように，剥離範囲を広めにしています.

6 筋肉弁の作成

筋肉弁の作成は，創から約5 mm尾側部分で口輪筋を切開し，筋肉下を剥離します.

剥離が容易になることと，引き上げる際に方向と強さを左右でコントロールしやすくなるので，筆者は筋肉弁を3分割(図8，9)しています.

このケースでは，左側に比べて右側の上口唇が下がっているので，右側筋肉弁の引き上げを強めにするよう計画しました.

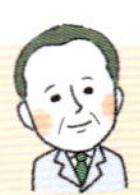

あんなに口輪筋を何ヵ所もズタズタに切っちゃって，大丈夫なんですか？

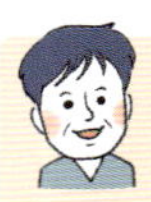

口輪筋は口周囲の自然な動きによって，無理のない部分に再癒着するので，結構大丈夫ですね．上口唇の動きや感覚に左右差が残ってしまった患者さんは，これまでいらっしゃいません.

7 筋肉弁の固定

まず前鼻棘(anterior nasal spine：ANS)の骨膜(堅固な部分)に3-0白ナイロン糸をかけます(図10).

次にその糸を，中央部の筋肉弁の断端から約5 mm尾側の位置に，水平マットレス縫合をかけて，ANSに固定します(図11).

その後，左右の引き上がりの状態を確認して，左右の筋肉弁を吊り上げ固定します.

その際に上がり方が少ない側の筋肉弁は，マッ

図8

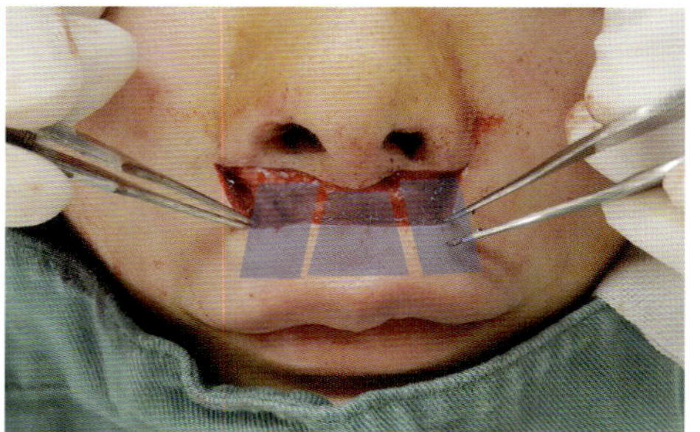

動画③

筋肉弁の作成①
口輪筋を，中央・右側・左側の3つに分割する.

図9

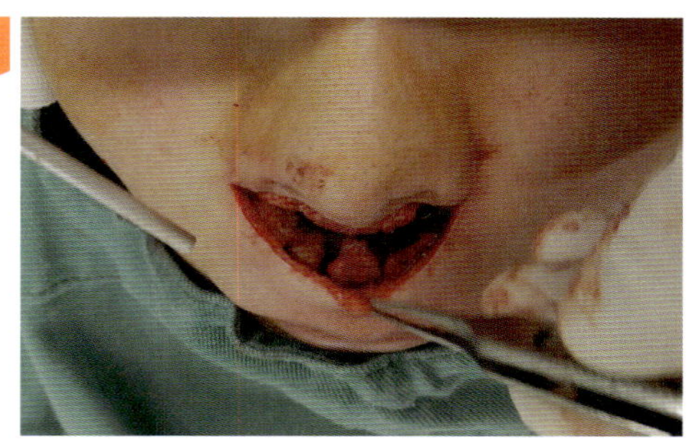

筋肉弁の作成②
3分割した筋肉弁.

図10

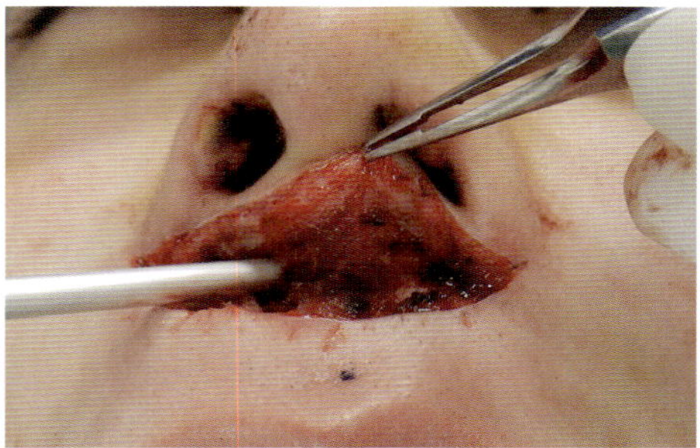

動画④

筋肉弁の固定①
ANSの骨膜(堅固な部分)に固定の糸をかける.

図11

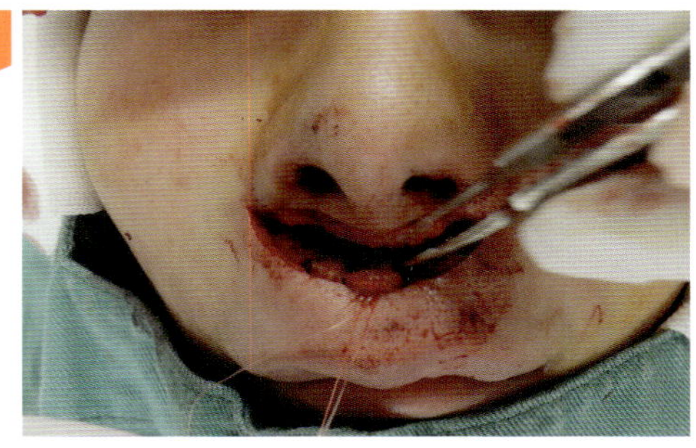

筋肉弁の固定②
中央部の筋肉弁の断端から約5 mm尾側の位置に，水平マットレス縫合をかける.

トレス縫合をより尾側にかけて，吊り上げを強くする（図12）ことで，左右差の改善につながります．

筋肉弁の吊り上げと固定が無理なく効果的に行われると，皮膚の中縫いを行う前の段階で，創部がピッタリと閉鎖されます（図13）．

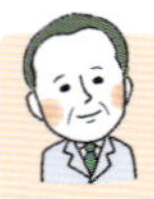

上口唇の形状によって，筋肉弁の引き上げ方を左右で変えているのですね．効果はあるのですか？

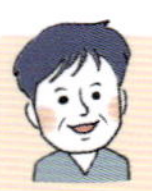

口輪筋は会話や食事など，日常で絶えず動かしている部分なので，動的な左右差の改善までは難しいと思います．しかし，静的な状態では多少なりとも効果を感じています．

8 皮膚縫合

口の周囲は日常的に動かしている部分なので，常に創部に緊張がかかります．

術後の傷痕が目立たないようにするために，皮膚の中縫いは，4-0または5-0白ナイロン糸で密に縫合しています（図14）．

外縫いは，6-0黒ナイロン糸を使用しています．

9 術後ケア

創部には抗生剤軟膏を塗布します．

人中部の皮下剥離を行った部分は，軽度圧迫固定をします．

抜糸は，5〜7日後に行います．

10 症例写真

1 術前（図15）

25歳女性．某美容外科クリニックで，皮膚切除によるリップリフトを2回受けている．鼻柱基部から上口唇までの距離は11 mmであり，長くはないが鼻柱口唇角が大きい状態である．

図12

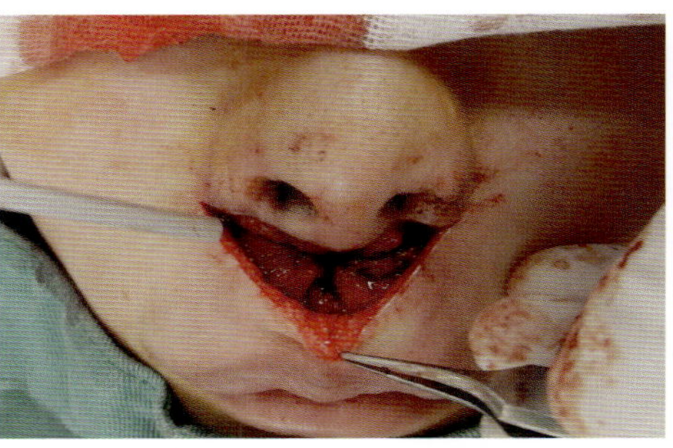

筋肉弁の固定③
3ヵ所の筋肉弁の固定が終了．このケースでは，右側の吊り上げを強くしている．

図13

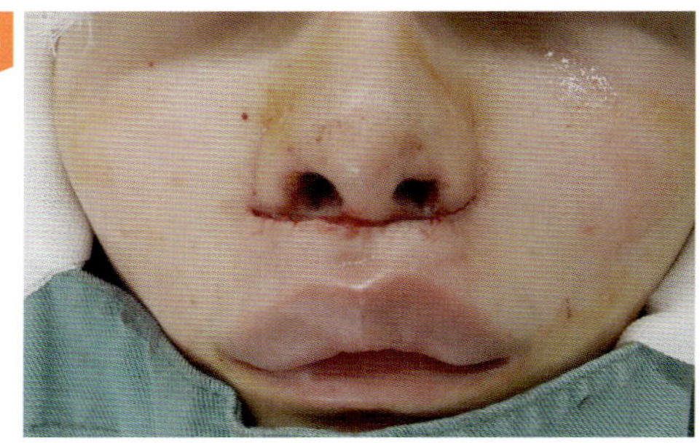

筋肉弁の固定④
筋肉弁が固定されると，中縫いをしなくても，皮膚が寄って創部が閉鎖される．

図14

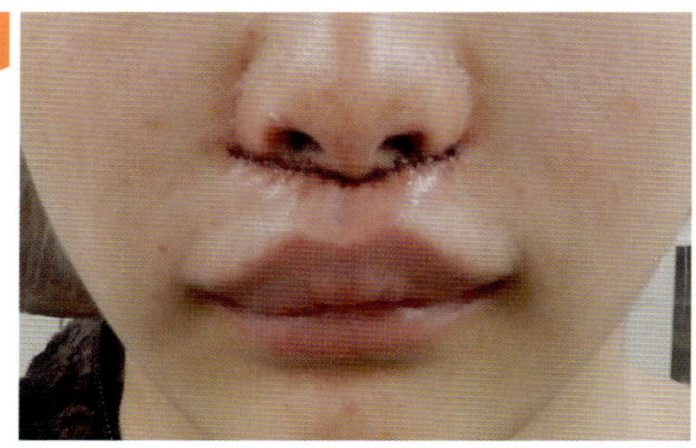

皮膚縫合
中縫いは密にかけて，術後の創の広がりを回避する．

2 術後（図16）

術後4ヵ月が経過．正面像では上口唇の厚みが増して，鼻との距離が短縮されている．側面像では鼻柱口唇角が小さく，深い人中部となり，Cカールリップが形成されている．

図15

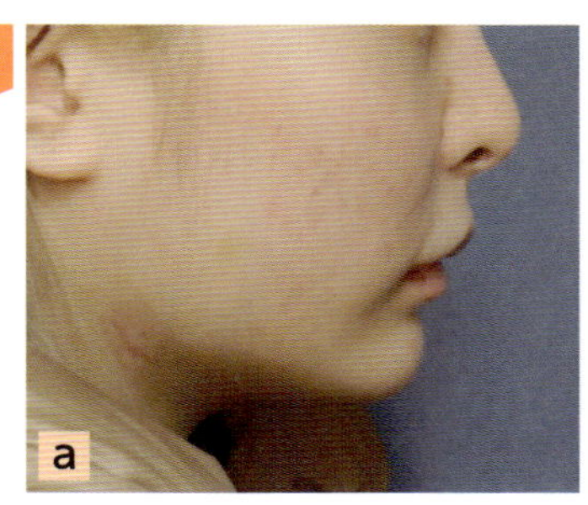

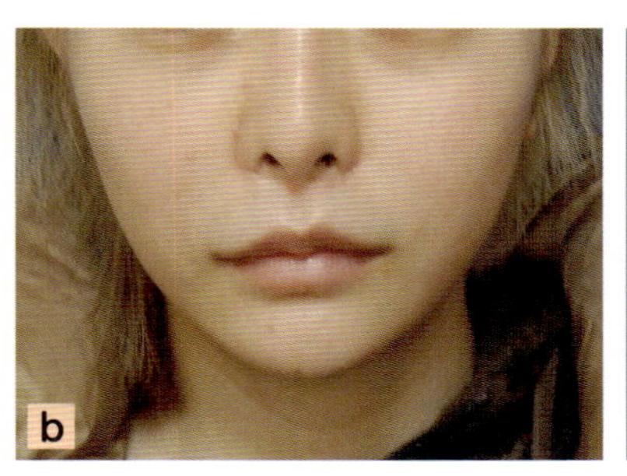

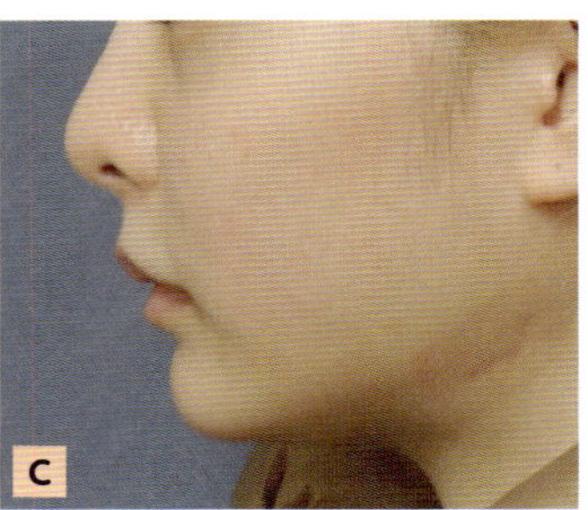

術前
a：右側面．b：正面．c：左側面．

図16

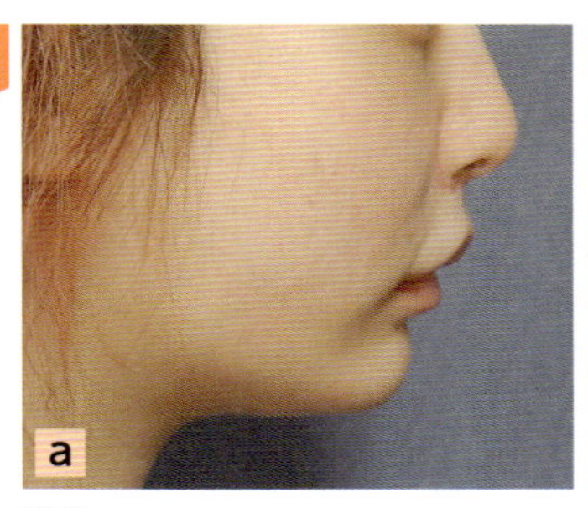

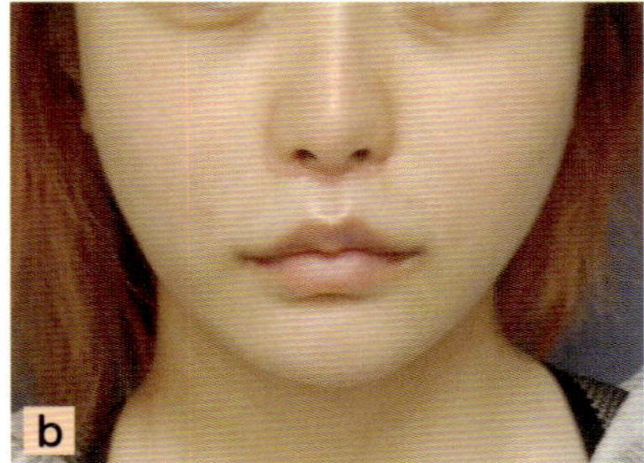

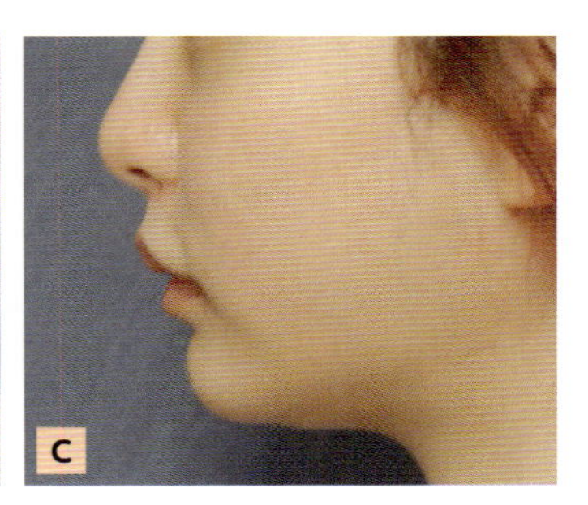

術後
a：右側面．b：正面．c：左側面．

- ✓ 筋肉弁法によるリップリフトは，鼻柱口唇角を減少させて深い人中部を形成するための手術なので，皮膚の過剰切除に注意する．
- ✓ 軟部組織剥離の際には，十分な局所麻酔薬注入によるハイドロダイセクションをすることで，安全で容易な剥離ができる．
- ✓ 口輪筋の筋肉弁を，中央・右側・左側の３つに分割することで，剥離が容易になり，効果的な吊り上げをすることができる．
- ✓ 創部は緊張がかかりやすい部分であるので，皮膚の中縫いは密にする．

重要度★★☆ 難易度★★★

1 脂肪注入術：頬部

市田正成

この手術法の適応

- 頬がこけた状態を解消したい人.
- ヒアルロン酸で一時的に頬を膨らませても数ヵ月で戻った人.

概要

- 頬がこけた状態を解消したいと考えている人には，自前の皮下脂肪を注入するのが最適です．ヒアルロン酸では一時的に持ち上がっても，脂肪に比べると，不自然さが残ります．また半年もすれば吸収されるので，永久的ではないのです．また，脂肪移植術は脂肪注入術に比べて脂肪移植術部位に切開創瘢痕ができることが最大の欠点です.

いとぐち

頬がこけた状態を回復するには何かを補充することで改善できますが，脂肪注入術によって頬を隆起させることはヒアルロン酸注射と比べてもより良い方法と言えます．ヒアルロン酸注射は半年～1年で吸収されてしまいますが，自前の脂肪は生着率は40～60％とバラつきはあっても，生着することは間違いありません.

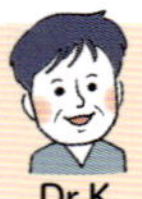

Dr.K：目的としない部位，あるいは予期せぬ過量が生着してしまったときは，どのように対処すれば良いでしょうか？

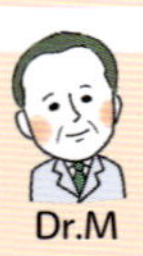

Dr.M：局麻下に注射針で注入脂肪の吸引，あるいはステロイド注入によって対処します．しかしまずは，そういった合併症を起こさないようにすることが大切です．注入部位の正確なデザイン，過量注入をしないこと，そして効果的な注入手技を習得することですね.

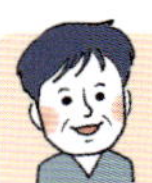

うーん，それはそうなのだと思うのですが，実践的な手技を学ぶことは難しいですよね．どのようにすれば良いでしょう？

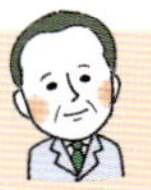

そうですね，確かに脂肪注入術について詳しい手技が書かれた成書は少ないですね．それでは頬部脂肪注入術について，デザインと実践的な手技を詳しく説明しますね.
『スキル美容外科手術アトラスII：脂肪吸引・注入術』（文光堂，2005年）もご参照下さい.

手術法

① 脂肪注入する部位の決定

脂肪を注入する部位のマーキングをします(図1, 2).

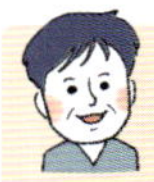

脂肪注入だけでなくヒアルロン酸などの他のフィラー注入の際も思うのですが，眼頬溝を含めた頬部前面のマーキングは難しいですね．先生が注意されていることは何でしょうか？

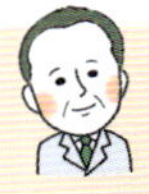

下眼瞼から頬骨前面にかけては，いくつかの凹凸している部分があります．頭側から，①涙袋(凸)・②下眼瞼溝(凹)・③目袋(凸)・④眼頬溝とそれにつながる鼻頬溝(凹)ですね．デザインのときには，まずどの部分をオーグメンテーションするかを，正確に把握することが重要です．私が気をつけていることは，姿勢と照明ですね．顔面部の軟部組織は姿勢によって移動しますから，必ず臥位ではなく座位またはファーラー位でマーキングをします．さらに患者さんの頭側からライトを当てることによって，顔前面の陰影が強調されて陥凹部が正確にわかるので，デザインの際には照明も大切ですね．

② ドナーの選択

頬部や下眼瞼下部では，膨らんだ状態で長く残ることが望まれるので，線維質の多い，やや硬い脂肪が蓄積している部位がドナーとして望まれます．

したがって，腹部の正中部位よりも，ウエストや，大腿部内側以外の比較的硬い皮下脂肪が望ましいです．筆者は大腿の前面から外側にかけてを第一選択としています．次にウエスト周辺側腹部を第二選択とします．

図1

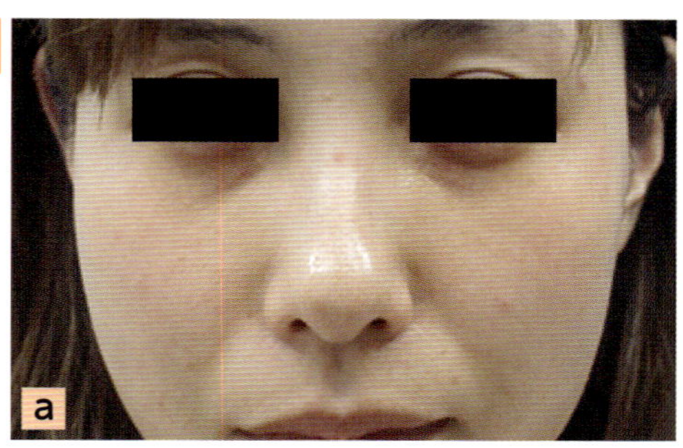

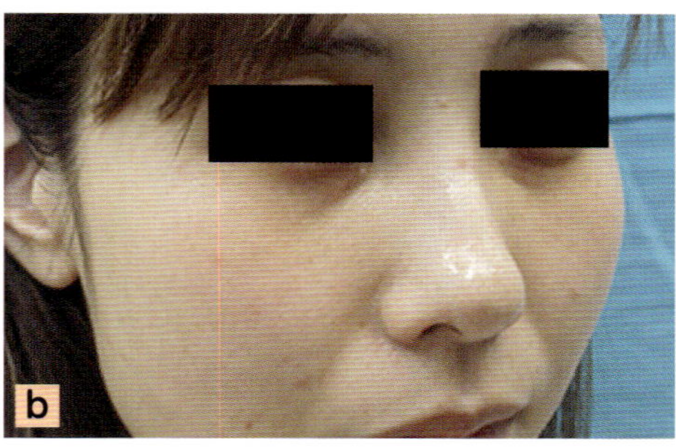

術前
a：正面．b：斜方向．

図2

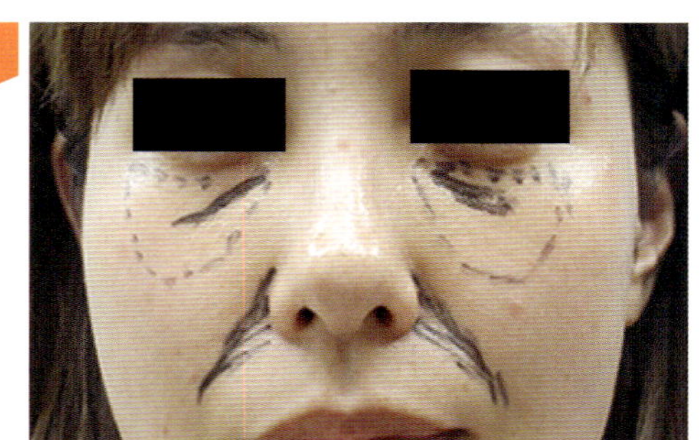

脂肪注入部位のマーキング

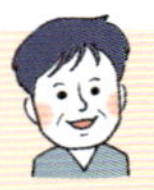

この線維質の多い部分を選択されるのはどうしてですか？

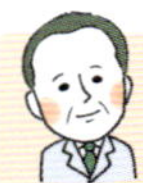

ボリュームアップの際には，物理的に硬いものを注入するほうが，特に垂直方向に盛り上げたいときには効果的であると考えています．また，結合織の中に脂肪幹細胞が多く含まれていることや，結合織自体が瘢痕組織となってオーグメンテーション効果が得られること．また単

純に垂直方向への盛り上げ作用が強いので，見た目上良い結果が得られることなどが考えられますが，正確なことは解明されていませんね．でもスジ入りの脂肪注入で良い効果が得られることは，確かに私も経験しています．

3 麻酔

局所麻酔はエピネフリン(E)入り0.5%リドカインを用います．麻酔の量は吸引脂肪の容量の2倍程度を必要とします．

4 脂肪の採取

内径1～1.5 mmの脂肪吸引注入用のカニューレ(Tulip社製を用いています)に20 ccのシリンジをつないで，陰圧吸引します．

5 遠心分離

吸引した脂肪をできるだけ無駄に捨てないように遠心分離器にかけます(図3)．この脂肪採取の方法を始めた当初は，吸引脂肪の量に近い生理食塩水を加えて，茶こし器に入れて，水分と破壊された脂肪細胞の油滴を洗浄して，残った脂肪を注入に用いていましたが，それでは吸引した脂肪の量の半分ほどが流失します．

ウェイトフィルター(韓国medican社製造)にすると，以前なら無駄にしていた脂肪が約半分減って，吸引量の70%くらいが残ります．したがって，効率よく注入に用いることができるようになりました．またウェイトフィルターで破壊脂肪を除いた脂肪注入には脂肪細胞，血小板，脂肪幹細胞もかなり高濃度に含まれています．

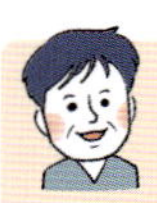

私も以前は採取脂肪を茶こしで洗浄していましたが，せっかく取った脂肪が流れてしまうことを残念に思っていました．ウェイトフィルターって良いですね．術後の結果はどうでしょうか，生着率などはいかがですか？

図3

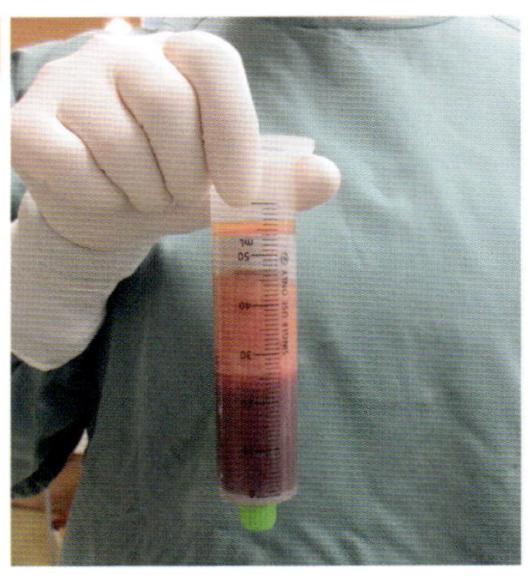

吸引脂肪
吸引脂肪を遠心分離器にかけると3層に分離できる．図は中央部(下から2層目)が注入に適した脂肪の層．

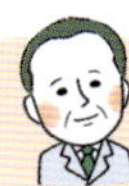

そうですね，採取した組織を無駄にしないことはとても良いことだと思いますよ．ウェイトフィルターを使用した場合には，脂肪幹細胞や血小板も含まれていますので，従来法に比べて明らかに生着率が上がった印象がありますね．

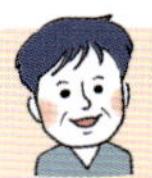

注入脂肪を分離する方法として，ウェイトフィルターのように遠心分離器を使用する方法と，重力によって自然濾過するやり方がありますが，どちらが良いのでしょうか？

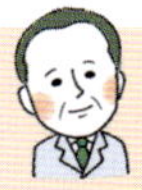

現在のところ「どちらの生着率が良かった」ということが，詳しく書かれた確かなエビデンスはありません．しかし遠心分離機を使用したほうが，有効部分とそれ以外の液層がはっきりと分離できるので，私はウェイトフィルターで遠心分離する方法を選択しています．

6 脂肪注入(図4～7)

1 mLのディスポシリンジに充填した脂肪を18 Gの針で注入していきます．頬を少し隆起させる注入法は最初思うように隆起させることができないため，いろいろ工夫が必要でしたが，針を少し彎曲させて針のカット面を彎曲の上に向くように

図4

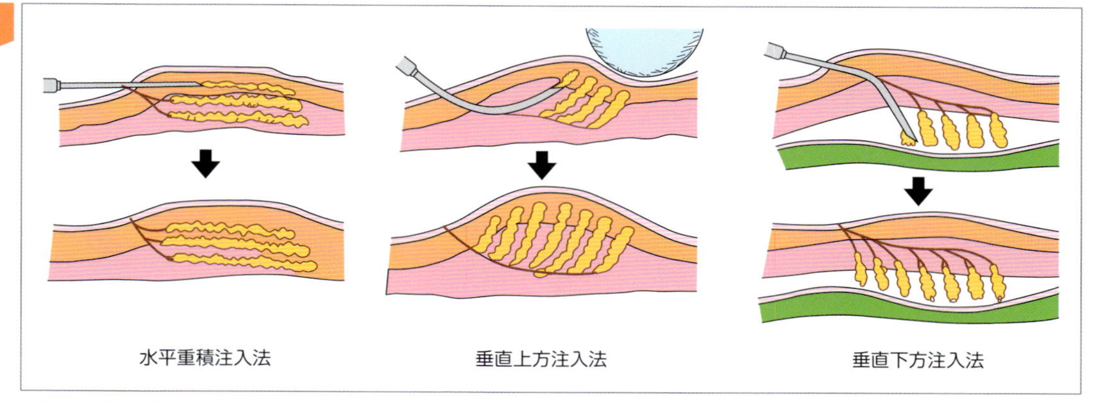

脂肪注入法（3種類）

図5

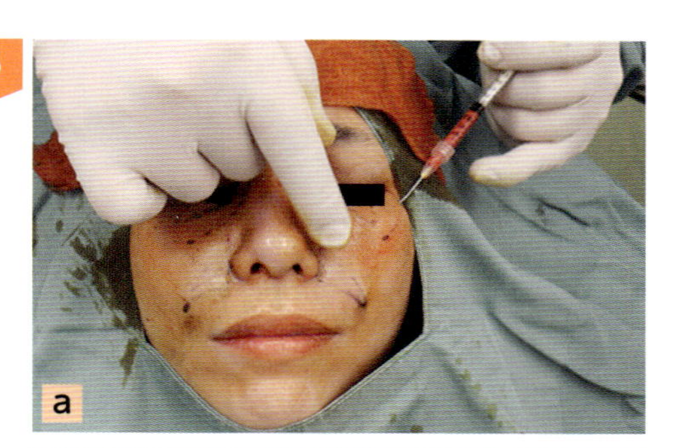

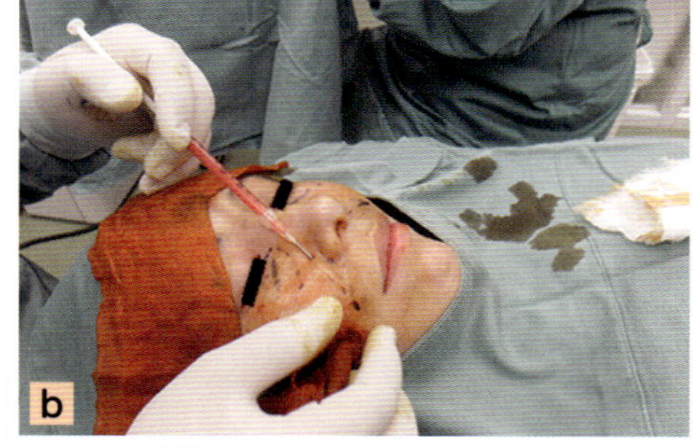

脂肪注入の開始
a：正面．b：側面．

図6

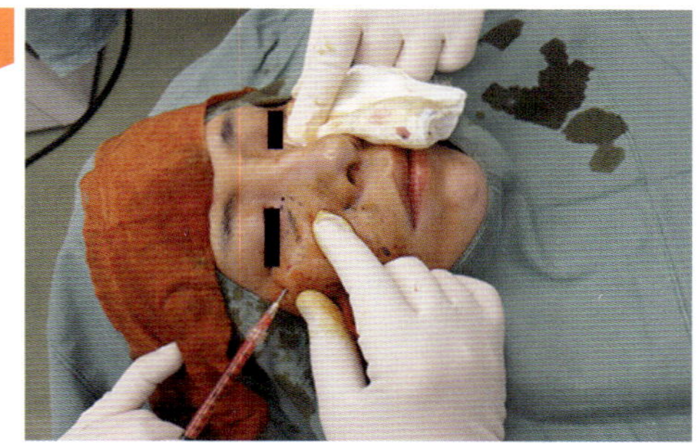

脂肪注入
垂直上方注入法が効果的（ドーム状に盛り上げやすい）．

したもので針を深層から表面近くまで進めて，針を後退させながら脂肪を注入する方法，つまり針のトンネル内に脂肪を残していく方法（「垂直上方注入法」と命名しています）に変えると，効率よく目的の表面が持ち上がることがわかりました（図4）．現在はこの方法と，深部では，水平に重ねていく方法（水平重積注入法）を併用しています．深層は水平注入ですが，浅い層になるほど表面にドーム状の盛り上がりができるため，垂直上方注入法が効果的です．もう1つの垂直下方注入法は，注入したい部位が明確に陥凹しているような部位に効率良く注入するために針先を骨皮質に当てた状態から注入する方法です．

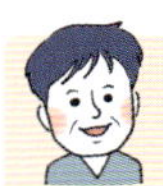

なるほど，注入する部位の範囲と高さを考えて注入する必要があるのですね？

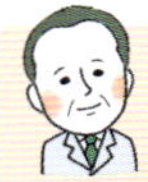

そうですね，2次元的な範囲だけではなく3次元的な高さを考慮して注入すると，目的部位を正確にオーグメンテーションすることができますし，過量注入してしまうこともなくなりますよ．

図7

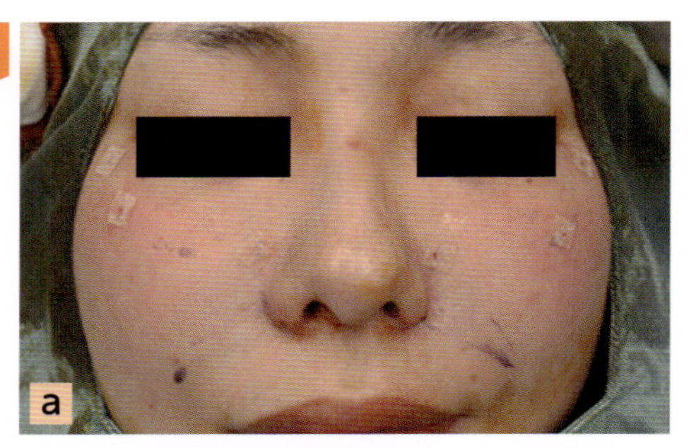

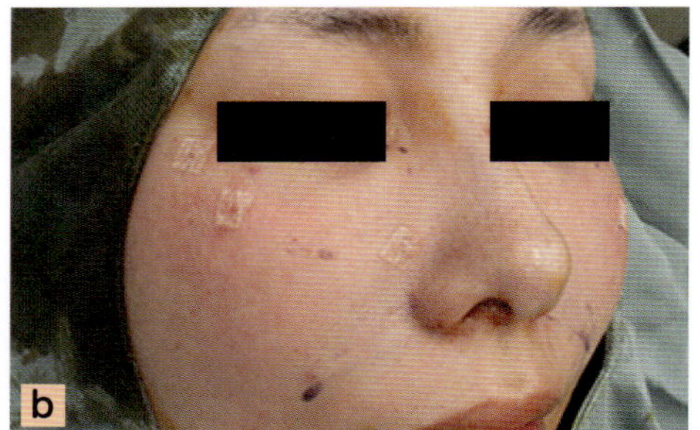

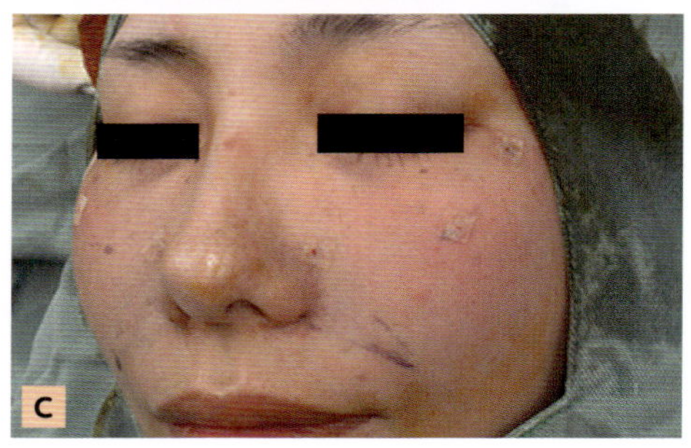

脂肪注入の終了
a：正面，b：右側面，c：左側面．目的の部位がドーム状に盛り上がっている．

図8

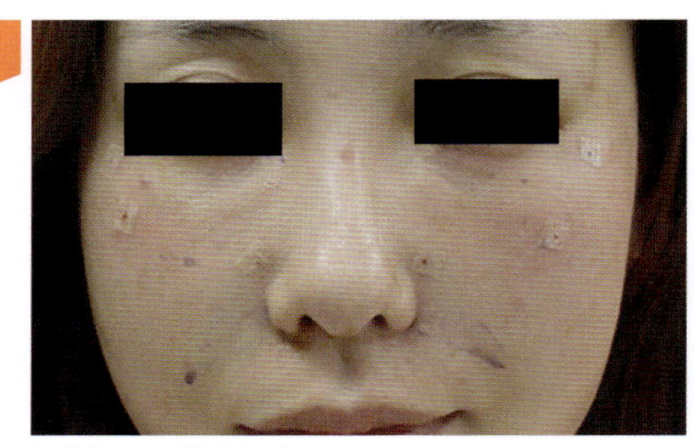

脂肪注入の手術終了直後

図9

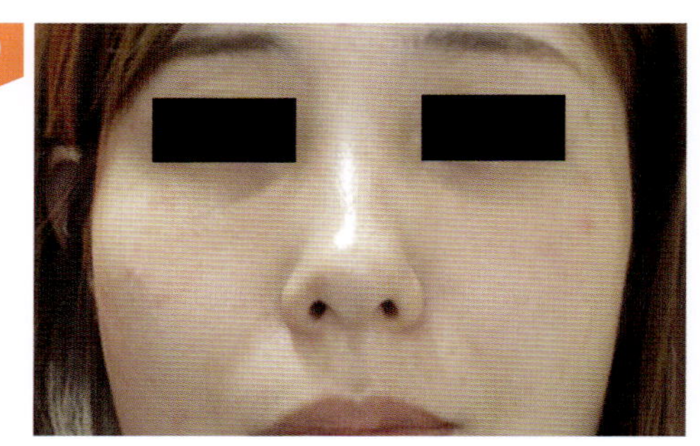

術後１ヵ月

7 術後ケア（図8，9）

術後は局所の安静とクーリングが重要です．術後２ヵ月くらいはクーリングがお勧めです．術後２ヵ月くらいで大体ボリュームの減少するのが停止します．

- 脂肪注入する部位と範囲を決める．
- 特に深い陥凹部位のマーキングをする．この部位は剥離をすることも考える．
- ドナーは大腿部を第一選択とする．
- 脂肪注入法は垂直上方注入法が基本．

重要度 ★★★ 難易度 ★★☆

2 脂肪吸引術（1）：下顎頸部

市田正成

この手術法の適応

▶ 下顎から頸部にかけての皮下脂肪の蓄積と皮膚のたるみが気になる人.

概要

- ①下顎頸部の脂肪吸引，②たるみのある皮膚の切除を行います.
- 頸部のopen lipectomyをする際の皮膚切除にはデザインのコツがあります．下顎部位の脂肪吸引のあと，皮膚のたるみを目立たなくして，なおかつ縫合瘢痕が目立たない部位に落ち着くようなデザインとします.

いとぐち

下顎から頸部にかけての脂肪の沈着は，顔面の容貌にかなりマイナスの要素になります．脂肪吸引をすることで一時的には外観が改善しますが，何年か経つと皮膚のたるみが生じて，いわゆるターキーネック（七面鳥の首のような状態）が生じます．それを回避するために考えたことが，目立ちにくいところで皮膚を切除，縫縮するという方法です.

この部位の皮膚切除に関しては，従来あまり工夫がされていませんでした．せいぜい単純切除縫縮するか，Z形成術をするかでした.

筆者は皮切のデザインに工夫を加え，より目立たない部位に縫合して瘢痕が目立たなくすることを考えました.

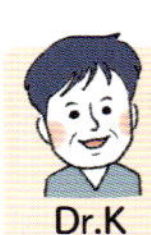

頸部の脂肪吸引を行うときの注意点は何でしょうか？

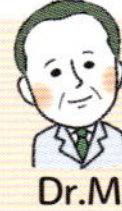

中途半端な脂肪吸引を行うとかえってたるみが目立ってしまいますので，浅層までしっかり吸引することが大切です．適切な浅層脂肪吸引を行うと，皮膚の裏面で真皮に付着する皮下脂肪が少なくなります．そのぶん皮膚が軽くなるので，それだけでリフティングされますし，その後の真皮内コラーゲン産生によってタイトニング効果が期待できます.

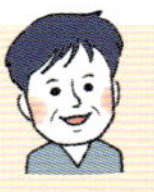

頸部の余剰皮膚が多いケースで，脂肪吸引だけではたるみの改善ができない場合はどうすれば良いですか？

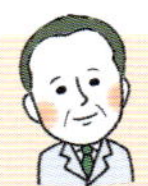

そのときにはやはり皮膚切除が必要になりますので，頸部のフェイスリフトや顎下部皮膚切除の適応になります.

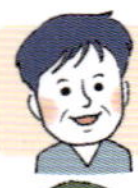

どちらの手術が良いのでしょうか？

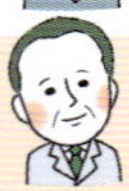

ターキーネックに対してはどちらの手術も効果がありますが，頸部の横じわを改善するためには顎下部皮膚切除が良い適応になります．

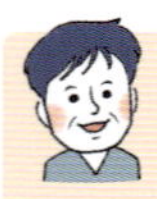

でも顎下部皮膚切除は，傷痕が目立つのではないでしょうか？

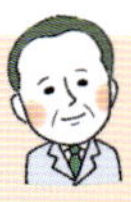

そうですね，この手術は傷痕の問題で敬遠されることが多かったですね．
現在私は，効果的かつ傷痕が目立たない手術法で，顎下部皮膚切除を施行しています．以下に私が考えた，脂肪吸引と皮膚切除のデザインについて解説します．

手術法

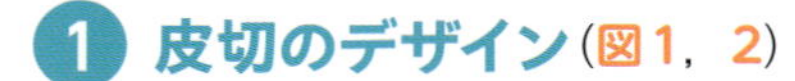

1 皮切のデザイン（図1，2）

下顎と頸部の境目に正中線に垂直，つまり真横に約5 cmのラインを引きます．正中からおとがいに向けて約3 cmのポイント，おとがいの先端から約2 cmを頂点Aにして，皮膚をつまみ，無理なく寄せることができる幅を切除幅として，下顎と頸部の境目に沿って約5 cmのラインを横断するラインBCを引きます．A，B，Cの3点を無理なく寄せられるデザインを描くとなると，図2のようになります．それはちょうど松の枝のイラストのような形になります．

このデザインでは3点縫合部位に特に強く緊張がかかります．そこで改良型のデザインは3点縫合部位に縦1 cm，横約0.7 cmの三角弁を入れる方法で，そのぶん緊張が少なくなるため，プロフィールラインも直線状のアングルではなく緩やかになります．

次いで吸引するべき範囲をマーキングします．下方の部分も3〜4 cmは脂肪吸引の範囲としたほうが，術後に肥満が進んだときに不自然な皮下脂肪の蓄積が起きにくいので，より良いデザインと言えます．

図1

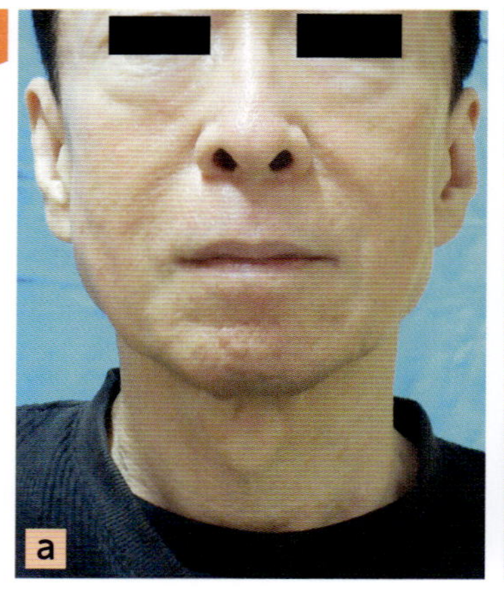

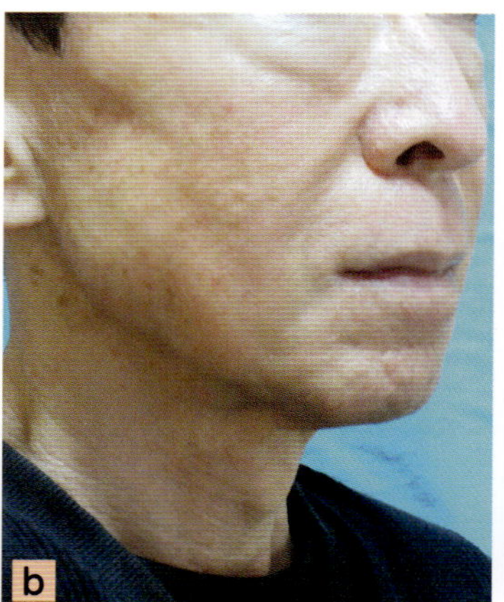

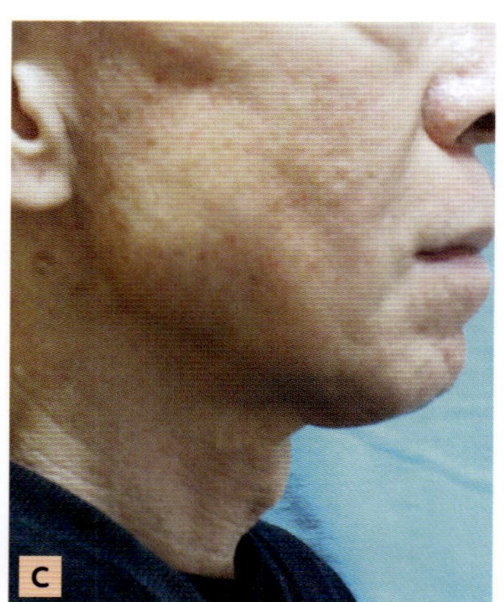

術前：60歳男性
a：正面．b：斜め側面．c：側面．下顎の皮膚がたるんでいる．

図2

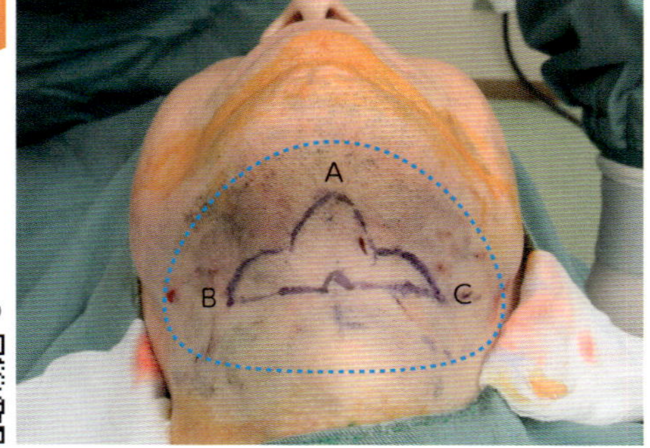

▶動画①

皮切のデザイン
点線囲み部分は脂肪吸引範囲を示す.

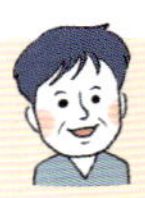

このような皮切を思いついたのはどういう発想からですか？

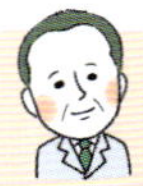

まず，①脂肪吸引だけでは，いずれたるみが目立ってくること，②両側耳後に引き上げるネックリフトとなると，手術に余分の手間がかかること，この2点を解消して，より良い結果を出せる方法を考えたわけです.
もう1つはこの部位は瘢痕が目立ちにくいことを利用する方法です．正中縦方向に切開して縫縮やZ形成術を施す報告もありますが，瘢痕が頸部に伸びるために，目立ちすぎるので採用できません.

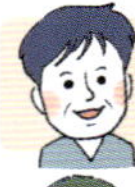

皮切のデザインのコツは何でしょう？

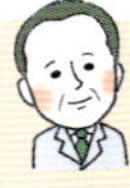

あまり広範囲の大きいデザインにはしないことです．横幅5 cmを基本としますが，3 cmでも効果はあります．実は私自身が実験台になって，うちの若い先生に指示してこの皮切で顎のたるみを取る手術を受けましたが，傷痕はそれほど目立ちません．私は軽いケロイド体質なのですが，普通の正面視の顔の姿勢では他人に気づかれるような傷痕が目立つことはありませんでした．そして，意識的に顎を上げて見せると，「なるほどよく見れば瘢痕がありますね」と感心されました．激しいケロイド体質の人には勧めませんが，なかなか良い方法だと確信しています.

② 局所麻酔

脂肪の吸引部位を少し広くした範囲で麻酔をします．エピネフリン(E)入り1％リドカインを40 mL使用します.

③ 脂肪吸引

両耳垂後部に約5 mmの皮膚切開をして，径2 mmの吸引管に20 mLのシリンジをつなぎ，脂肪を吸引します．深層から皮下ぎりぎりまで，しっかりと吸引したほうが結果は良いはずです．脂肪吸引の途中から皮膚切除予定の範囲内に皮切を加えて，そこから脂肪吸引をする方法も，正中部の脂肪吸引をより確実に行う点では有効と考えます.

▶動画②

④ 皮膚切除(図3〜5)

次いで皮膚切開はデザイン通りに皮膚の全層に入れます．皮膚を切除すると，皮下はクモの巣状に筋線維，血管，神経の線維が見えます.

▶動画③

▶動画④

▶動画⑤

⑤ 皮下縫合(図6)

まず正中部を皮下縫合(4-0ナイロン糸)，そのほかは5-0ナイロン糸にて皮下縫合をします.

▶動画⑥

▶動画⑦

⑥ 皮膚縫合(図7，8)

5-0または6-0ナイロン糸にて皮膚を閉じます.

▶動画⑧

図3

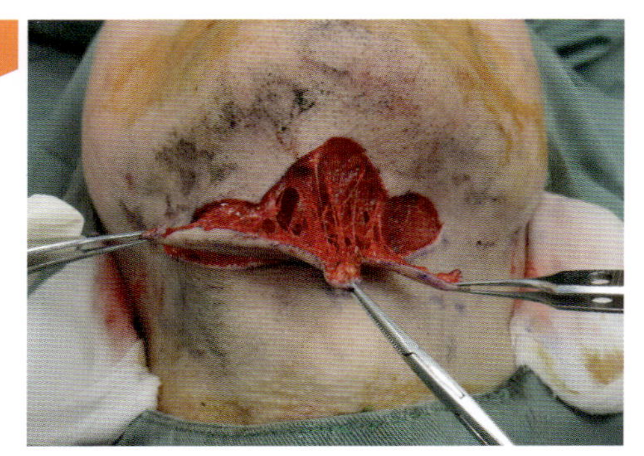

皮膚切除①
脂肪吸引ののち皮膚を切除する.

図4

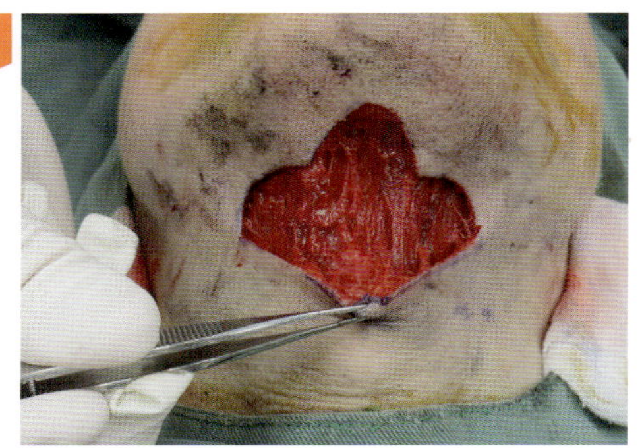

皮膚切除②
筋線維を部分的に切除する.

図5

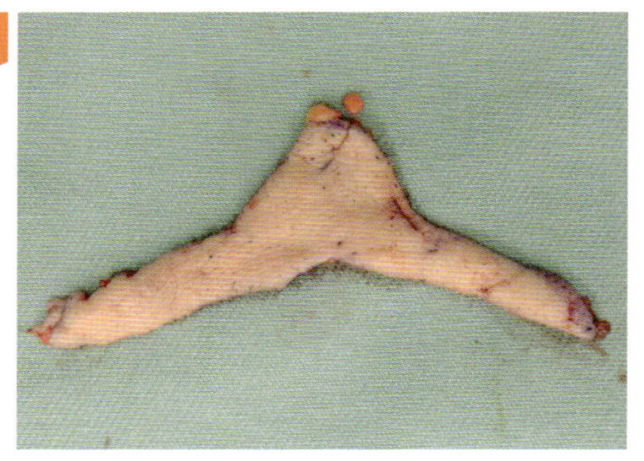

切除した皮膚

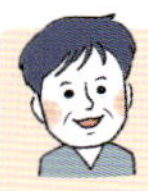

術後の固定はどのようにされていますか？

図6

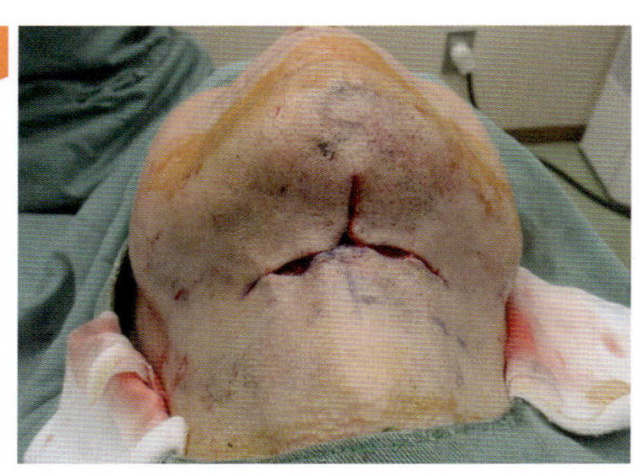

皮下縫合
皮下縫合の開始.

図7

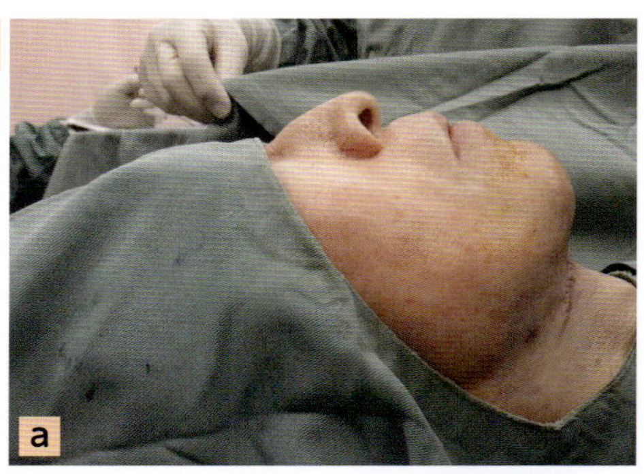

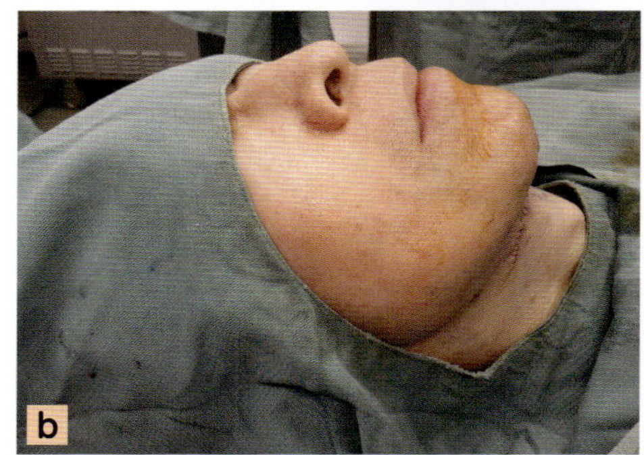

皮下縫合終了
a：側面方向．b：斜方向.

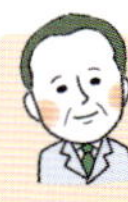

通常の頸部脂肪吸引と同様に，フェイスバンテージの固定をします．
open lipectomyでは，直視下に確実な止血ができるので，術後の腫れが少ない印象があります．通常の脂肪吸引よりも，もっとマイルドな固定で良いでしょう．

図8

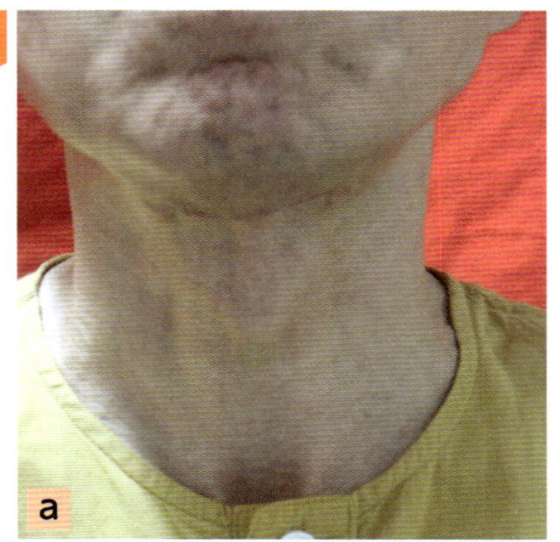

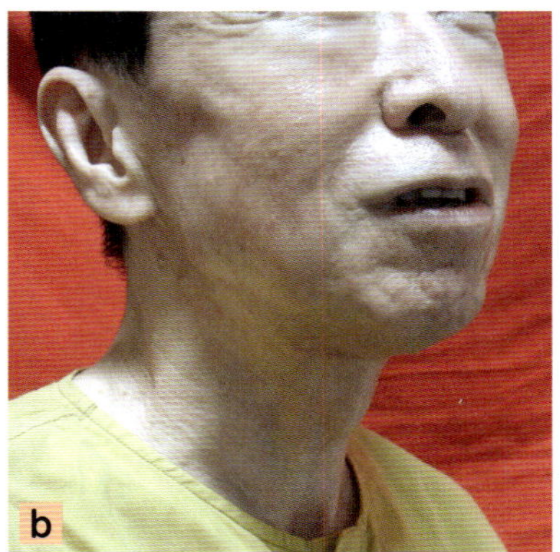

術後１ヵ月
a：正面．b：斜め側面．

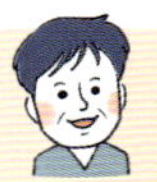

傷の真ん中の部分ですが，皮弁を合わせた部分の血流が心配です．その部分の皮膚の哆開や壊死は大丈夫ですか？

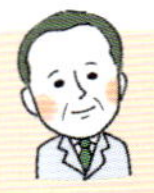

単純に「逆T字型」の傷痕になる従来の方法ですと，3点縫合部分の皮弁の頂点に血流不足が起こるので，抜糸時にその部分の発赤が強く見られるケースが多かったですね．これまで皮膚壊死や創部哆開はありませんが，私も3点縫合部分の血流が心配でしたので，それで直線部分に三角弁を入れるデザインを思いついたのです．

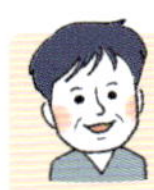

そのデザインで施行した手術の結果はどうでしょうか？

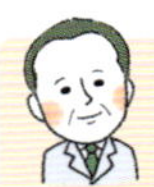

これまで十数例施術しましたが，従来法と比較して抜糸時の皮弁先端の発赤が薄くなった印象があるので，良好な結果が得られていますね．
まだ症例数は少ないですが，良い方法だと思いますよ，私自身がこの方法で手術を受けていますから….

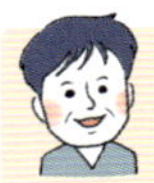

なっ，なるほど，それは最も信頼できるご意見ですね．

- ✓ この手術のポイントは皮切のデザインと脂肪吸引である．
- ✓ 皮切のデザインが適切であると想像以上に瘢痕が目立たない．
- ✓ 脂肪吸引の範囲は下方に十分広げると結果が良好となる．
- ✓ 脂肪吸引は広頸筋まで及んだほうが結果が良い．

重要度★★★ 難易度★★☆

3 脂肪吸引術(2)：上腕，腹部，大腿殿部

市田正成

この手術法の適応

▶ 上腕，腹部，大腿殿部の皮下脂肪が気になる人.

概 要

- 脂肪吸引術は全身どこでも好きなだけ皮下脂肪が吸引できるというわけではありません．それは仕上がりを常に考慮に入れて皮下脂肪を吸引する必要があるからです．美容外科とはそういうものです．脂肪吸引術はその観点からすると，身体の彫刻なのです．患者さんは脂肪を減らしたい部位を遠慮なく言いますが，そこから美容外科の観点から全体像をきれいにすることを考えて，吸引できる部位を決めていきます．したがって局部の安全と全体的なバランスを考慮に入れると，患者さんの希望に添えない部分もあるわけです.
- 手術の手順は吸引する部位を決めればその部位を麻酔して，適度な脂肪を吸引するだけです．単純な作業ですが，太い血管や神経などの重要な組織のある部位を避けることと，吸引しない部位との境目に極端な段差が出ないようにすることが必要です.
- また，局所麻酔の量に関して，極量のことを常に考慮に入れる必要もあります.

I 上腕

重要度★★☆ 難易度★★☆

いとぐち

上腕は脂肪吸引の範囲が狭いため，手技的に困難ではありません．太い神経と血管の位置さえ注意すれば術後の腫れも非常に早く引くため，1ヵ月もすれば結果が出ます.

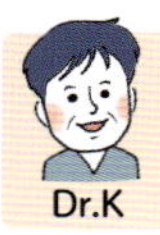

上腕の脂肪吸引で，先生が注意しているポイントは何でしょう？

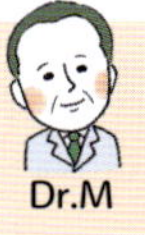

上腕部はたるみが出やすい部分なので，患者さんには術前にその旨をお話ししておくことが重要です.

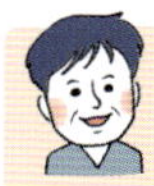

加齢によるたるみもありますよね．何歳くらいまでの方が，この手術の適応になるでしょうか？

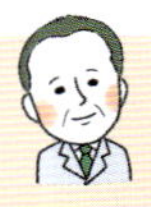

患者さんによっての個人差はありますが，まあ，30代まででしたら良い結果が期待できると思いますね．40歳以降の方には，余剰皮膚切除を加えたopen lipectomyの必要性もムンテラしておくと良いでしょう．

手術法

1 脂肪吸引範囲のマーキング

上腕をつまんで吸引するべき皮下脂肪の範囲をマーキングします(図1，2)．後部から見て背部まで吸引範囲を決めておくことも，仕上がりには意味があります．患者さんは現状をよく見ているので，背中の一部まで脂肪吸引して欲しいと言います．それに対応して，マーキングしておくべきです．

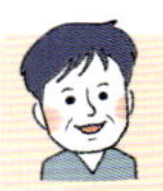

この部分の皮下脂肪って，人によって脂肪の付き方がマチマチですよね！

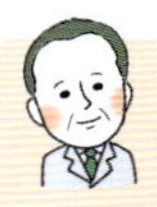

そうですね，上腕部だけでなく背部を含めた躯幹部に皮下脂肪が豊富に付いている方も多いですね．その部分もしっかりと吸引するように，術前のデザインは正確に行うようにしましょう．

図1

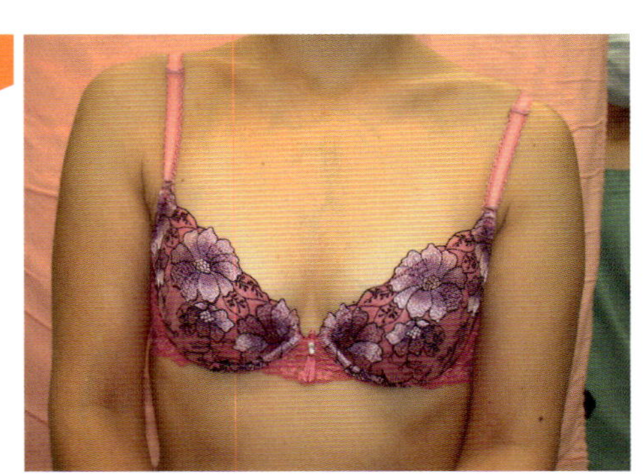

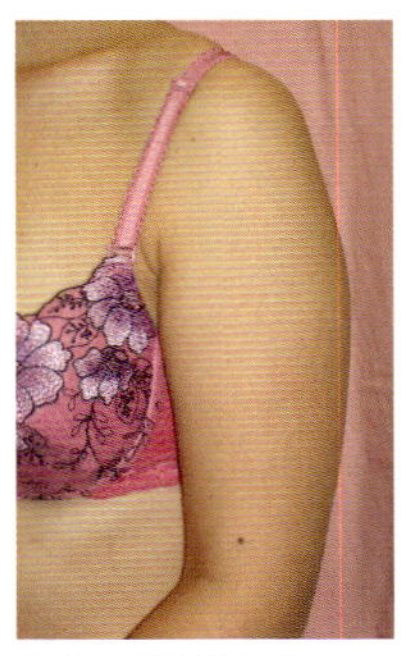

術前：35歳女性
上腕の外側への膨らみラインをなくしてストレートなラインにするのが目的.

図2

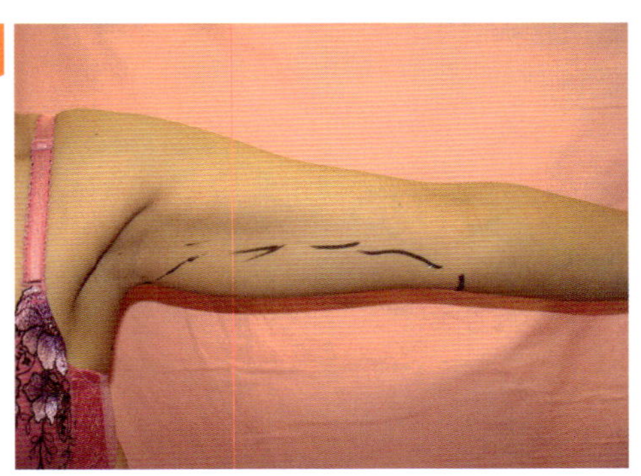

デザイン
この方向から見ると躯幹部がわからなくなっている．しかし，後方から見ると背部にまで吸引の範囲が広がっている(図4).

2 麻酔

上腕では通常片側200 mLを準備すれば良いので，例えば80 mLの麻酔を400 mLに薄めて麻酔液として両側に用います．

3 脂肪吸引(図3〜5)

2〜3 mm径の吸引カニューレで脂肪吸引をします．吸引の目標量は麻酔液の量です．つまり片側で200 mLの吸引量を目標とします．

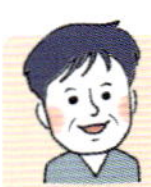

お腹と違って，上腕は平面的な部分が少ないので，カニューレ操作が難しいです．先生は，実際にどのように吸引されていますか？　そのコツとポイントを知りたいです．

図3

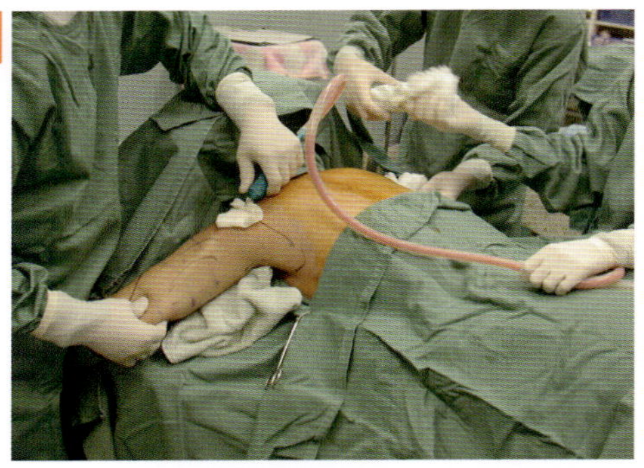

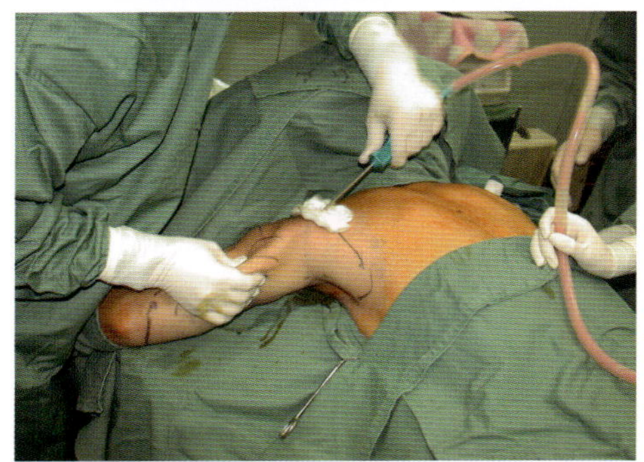

脂肪吸引①
吸引開始．脂肪吸引をする際の最重要ポイントは，アシストハンドの掌内で吸引カニューレを動かすこと．

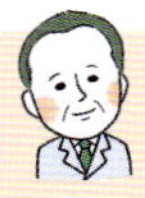

上腕の脂肪吸引では，手術時の体位とカニューレ刺入孔の位置が大事ですね．適切な方法で行えば，カニューレ操作がだいぶ楽になります．

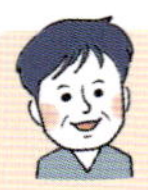

患者さんの体位ですが…私は仰臥位で行っていますが，先生は？

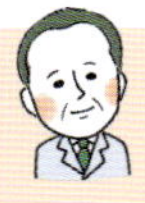

私は腹臥位で施術しています．上腕部の皮下脂肪は，後方（伸側）についているケースが多いので，患者さんにはうつ伏せになっていただいたほうが，吸引操作が容易になります．

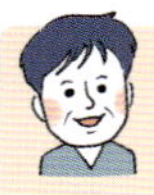

吸引カニューレはどこから刺入していますか？

図4

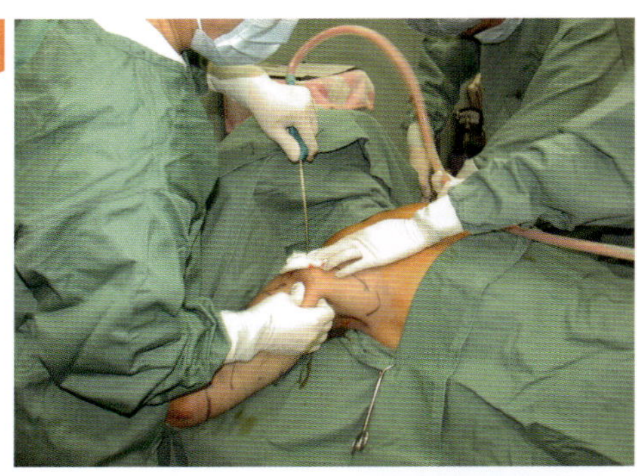

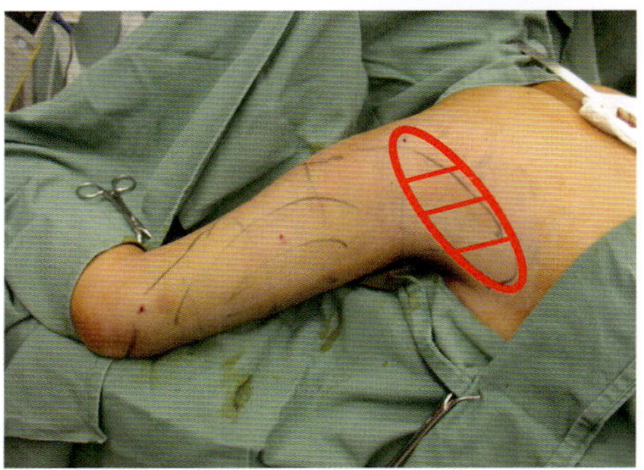

脂肪吸引②
この図を見ると，上腕部を越えて躯幹部（赤丸範囲）まで吸引していることがわかる．

図5

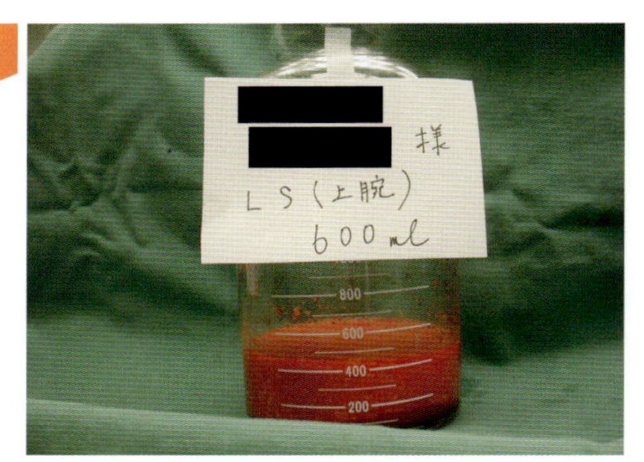

吸引脂肪
本症例では片側300 mLを目安に吸引した．

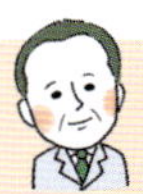

上腕の形状は平面ではなく円筒形ですので，吸引操作が他の部位より難しいところがありますね．カニューレ孔の位置ですが，私は肘の伸側と背部にそれぞれ1～2ヵ所にしています．このアプローチで，上腕後面の3/4周程度は容易に吸引できますよ．

4 創の閉鎖，テーピング

弾性絆創膏テープを用いてしっかりと固定します．最初の1週間はそのまま固定です．

上腕は術後の腫れが引くのが非常に早いので3～4週間でほぼ結果が出ます（図6）．

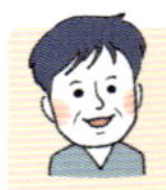

術後の患者さんの腕を見ると，細く長くなったように見えますね．

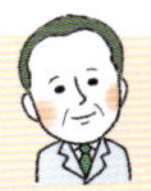

躯幹部の皮下脂肪もしっかりと吸引することで，腕の付け根部分が近位に移動したために，少し長く見えるようになります．そのほうが，より細くなった効果が感じられて，患者さんの満足度が高くなりますよ．

図6

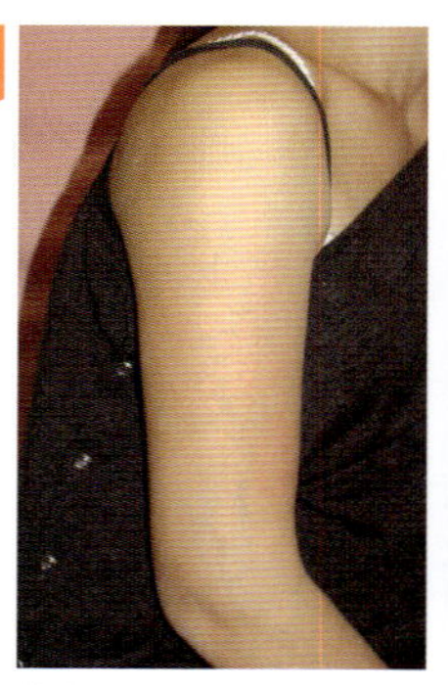

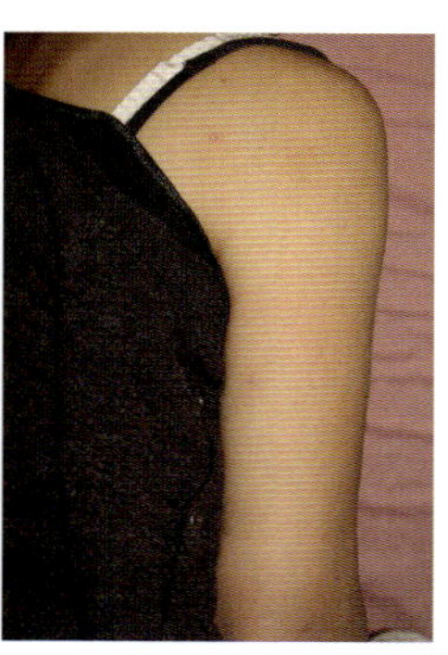

術後3週間と3日
吸引終了後1ヵ月足らずで腫れはほとんど引いている．

II 腹部

重要度 ★★★　難易度 ★★★

いとぐち

腹部は筋膜の下は内臓ですから，吸引する部位の皮下脂肪がどの程度あるかを見極めたうえで吸引の範囲を決めます．脂肪吸引はあくまで彫刻です．

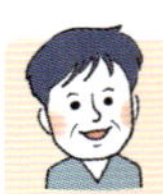

他の部位と比べて，腹部の脂肪吸引術で特に注意するべきことは何でしょうか？

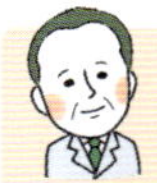

腹部では皮下脂肪層の下には筋膜・筋層があり，さらにその下には腹膜に覆われた腹腔内臓器があります．通常であれば，先端が丸い吸引カニューレが腹腔内に達することはありませんが，腹部に外科的手術の既往があるケースでは，粗暴な操作によってカニューレが創部瘢痕直下から腹腔内に入り込んでしまうことがありますので，十分な注意が必要です．

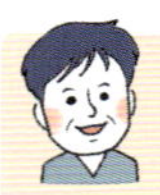

外科的手術の瘢痕の近辺は吸引しないほうが良いのでしょうか？

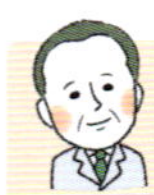

創部周囲の皮下脂肪が残ってしまうと，逆に醜形が強調されてしまうことがあります．必ずしも危険というわけではありませんので，まずTumescent液を緩徐に注入してハイドロダイセクションを注意深く行うことで，創部直下がリリースされたことが確認できたら吸引操作を行っても良いと思います．その際には，対側の手で常にカニューレ先端の位置を確認しながら，注意深く行ってくださいね．

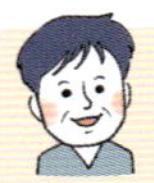

臍の周りは吸引するのが難しいですね．何かコツはありますか？

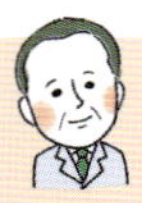

臍周辺の皮下脂肪を乱暴に吸引しすぎると，支持組織が脆弱になり，臍ヘルニアのような状態になることがあります．臍もある意味瘢痕ですので，吸引部の組織を必要以上に挫滅しないように注意が必要です．細いカニューレを使用して，抵抗なくストロークできる部分を安全に吸引します．臍の下方（尾側）の皮下脂肪は，あえて少し残しておくと，「上向きのオヘソ」になるので形が良くなります．

手術法

1 脂肪吸引範囲のマーキング（図7）

脂肪吸引の範囲は，患者さんの皮下脂肪の付き方の状態により決めます．

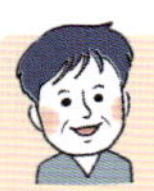

脂肪吸引術は吸引する範囲と量を決めることが重要ということですが，それを術前に正確に把握することは難しいですよね？

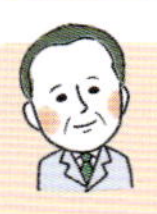

そうですね，先ほど「脂肪吸引はあくまで彫刻です」とお話ししました．闇雲に吸引して細くすれば良いというものではありませんが，吸引するべき皮下脂肪の範囲と量は，術前に正確に決定しなくても良いです．術前にはおおよその目安を決めますが，手術中にも常にbody contouringを考慮しながら吸引操作を行って，身体全体のバランスが整った形状に仕上げていくのが良いでしょう．

図7

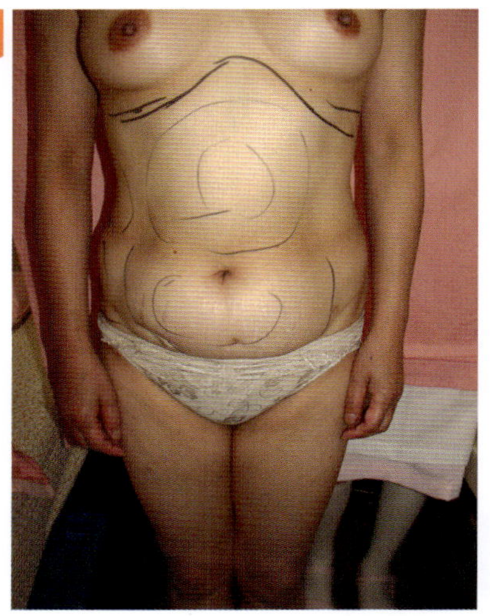

デザイン
マーキングをしっかりしておく．

2 麻酔（図8）

全身麻酔または局所麻酔＋鎮静薬の２通りの方法が考えられますが，局所麻酔薬の使用法はとても重要です．局所麻酔薬はあくまで極量を考慮します．筆者の使用法は極量の２倍量を局所麻酔に使用することを決めて，それに生理食塩水を加えて，トータル量を2,000 mLとし，それで吸引部を麻酔します．２倍量の意味するところは，脂肪吸引によって局所麻酔薬の半量は排出されるであろうという配慮からです．

図8

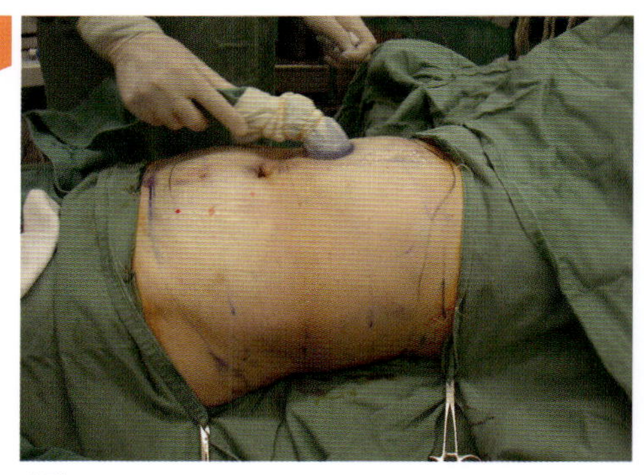

麻酔
局所麻酔薬の注入後，超音波処理をすると吸引しやすくなる．

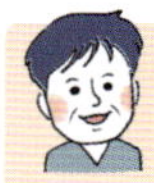

腹部の脂肪吸引の場合，硬膜外麻酔で行うことはいかがでしょうか？

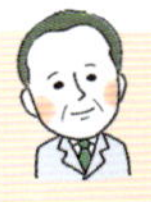

もちろん硬膜外麻酔でも良いと思いますよ．しかし硬膜外麻酔は手技が煩雑であることと，血圧低下の処置など全身管理の必要性が高くなります．また脊椎間1ヵ所からの薬液注入では，腹部全体(Th5～L1)の除痛を得ることが難しい場合も多く経験します．手術中に頭側あるいは尾側に痛みを感じた場合には，そこに局所麻酔を追加する必要がありますので，私は初めから全身麻酔または局所麻酔＋鎮静薬のどちらかの麻酔法で行っています．

3 脂肪吸引（図9，10）

3mmまたは4mm径のカニューレを使用します．吸引する量は使用した局所麻酔薬の量と同じボリュームを目安とします．そうすれば，吸引量のうち半量は皮下脂肪，もう半量は局所麻酔薬を排出できると考えています．

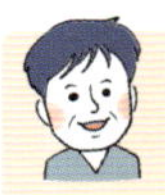

カニューレの刺入孔はどこに開けていますか？

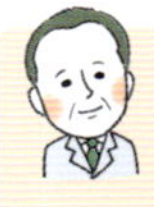

吸引する部位によって異なりますが，上腹部では乳房下溝と臍，下腹部では鼠径部の溝と臍からアプローチしています．

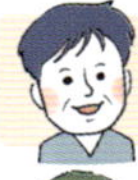

吸引する層はどのあたりですか？

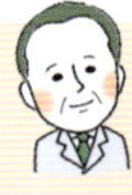

皮下脂肪層のいわゆる中間層をメインに吸引していますが，下腹部はたるみやすい部分ですので，この部分は浅層脂肪吸引をします．

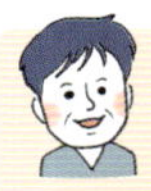

上腹部の脂肪は硬いので，カニューレ操作が難しいですね．先生はどうやって吸引していますか？

図9

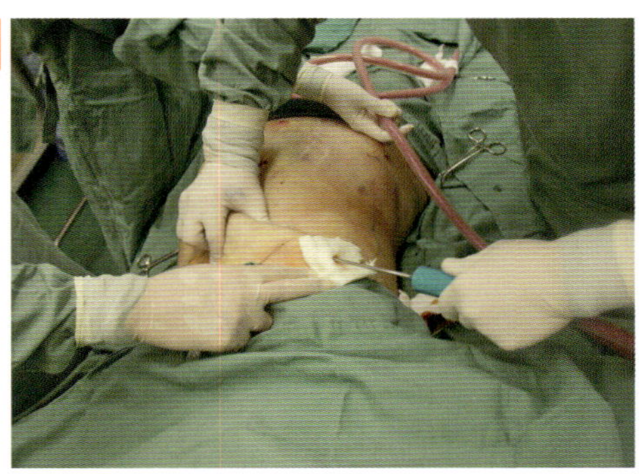

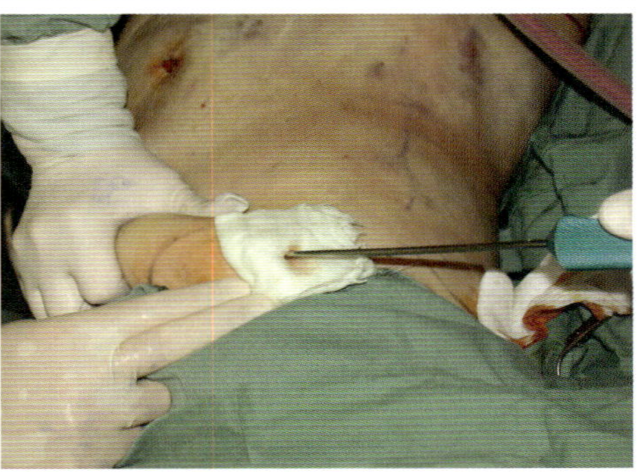

脂肪吸引
吸引はアシストハンドに力がいる．必ず掌内にカニューレが握られた状態でカニューレを前後する（これが安全に吸引する最重要ポイント）．

図10

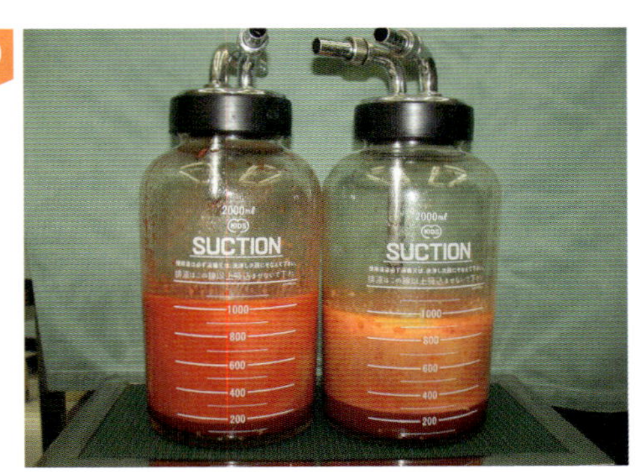

吸引脂肪（1,800 mL）
全量で1,800 mLの吸引ができた．

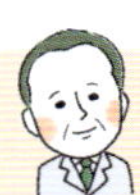

上腹部が硬いのは，脂肪を支えている線維組織が密に肥厚しているためですね．吸引する前に，体外式機器で超音波処理をしておくと，軟らかくなって吸引操作が容易になります．また吸引の際には，まず太いカニューレである程度脂肪層を

ハニカム(honeycomb)の状態にしてから，徐々に細いカニューレに変更して吸引すると良いですよ．

4 テーピング(図11)

術後のテーピングは非常に重要で欠かせません．約1週間は弾性絆創膏テープでしっかり固定します．そうすると，皮下出血痕の予防もできます．

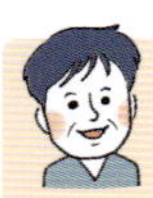

テーピングをしないで，弾性包帯だけの圧迫ではダメでしょうか？

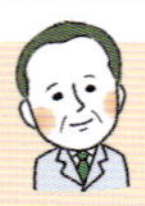

腹部は日常生活上で前後・左右・回転など動かす方向が多い部分なので，弾性包帯だけの固定ではどうしてもズレが生じてしまいます．理想のbody contouringを得るためには，脂肪吸引術後に安定した均等な圧迫固定が必要ですので，特に腹部の脂肪吸引ではより一層テーピングが重要であると考えています．

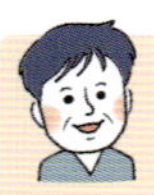

それでしたら，ボディスーツでも良いですか？

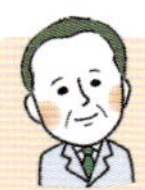

そうですね，ボディスーツやウエストニッパーなどで安定した均等な固定が得られるのであれば，それでも良いと思います．しかし，人によって腹部のサイズや形状はさまざまですので，部分的に既製品では合わない可能性があります．かといってオーダーメイドして，患者さんに余分な金銭的負担をかけたくない気持ちもありますので，私は弾性絆創膏テープを使用しています．

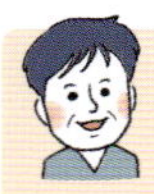

弾性絆創膏テープは刺激によって皮膚がかぶれてしまう人がいるので，私は皮膚に直接テープを貼ることはしていないのですが？

図11

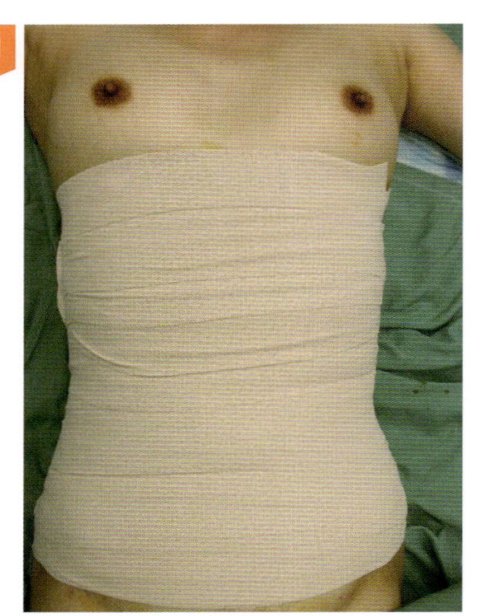

テーピング
2重3重にしっかりと巻く．

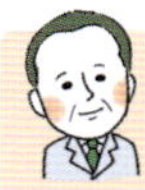

無理して長期間貼っておくと刺激性接触皮膚炎によって，水疱形成や表皮の壊死を起こしますので注意が必要です．術後は2～3日目に来院してもらいますが，掻痒感が強いようなら，その時点でテープを除去して弾性包帯とガードルで固定します．

5 術後の指導(図12，13)

患者さんには，「脂肪吸引で苦労してスリムになれたのですから，“ダイエット”をすることも努力目標にすると，もっともっと良い結果が得られますよ」という指導をすることも大切です．

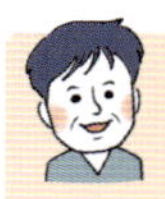

この患者さんのご年齢は，おいくつくらいの方なのですか？

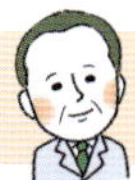

38歳の患者さんです．

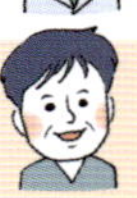

え？　そのご年齢だと術後の皮膚のたるみが心配ですけど，ぜんぜんないですね．何でですか？

図12

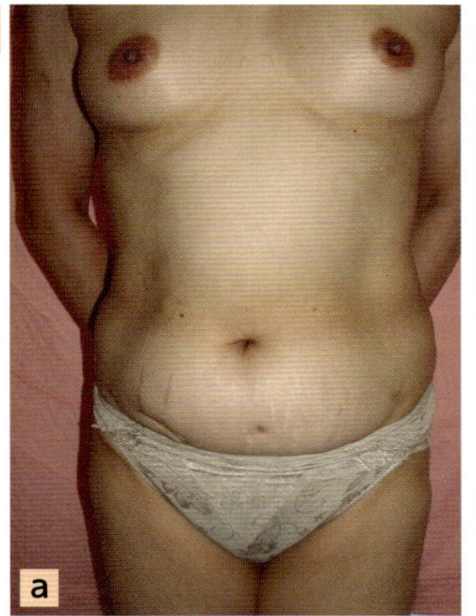
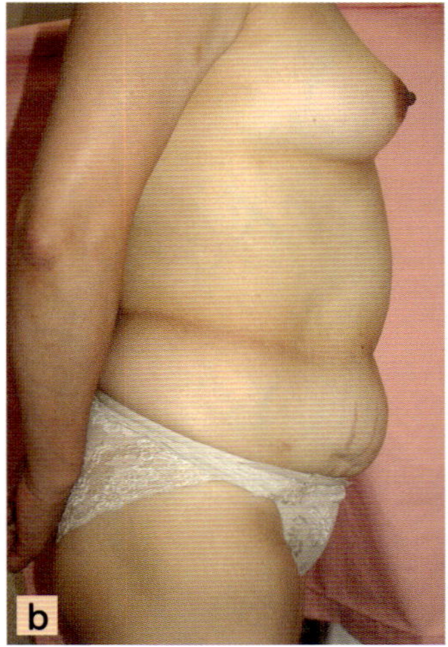
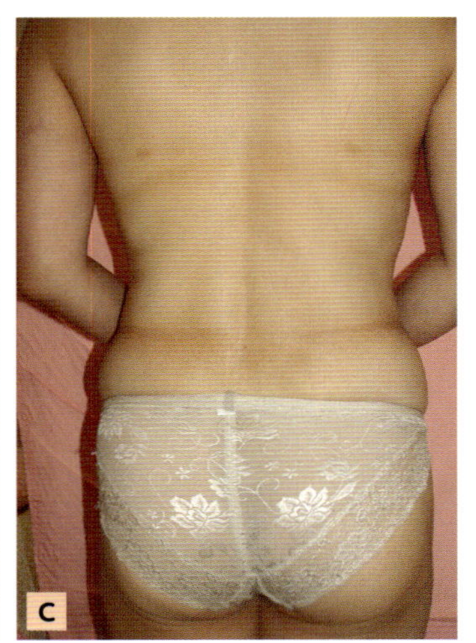

術前の状態
a：正面．b：側面．c：後面．

図13

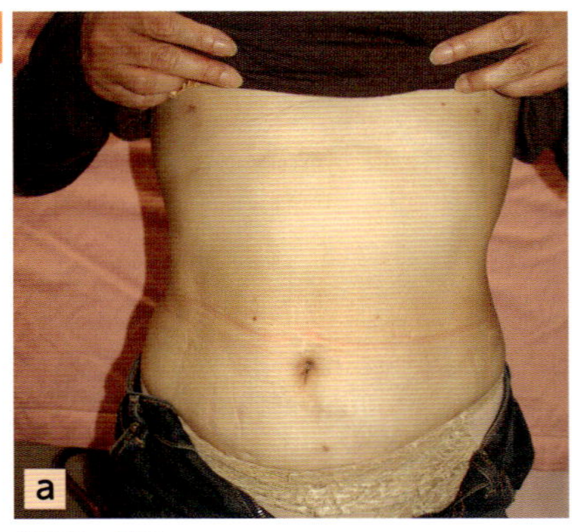
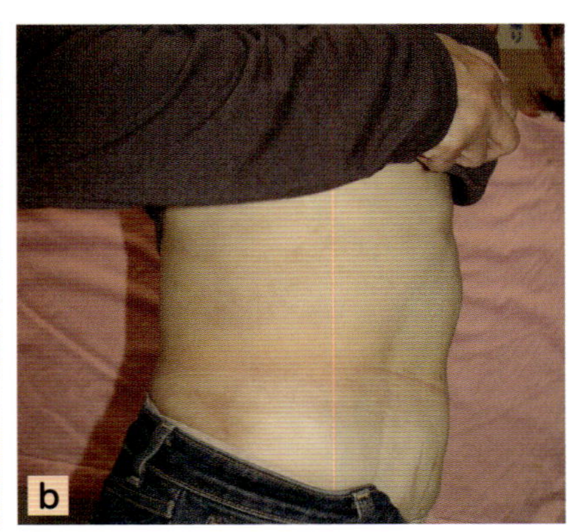

術後2ヵ月半
a：正面．ウエストが引き締まっている．b：側面．腹部の前面もかなり引き締まってきたが，あと2〜3ヵ月でさらに引き締まる．

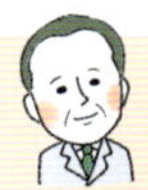

腹部でたるみやすいところは下腹部なので，その部分は丁寧に浅層脂肪吸引をします．その際に注意することは，表面に凹凸を残さないように，
①細いカニューレを使用する
②交叉吸引を行う
③十分量のTumescent液を注入する
ことが大切ですね．

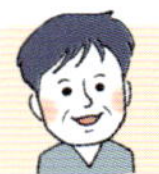

術後2ヵ月半でずいぶん細くなりましたね．このような良い結果を出すためのコツは何でしょうか？

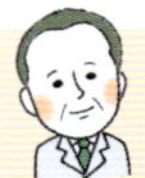

腹部の脂肪吸引は，手術だけでなく術後の指導が大切ですね．適切なダイエットや運動を指導することが効果的で，かなり良い結果を得ることができます．

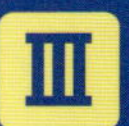

大腿殿部

重要度 ★★★　難易度 ★★★

いとぐち

大腿殿部の外観を整える脂肪吸引では大腿殿部の外側と内股を中心に吸引をすることになります．それに膝部の内側まで整えると最良の結果が得られます．ただし，あくまで全体的な彫刻で外観を整えることを考慮に入れる必要があります．

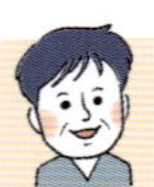

大腿部の脂肪吸引は，吸引部位が前面・後面・内側・外側と多部位にわたるため術中の体位変換が必要になりますよね．また吸引範囲が広く吸引量も多いので，手術が終わると，もうヘトヘトです．このような体力勝負の手術に打ち勝つためには，どうすれば良いでしょうか？

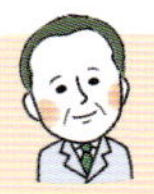

脂肪吸引術において，手術操作の労力を必要最小限にするためには，局所麻酔薬の注入後に超音波処理をすると良いです（「II 腹部」参照）．
吸引管をストロークする際の抵抗が少なくなるので，体力は温存されますよ．決して「楽をするため」ではなく，余力を保持して手術を行うことが良い結果につながります．

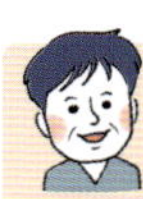

形の良い大腿部に仕上げるために，先生が重要視している点は何でしょうか？

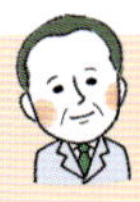

他の部位の施術と比較して，私が大腿部脂肪吸引術で気をつけていることは，以下の3点です．

①連続する部位とのバランス
「太ももだけ細くすれば良い」というものではありません．大腿部の上下，特に殿部とのバランスを考えることが重要です．場合によっては殿部の脂肪吸引も必要になるケースがあります．

②3次元的なcontouring
大腿部は円筒形ですので，平面としてではなく前面・後面・内側・外側の各部位の形状が良くなるように仕上げることが重要です．

③左右の対称性
両側ともに均等な形状になるように，手術中には常に状態を確認しながら，吸引操作を行うと良いです．

手術法

1 吸引範囲のマーキング（図14）

殿部，大腿外側，大腿前面，大腿内側，膝部内側にマーキングを施し，どれくらいの皮下脂肪が吸引できるかをイメージしておきます（ただし，最初から吸引量がわかるわけではないので，それは経験がものをいいます）．

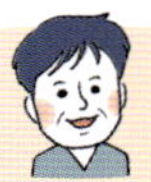

デザインの際に注意するべきことは何でしょうか？

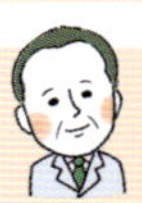

大腿部の形状は円筒形ですので，前後左右さらには上下のバランスを考えて，吸引するべき範囲と量を決めていくことですね．

図14

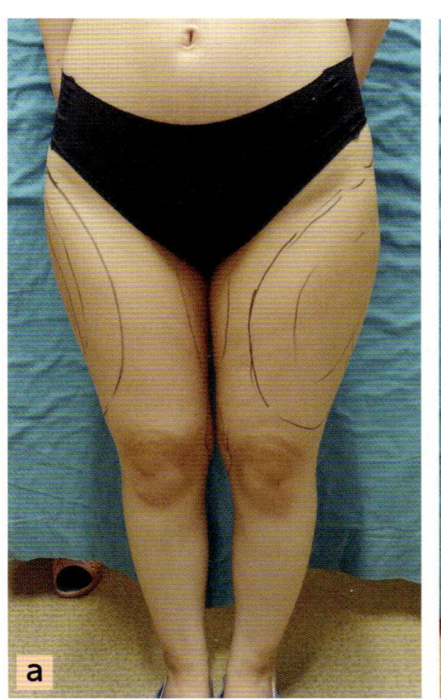

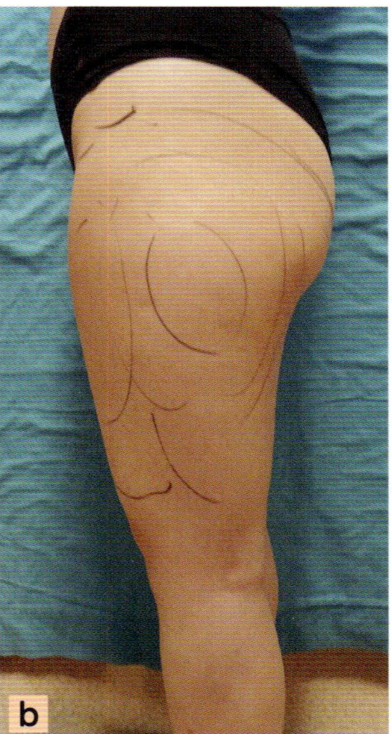

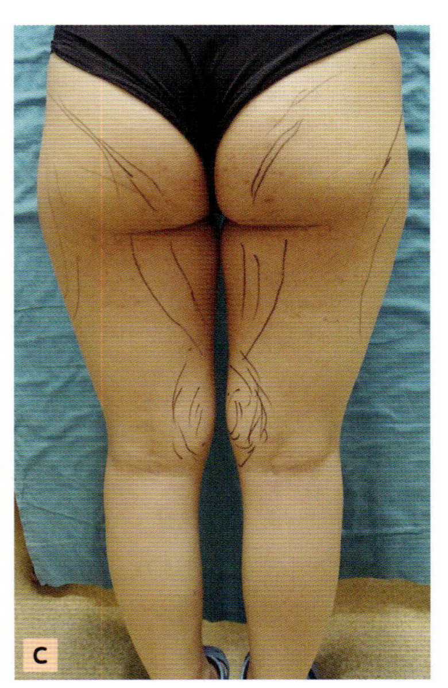

デザイン
a：正面．b：左側面．c：後面．

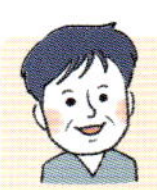

マーキングするところは，具体的にどの部分になりますか？

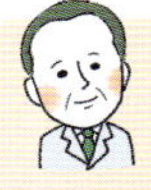

大腿前面・後面・外側・内側，さらには殿部・膝部内側にマーキングをします．その際には，触診のあと，どの部分からどれくらいの量の皮下脂肪が吸引できるかをイメージしておくと良いでしょう．

2 局所麻酔と鎮静薬

局所麻酔薬は極量の2倍を準備して，それに生理食塩水を加えて，800〜1,000 mLとします．

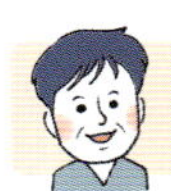

麻酔はどのように行っていますか？

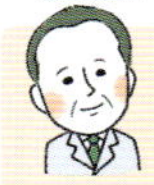

主に局所麻酔で行っていますが，鎮静薬を併用します(「Ⅱ 腹部」参照)．麻酔薬は極量の2倍を準備して，それに生理食塩水を加えて，800〜1,000 mL とします．

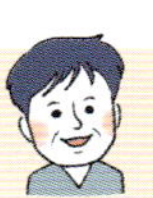

局所麻酔薬注入時に気をつけていることはありますか？

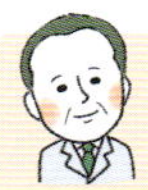

なるべく痛みが少なくなるように，初めは皮下脂肪の中間層に緩徐に注入します．そのあとは皮下脂肪の厚さに応じて，浅層から深層まで段階的に丁寧に注入すると良いですよ．これがフェザリング効果になり，このあとの吸引操作が容易になります．

3 脂肪吸引(図15)

3 mmのカニューレを用いて丁寧に吸引します．吸引はあくまで局所的にむらのないように常に全体を見ながら行います．脂肪吸引量は，局所麻酔をした量の約半分を吸引することを目安とします．逆に局所麻酔薬の量の半分は吸引できると想像することは妥当な量でもあります．

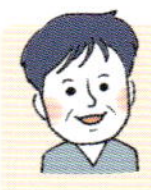

大腿部の前面・後面・内側・外側のそれぞれについて，吸引する際に気をつけることはありますか？

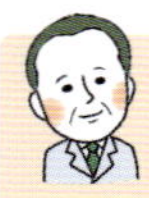

まず前面部ですが，ここは大腿直筋の筋膜が厚いので，表面の凹凸が目立ちやすいところです．以下のことに気をつけて，丁寧に吸引操作を行うことが大切です「Ⅱ 腹部」参照）．
①細いカニューレを使用する
②交叉吸引を行う
③十分量のTumescent液を注入する

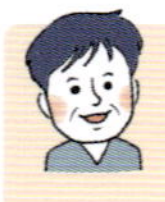

後面を吸引する際に注意するべきことは何でしょう？

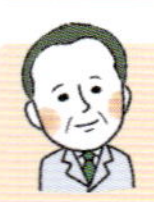

後面を過剰に吸引すると，お尻が垂れてしまいます．大腿後面の上の部分はお尻を乗っけている土台になりますので，殿部との境目は吸いすぎないように注意が必要です．局所の状態にもよりますが，実際には殿溝より2横指程度尾側の皮下脂肪は，ほとんど吸引しないことが多いですね．

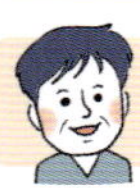

外側部はありますか？

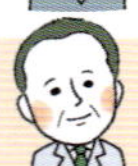

ここは前面と同様に筋膜が厚いので，表面の凹凸に気をつけて吸引する必要があります．術前に大腿と骨盤の形状を観察して，横幅が最も大きい部分をマーキングします．その部分を含めて，大腿外側の尾側部分を吸引すると，最大横幅の位置が頭側になるので，細くなるだけでなく足が長く見えますよ．

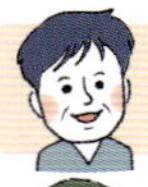

内側部を吸引するときの注意点は？

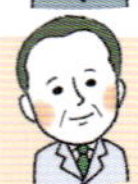

大腿内側部は，「上」「中」「下」の3つの部分に分けて考えます．カニューレを鼠径部から刺入した場合，3つのうち「中」の部分が吸いやすいのでそこだけ吸引しすぎると，立位で「気をつけ」の姿勢をとったときに隙間があいて，「O脚」のような足になってしまいます．大腿内側部の脂肪吸引は，やりにくい「下」の膝部内側から先に行い，次に「上」の部分を吸引しますが，この「上」の部分を吸引不十分にならないように十分注意します．最後に両側の膝を立てた状態にして内側部の形状を観察しながら，「中」の部分から必要量の吸引を行います．それともう1つ，ここはたるみが目立ちやすい部分ですので，浅層脂肪吸引を丁寧に行うことが重要です．

図15

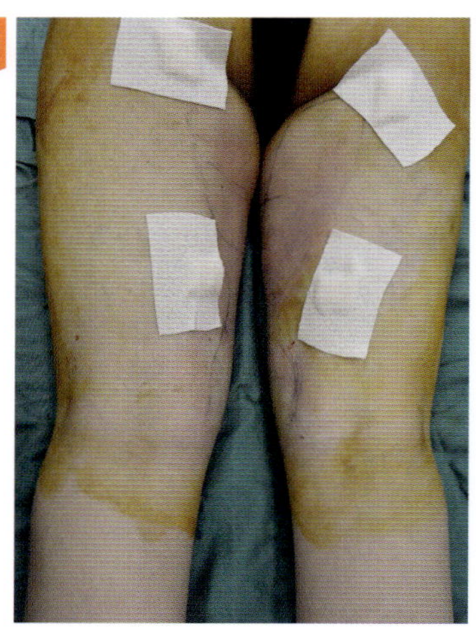

術後（後面）
後面内股の脂肪吸引は特にしっかり吸引する．

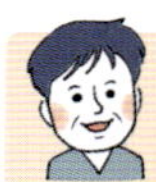

なるほど，3つの部分は「下」⇒「上」⇒「中」の順で，状態を確認しながら吸引すると，「中」の部分を吸いすぎることがなくなりますね．でも私は，ついついやりやすいほうから先に手をつけてしまうことがよくあります．

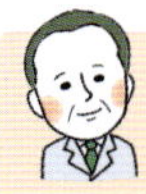

一連の手術操作は「やりにくい部分から先に行う」という原則があります．例えば口腔内などの閉鎖空間での縫合処置は，縫いにくい奥の部分から先に行い，徐々に手前に向かって縫っていきます．手前から先に縫ってしまうと，入り口が狭くなるために，奥のほうがさらに縫いにくくなってしまいますよね．
まあ手術に限らず，物事は「嫌なこと」「苦手なこと」「難しいこと」から先に片付けてしまったほうが，そのあとの処置が容易になることも多いですね．

図16

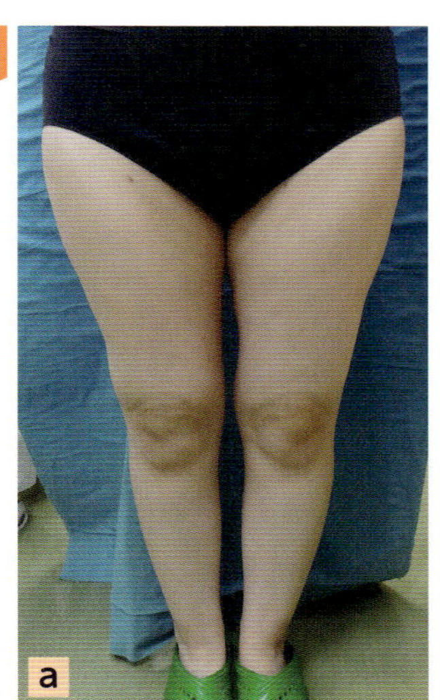

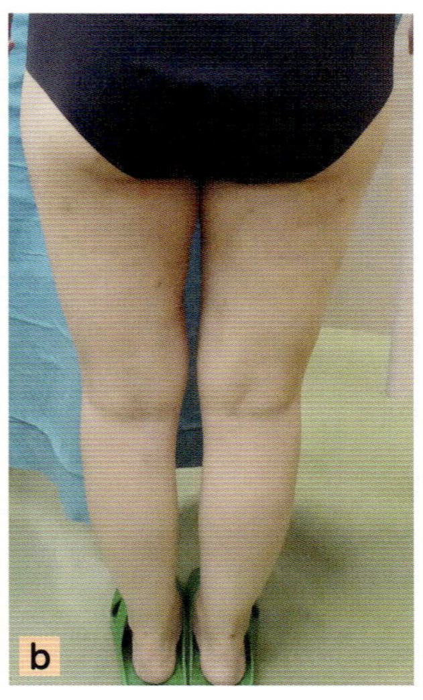

術後5ヵ月
大腿内側と膝の内側を追加吸引.
a：正面．b：後面.

図17

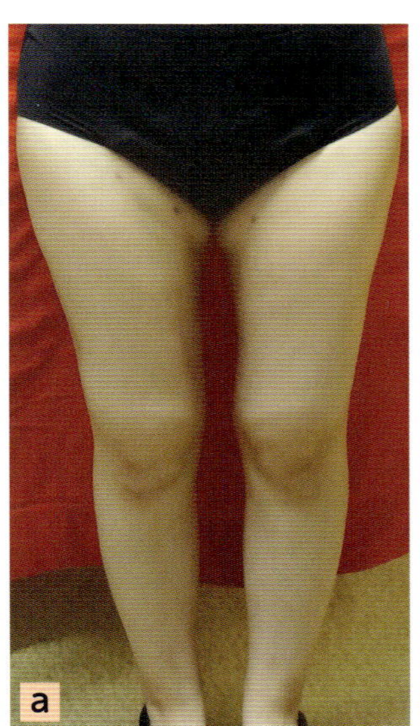

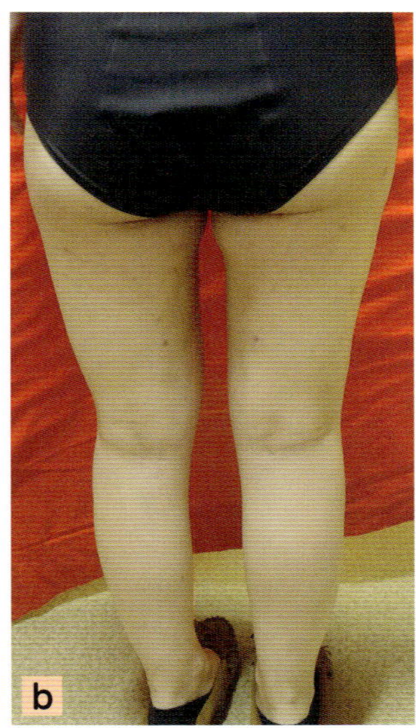

2度目の脂肪吸引術後1ヵ月半
a：正面．b：後面の内側プロフィールが整った.

4 閉創，テーピング

テーピングは弾性絆創膏テープを用いて，吸引部位よりも広くしっかりと固定します.

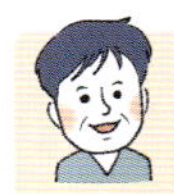

テーピングの固定は，どのくらいの期間するのでしょうか？　他の固定法は必要ありませんか？

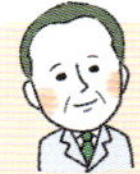

上半身に比べて下半身は浮腫の状態が長引くことが多いので，術後早期に適切な固定を行うことはとても重要です．テーピングの固定に併用して，ガードルやストッキングによる圧迫固定します．テーピングの固定期間は原則1週間程度ですが，ガードルの固定は無理のない程度で，術後2ヵ月間くらいはしておくことが望ましいですね.

5 術後ケア（図16，17）

術後の追加吸引については，初心者が特に吸引不十分のときに追加吸引を行いたい部位として，大腿内側と膝の内側部があります.

- ✓ まず外観を観察して吸引範囲を決める．
- ✓ 触診によってどの程度の脂肪が吸引できるかを見極める．
- ✓ 吸引脂肪の２倍量の局所麻酔薬を注射することが原則である．
- ✓ 吸引ムラが残らないために，常に外観を観察して彫刻であることを忘れないことが最重要である．

美容外科よもやま話②

美容外科の“二刀流”：左右両刀使い

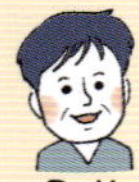
Dr.K

「先生，脂肪吸引の手術のときに，患者さんの体位や術者の立ち位置によっては，利き手で吸引することが難しいことがありませんか？」

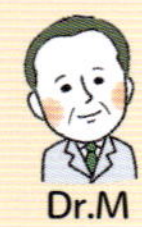
Dr.M

「そうですね，大腿部の脂肪吸引のときなど，患者さんの右側の内側部は術者が吸引管を右手でストロークするのが難しいときがありますね」

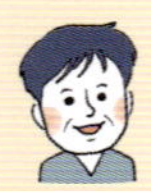

「そのようなときは，どうするのですか？」

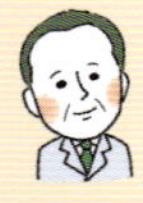

「私は右手を吸引部位に当てて，吸引管を左手に持ち替えて吸引します」

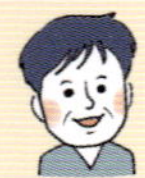

「ハサミや注射器も左手で使うことがありますか？」

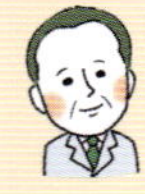

「状況によって手術操作が容易になるときには，左手で行いますね．ただしハサミは指先に入れる力が左右で逆になりますので，注意が必要ですね．左利きの美容師さんや理容師さんは，動刃と静刃が逆になっている左手用のハサミを使われている人もいらっしゃいますよ」

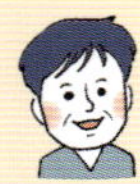

「先生が，逆手でできることは，他にどんなものがありますか？」

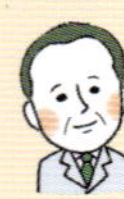

「では，この便箋に書いてみますね（スラスラスラ）…こういうのはどうですか！」

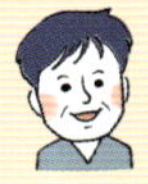「？？？なんて，書いてあるんですか？？？」

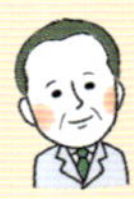「鏡像文字なので，用紙を透かして裏から見ると良いですよ(**図1**)」

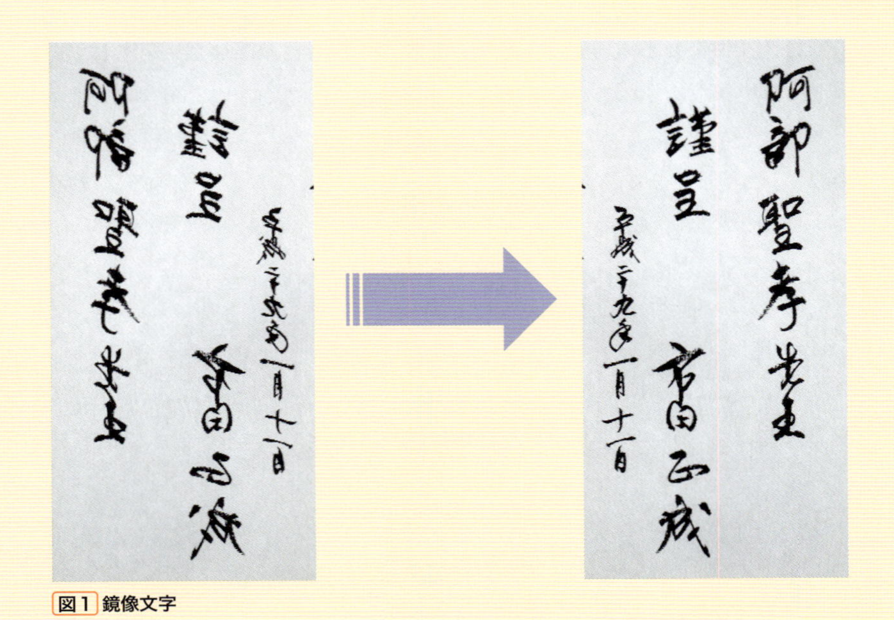

図1 **鏡像文字**

*鏡像文字とは左右を反転させた文字のことです．鏡像文字で文章を書くと文字の進行方向も左右逆になるので，用紙を裏側から透かして見たり，あるいは鏡に映して見ると正常な形の文字，元の方向の文章として読むことができます．

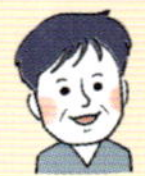「スッ，スゴイです，先生！　左右両刀使い，美容外科医としての二刀流ですね！」

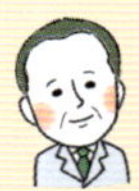「ま～ね～(少しご満悦)，でも阿部先生だって，美容外科医と麻酔科医の二刀流ですよね」

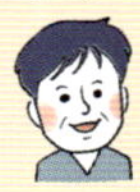「え～まぁ～(完全に満悦至極)，ありがとうございます」

(^▽^;)　チャンチャン

(阿部聖孝)

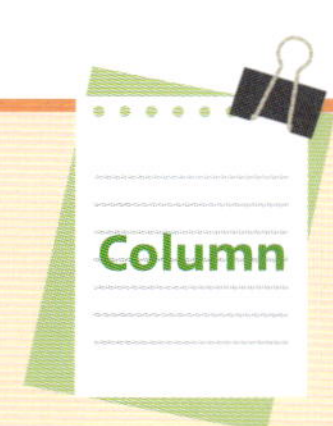

脂肪吸引術と脂肪注入術
脂肪注入術が脂肪吸引術に比べて広く普及しないわけ

その答えは単純に言って，結果に大きな差が出るからです．脂肪吸引は吸引した脂肪に比例して確実に結果が出ます．表面に目立った凹凸がなければ良いだけです．

ところが，脂肪注入は術者と方法によって結果が異なります．単純に注入すれば良いというわけではないという難しさ，複雑さがあるのです．それが普及しない大きな理由なのです．かつて脂肪吸引術は危険ではないということが判明して，待ちわびていた多くの美容外科医が脂肪吸引術に飛びつきました．そして普通にそれなりの成果を得ることができました．2年も経つと，全世界の美容外科医が実行してそれなりの結果を出すことができました．それくらいの普及率でした．

ところが，その採取脂肪を脂肪注入術に用いるという段階になると，ちょっと状況が違ってきました．実行してみると，脂肪吸引術と全然勝手が違うことに気がついたのです．ほとんどの美容外科医が2～3例経験しただけで，「これはあかん！　こんな厄介な手術はうちではやめとこ」となってしまいました．当時同じように脂肪注入術を実行した私の感想ですが，脂肪吸引術と比較してあまりに煩雑な施術であることに気がつくのは無理もないことだとは思いました．脂肪吸引術の感覚で「脂肪を注射すれば良いのだろう」と安易に考えて実行した美容外科医が，あまりに技術的に煩雑であることに気がつくには2～3例実行すれば十分でした．

ところがこの脂肪注入術が煩雑であるがゆえに，逆に興味をそそられた美容外科医がほんの少数いました．その少数の美容外科医の一人が筆者でもあったのです．煩雑な施術がうまくいけば素晴らしい結果を得られる手術であることを予想できたのです．それはそれほど自慢できることだとも思いませんでしたが，意外に他の美容外科医が敬遠してやらない人が多いものですから，余計にファイトが湧いてきたのです．あまり人のやらないことほど興味がわくのは，私のあまのじゃく的性格なのかもしれません．

（市田正成）

重要度★★★　難易度★★☆

1 豊胸術

市田正成

この手術法の適応

- 胸を大きくしたいという願望がある人，確実にボリュームを増したい人はシリコンバッグによって，希望の容量のバッグを挿入する方法を選択します．
- 異物を挿入することに大きい不安を持つ人には，脂肪注入が適応になりますが，それには患者自身に脂肪を吸引採取するのに十分な皮下脂肪の蓄えがあることが必要条件となります．

概要

- 手術はシリコンバッグという異物による豊胸か，自前の脂肪を吸引して注入する豊胸かの手術法の選択になります．

I シリコンバッグによる豊胸術

重要度★★★　難易度★★☆

いとぐち

乳房が大きいということは女性にとっては理屈抜きに自信につながります．もちろんこれは価値観の差があり，また，本人の希望も千差万別であるものですが，巨大な乳房がもてはやされることはあまり時代に左右されない事実ではあるようです．

シリコンバッグによる豊胸術は，あらかじめ希望を聞き，打ち合わせた大きさのシリコンバッグを皮下から大胸筋下に挿入して乳房を大きくする手術です．

もう１つの方法である脂肪注入は，腹部や殿部から自分の皮下脂肪を吸引し，その脂肪を注入できるように処理して乳房に注入して，胸を大きくする方法です．どちらの方法も一長一短です．

バッグを挿入する方法は，目的の大きさの乳房ができるのですが，バッグの周囲の出血，血腫が原因で線維化が起こります．また，異物を嫌う体質も結果に影響して，カプセルが硬く取り囲み，外観上不自然であったり，硬く触れるようになったりする可能性があり，理想的な出来栄えとは言えないこともあります．

また，脂肪注入による豊胸術は，採取できる十分な脂肪がなければならないこと，注入脂肪がすべて生着するわけではないこと，しこりができる可能性，感染の危険性などがあります．注入の成果にも個人差があります．もともとの乳房の皮膚には容量というものがありますので，脂肪がいくら大量に採取できたとしても，一度の手術（脂肪注入）でいくらでも注入できるわけではありません．

ここではまずシリコンバッグによる豊胸術について解説します．

手術法

❶ バッグの選択（図1）

これは患者の希望を考慮に入れて決めることになりますが，術者の信条からすると，250 mLのバッグが最大で，それ以上大きいバッグは勧めたくない気持ちが強いです．さらに大きい乳房を希望する人には「いくら大きいものでも大丈夫」という巨乳を作るのが得意なクリニックを紹介することにしています．

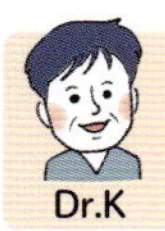

大きいサイズのバッグは，どうしてダメなのですか？

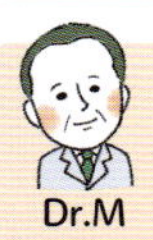

理由としては，まず合併症を回避するためですね．大きなバッグを挿入するためには，剥離範囲を大きくする必要があるので，手術中は出血のリスクが高まり，術後の被膜拘縮を起こしやすくなる印象があります．あとの理由としては，やはり整容的な意味ですよ．手術前は勢いで大きくしたいと思っても，ご本人の体型にそぐわないサイズのものですと，あとで後悔することになります．

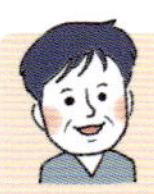

でも，逆に「もっと大きいのが良かった！」と後悔する患者さんもいるんじゃないですか？

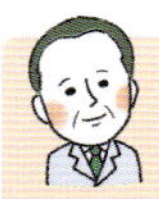

ほとんどそういうケースはありませんが，術前のカウンセリングが大事ですね．どうしても大きいサイズを熱望される方には，前述したように，他院をお勧めします．

図1

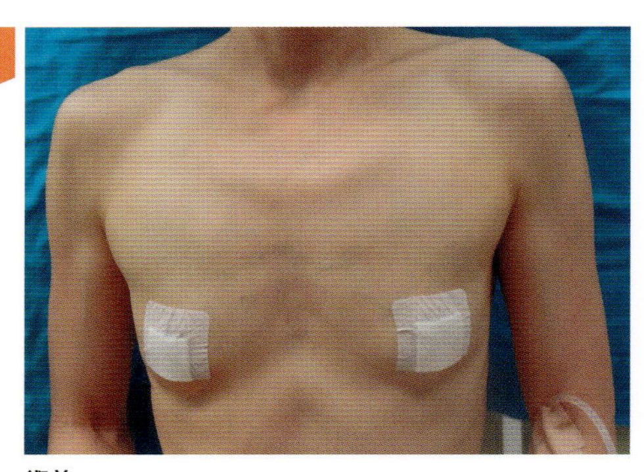

術前

図2

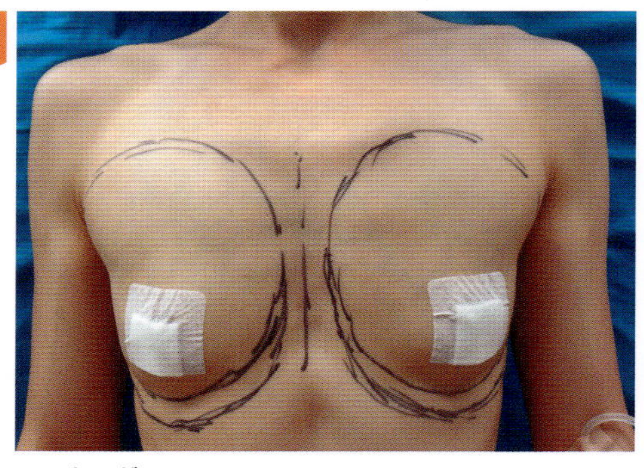

マーキング

❷ 麻酔

局所麻酔＋鎮静薬，または全身麻酔を行う．

❸ 皮膚切開，剥離

あらかじめマーキング（図2）しておいた範囲を，大胸筋下まで鈍的に剥離します．

動画①

動画②

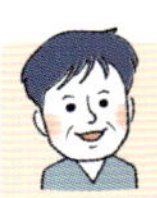

バッグを入れる層は，大胸筋下と乳腺下のどちらが良いのですか？

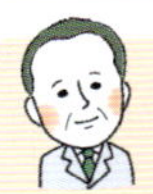

この手術を受けられる患者さんは痩せている人が多いので，大胸筋下に挿入するケースが多いですね．皮下の軟部組織が少ない場合，乳腺下に入れるとリップリングやウェービングが目立ちやすくなります．またラウンドタイプのバッグですと，頭側の立ち上がりが急になるので不自然な形になります．でも最近のコヒーシブシリコンバッグのアナトミカル（ティアドロップ）タイプは，その形状にさまざまな種類があるので，患者さんの体型に合っているものであれば，乳腺下に入れるケースも増えてきましたね．

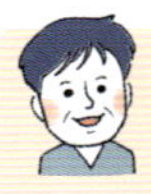

剥離の際に注意するべきこと，特に先生が気をつけているポイントは何ですか？

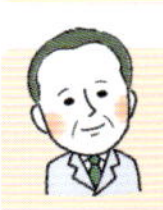

剥離範囲は広めに行って，十分なスペースを確保することですね．一応の目安としては，バッグの輪郭から側方は3 cm，下方は約2 cm，上方は約4 cm程度，左右差のない広めの剥離を目標としています．

4 吸引ドレーンの挿入

皮膚切開部位の周辺に動脈出血がないこと，さらに周辺の剥離部位に太い血管からの出血がないことを確認したのち，持続吸引チューブを剥離部位周辺に沿って挿入してセットします．

動画③

5 バッグの仮挿入

テスト用に少し小さめのバッグを挿入して，最終的に剥離範囲に左右差がないかの確認をします．そして，問題ないということがわかれば本格挿入を行います（図3，4）．

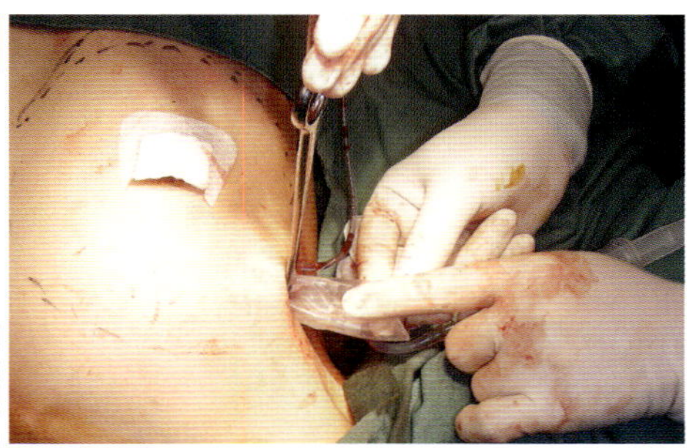

動画④

バッグの挿入①
生食バッグを腋窩に入れた4 cmの小孔から挿入開始．

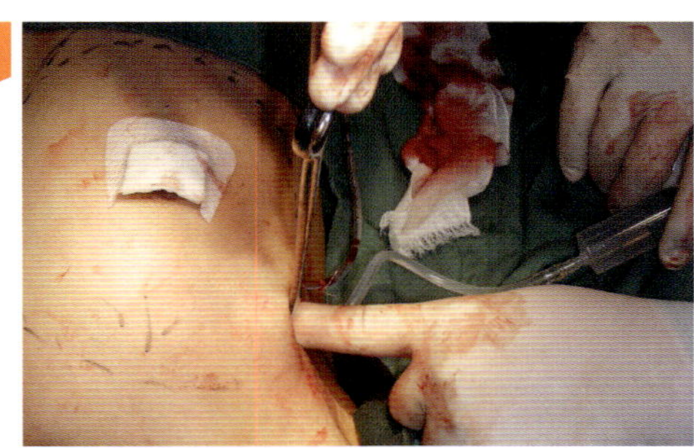

バッグの挿入②
バッグ挿入．

創の閉鎖：最深層を4-0ナイロン糸で2針，皮下を5-0ナイロン糸で2，3針，皮膚を6-0ナイロン糸にて閉鎖します（図5）．

6 術後のドレッシング

原則として術後2日でドレーンを抜去します．この時点からマッサージを開始します．最初から強いものではなく，まずは剥離範囲周辺に癒着がなく予定の剥離部位が保たれていることの確認の意味合いでのマッサージです．

その後も患者さんにマッサージの指導をしますが，抜糸がすむとマッサージは次第に強くしていきます．

7 術後ケア

患者さんへのマッサージの指導などが最も重要なところです（図6）．

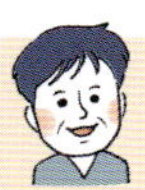

やはり術後のマッサージは必要なのでしょうか？「バッグ表面がテクスチャードタイプの場合，マッサージはいらない」と聞いたことがあるのですが…？

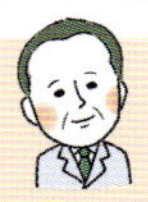

確かに，テクスチャードタイプのバッグは被膜拘縮を起こしにくいので，マッサージをしなくても良い結果が得られるケースがありますね．しかし術後は周囲からの癒着によって，剥離したスペースは徐々に狭くなっていくので，やはりマッサージが必要となるケースも少なくないですよ．まあ，術後の経過を観察しながらですが，どのような種類のバッグを入れたとしても，マッサージは絶対に必要だと思います．

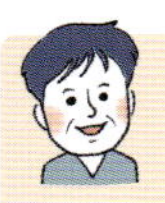

マッサージの具体的な方法と頻度など，先生のやり方を教えてください！

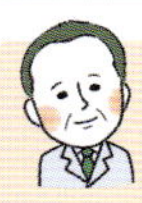

マッサージの意味は，剥離をして作ったポケットが狭くなろうとする拘縮力に逆らうために行うものです．具体的には，ポケットの中央部，外側部，最上部，最下部と，4方向に広げる操作を各部位5〜8秒間ぐらい行います．その際，剥離が不十分と思われる部位には意識して広げるために，時間を延長して剥離します．頻度については，週に1回を2ヵ月程度かと思います．

8 術後の経過（バッグ再挿入）

術後6年．不注意による打撲によって右バッグが破損し，右の胸部が元通りにしぼんでしまいました（生食液バッグでは水漏れを生じると急速にしぼんでしまいます）（図7）．

破損が判明してからは可能な限り早急にバッグの最挿入手術を行います．本症例ではカプセルの萎縮もなく挿入が完了しました（図8，9）．

図5

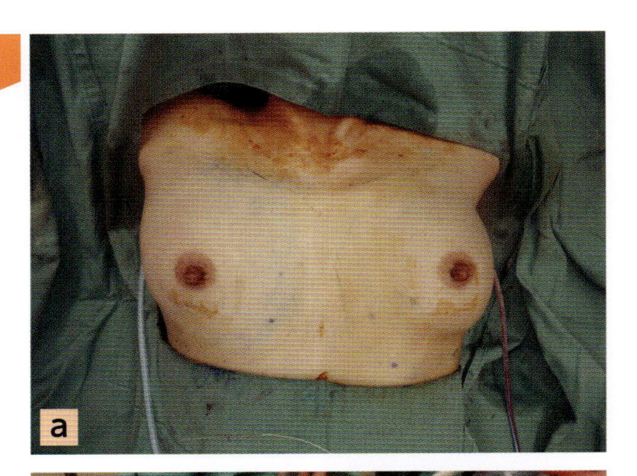

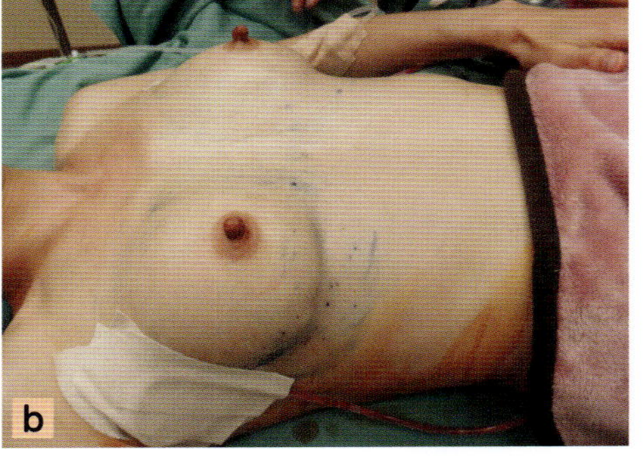

手術終了時
持続吸引チューブを設置した状態で手術を終了．
a：正面．b：側面．

図6

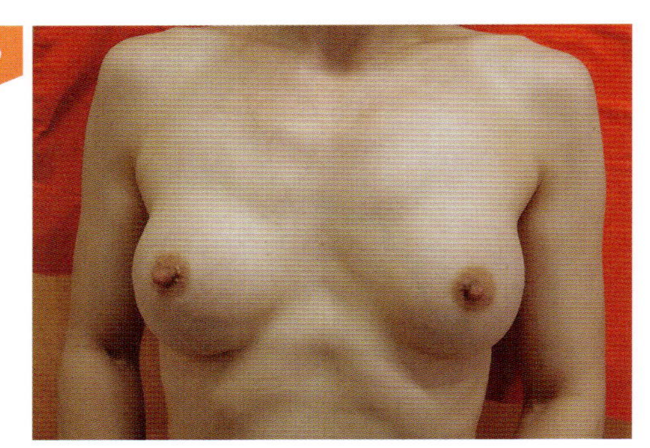

術後1ヵ月（正面）

図7

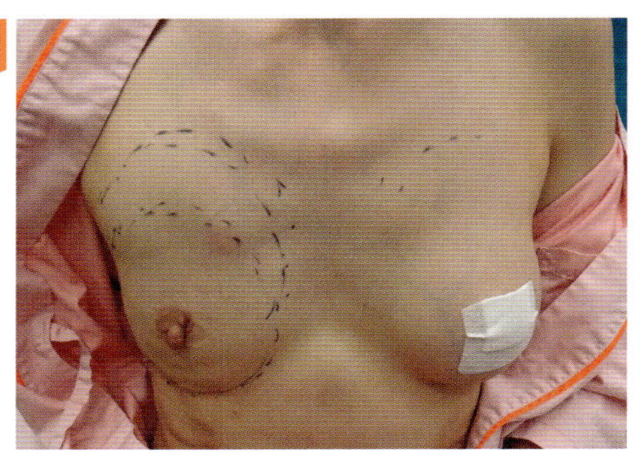

術後6年目に右バッグ破損

図8

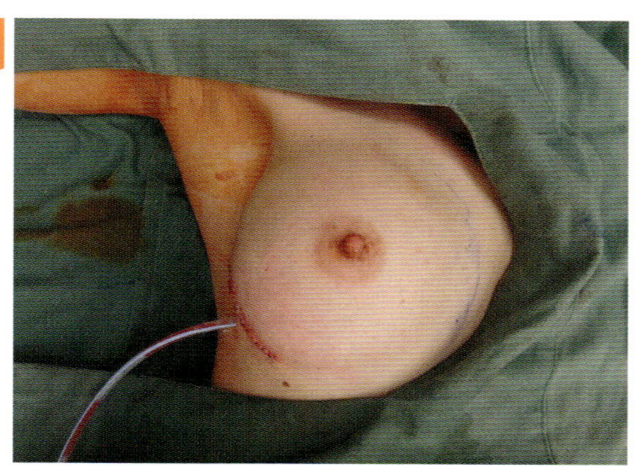

右乳房にバッグ再挿入
破損後1週間以内に再手術を行うため，バッグの周囲のカプセルはそのままで装着可能であった．

図9

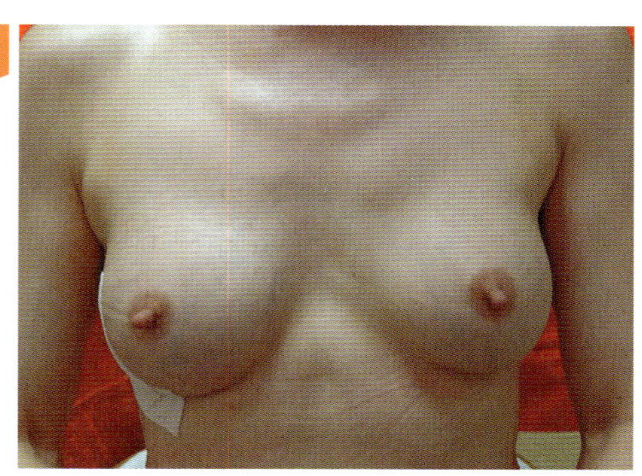

再挿入終了時

- ✓ シリコンバッグの大きさを決めるときは念入りにカウンセリングを行う．
- ✓ バッグの挿入範囲は狭くなりすぎないように径の2倍を目安とする．
- ✓ 皮膚の切開創周辺は特に止血を確実に行う．
- ✓ バッグを挿入したときに，仰臥位では乳頭が水平からやや頭側に上を向いている状態が望ましい．座位では乳頭が下を向く可能性がある．
- ✓ 術後のアフターケアは半年から1年は必要である．

Ⅱ 脂肪注入による豊胸術

重要度 ★★★　難易度 ★★★

いとぐち

脂肪注入による豊胸術は当然必要条件があります．

①脂肪注入に用いるのに十分な皮下脂肪の蓄積があること．その脂肪を吸引して採取しても，脂肪採取部位は十分に外観を整えることができること．

②この手術には第一段階として，美容外科手術としての脂肪吸引術を行うことが必要になります．外観がデコボコになっては美容外科手術の意味がなくなりますから，脂肪吸引術は完全に1つの手術です．

③そして，脂肪吸引のあと，採取脂肪を遠心分離して，破損した脂肪細胞と，局所麻酔液と出血した血液を排除したのち，脂肪注入に用いることができる脂肪を獲得するのです．脂肪吸引した量の約60％が脂肪注入できることになります．

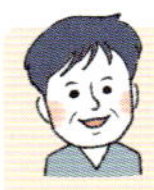

豊胸術には，どのような方法がありますか？

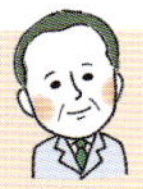

豊胸術の術式として，シリコンバッグ挿入やヒアルロン酸注入，脂肪注入があります．それぞれにメリット・デメリットがありますから，患者さんの希望や局所の状態を観察して，その方にとって最適な方法を選択してください．

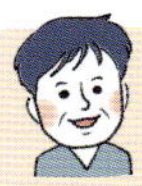

皮下脂肪が少ない患者さんには，脂肪注入による豊胸術はムリですよね？

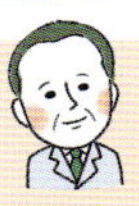

ええ，まあ，通常は他の方法を提案いたしますが…患者さんの希望と状態によっては，脂肪注入を2，3回に分けて行う方法もありますよ．

手術法(脂肪注入の操作)

1 ドナー(脂肪採取部位)と脂肪注入部位のマーキング(図10〜13)

あらかじめ脂肪注入部位と脂肪吸引部位をマーキングします．脂肪注入部位は豊胸術と同様に大きめ(広め)の範囲をマークします．ドナーとなる脂肪吸引部位は，外観の観察を十分に行いマークします．

2 輸液路の確保，抗生剤の静脈注射と鎮静薬の注射

手術の手順として，まず輸液路を確保して抗生剤の静脈注射を施したのち，鎮静薬を静脈から注入します．

3 脂肪吸引と脂肪注入のための麻酔液の準備

エピネフリン(E)入り1％リドカイン(キシロカイン®) 50 mL＋0.25％ブピバカイン(マーカイン®) 50 mLに生理食塩水900 mLを加えて，合計1,000 mLを基本の麻酔液とします．これだけで両側ドナーと乳房に十分な鎮痛効果は得られなくても，静脈麻酔で補うことができるので，手術は可能です．

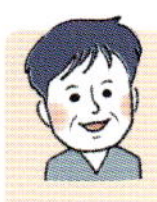

先生が，この手術で使用される静脈麻酔薬の種類と投与量を教えてください．

図10

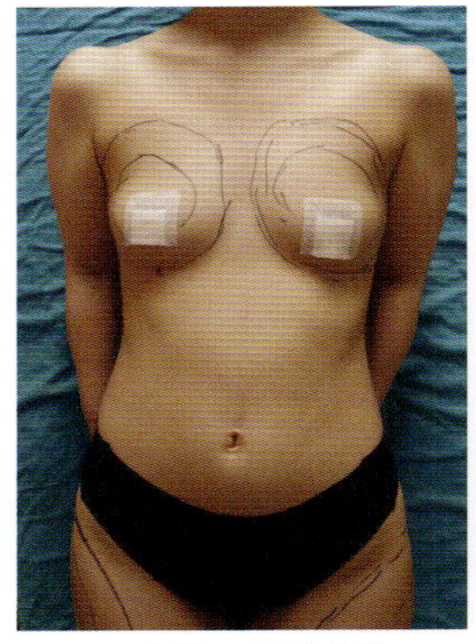

マーキング①：36歳女性
胸部は脂肪注入の範囲．

図11

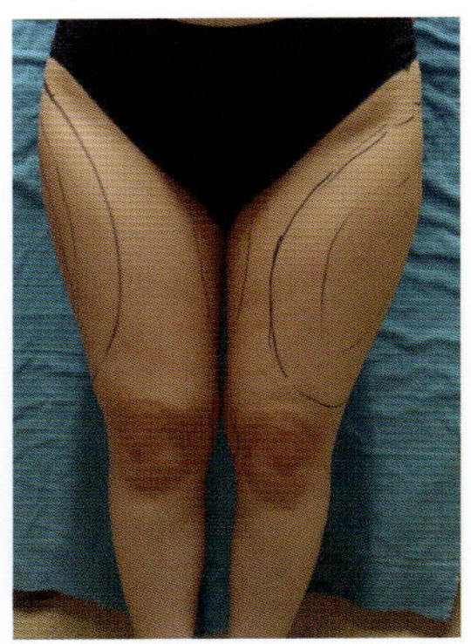

マーキング②
大腿部脂肪吸引部位の正面のマーキング．

図12

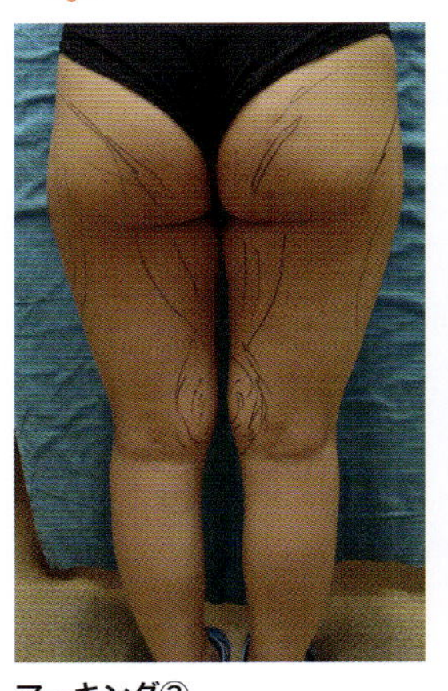

マーキング③
大腿殿部のマーキング．膝関節内側の膨隆部も吸引予定部位としてマーキングする(この部位も重要)．

図13

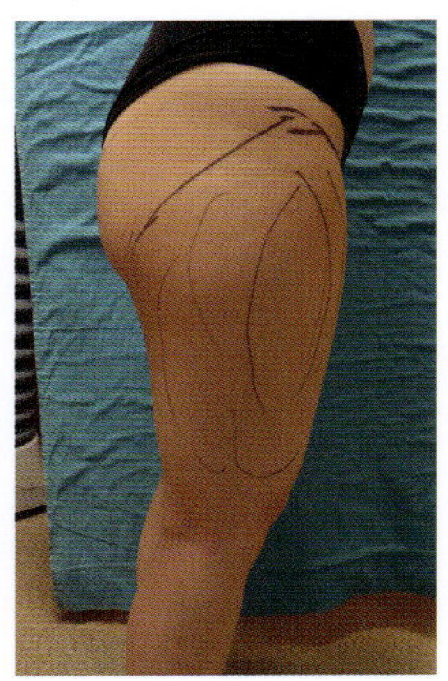

マーキング④
大腿部右側面のマーキング．

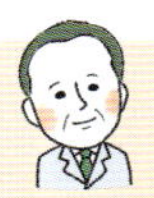

だいたいの目安ですが，ドナー採取の脂肪吸引と胸部への脂肪注入を含めた，1回の手術全体で，鎮痛薬はペンタゾシン（ソセゴン®）を15 mgから45 mg程度，鎮静薬はミダゾラム（ドルミカム®）を5 mg程度使用しています．

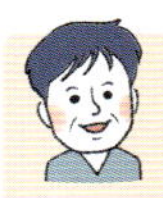

少なくないですか？　全身麻酔で行う必要はありませんか？

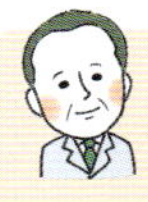

あらかじめ問診時にアルコールに強い体質か弱い体質かどうかを聞き，ペンタゾシンを準備するときに15 mgから45 mgまでを決めることにしています．脂肪吸引は「徹底的に採る」のではなく，ドナーの形状を整えるように必要量だけを採取するので，それほど強力な除痛は必要ありません．また胸部へ注入する脂肪の中には，若干ですが局所麻酔薬が含有されているので，その鎮痛効果が期待できます．もちろん全身麻酔でも良いとは思いますが，私は，この方法（局所麻酔＋静脈麻酔）で問題なく手術を行っています．

4 脂肪吸引部位（ドナー）の局所麻酔と脂肪吸引（図14，15）

この操作で脂肪吸引術という1つの手術を終えたことになり，脂肪注入は第2部の手術とも言えます．

5 脂肪吸引後のテーピング

術後の皮下出血，余分な腫脹を予防するためテーピングを行います．

6 吸引脂肪の遠心分離

吸引脂肪を遠心分離して注入用の脂肪を採取します．遠心分離すると，約40％の容量が減少し，注入に使用できるのは採取した脂肪の60％ほどとなります（片側150～200 mLは欲しいのですが，胸部にそれだけの容量がない場合は最低100 mLとします．それ以上は手術の日を変えて注入します）．

図14

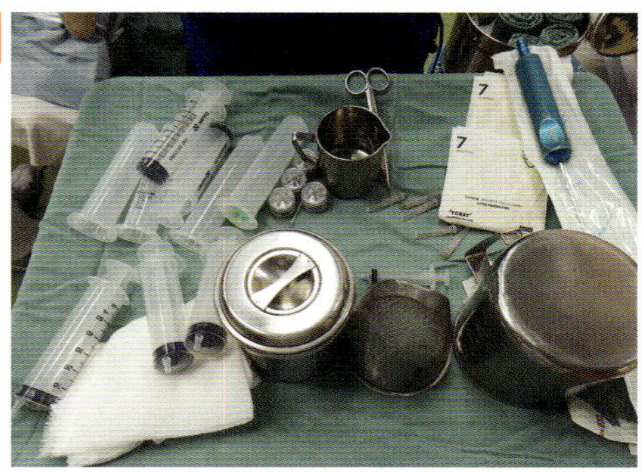

脂肪吸引に準備する器械類

図15

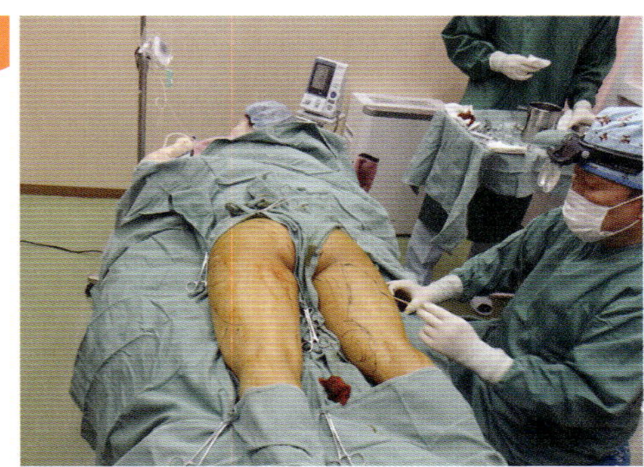

大腿殿部の局所麻酔

図16

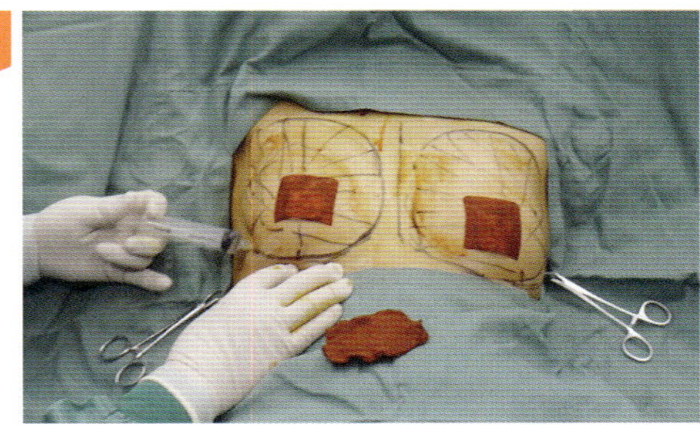

胸部の局所麻酔

7 胸部の局所麻酔（図16）

局所麻酔薬を脂肪注入する範囲をマーキングした外周から下縁まで，そして内縁まで注射します．

図17

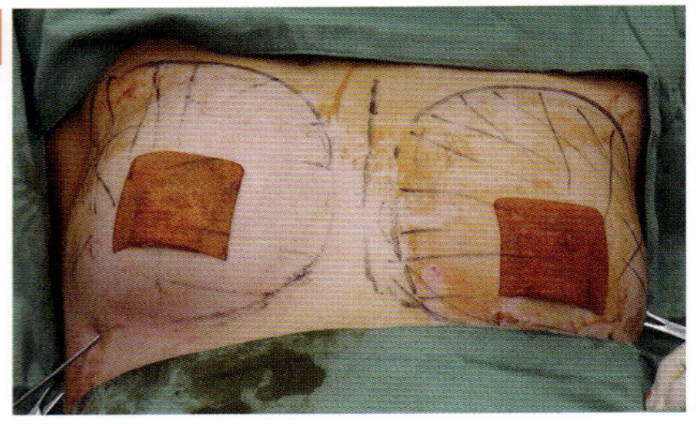

脂肪注入①
脂肪注入の目印となるマーキングののち，右下外側刺入点からの脂肪注入を開始．

8 脂肪の注入（図17～21）

左右2ヵ所から注入します．目的の胸部に細かく注入して，乳房が理想の形状に近づけるように（大きさは採取した脂肪の量にもよりますから理想とは言えないかもしれないのですが），注入します．

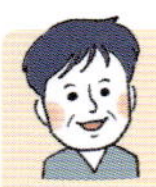

バストに限ったことではありませんが，脂肪注入術って，手技は簡単ですけど，その割に良い結果を出すことが難しいですよね．吸収されてなくなったり，しこりになったり….

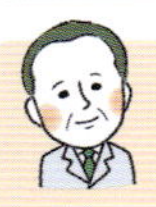

まず脂肪注入術の概念ですが，「3次元的に適切な距離を保って適量を注入する」ということです．それを念頭に置いて注入すると，結果が良くなりますよ．

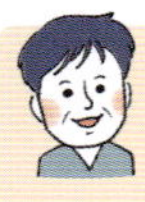

ん？　縦にも横にも高さ的にもバラバラに離して少しずつ入れるということですか？

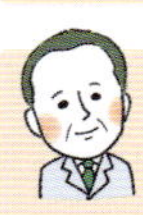

わかりやすく言えばそうですね．それによって，注入脂肪が栄養血管を受ける表面部分が多くなり，生着率がアップしますし，大きなしこりができることもありません．

図18

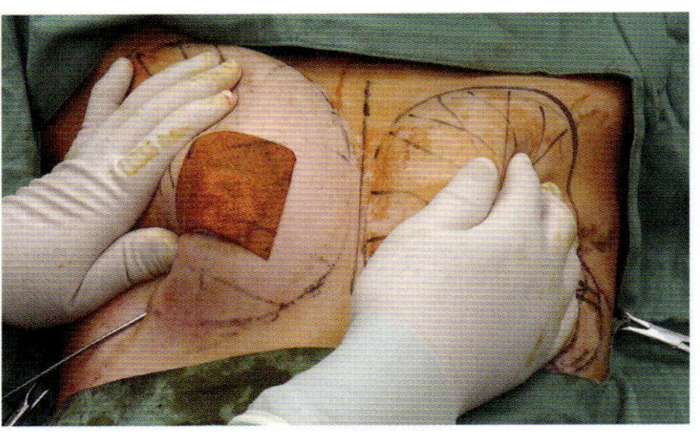

脂肪注入②
右乳房脂肪注入と容量増加の確認．

図19

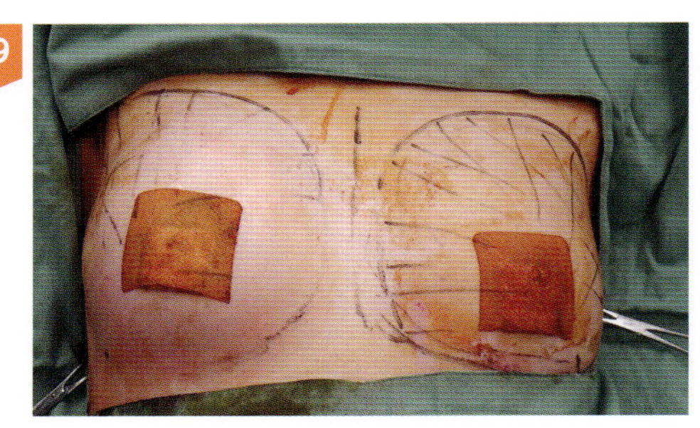

脂肪注入③
左乳房への脂肪注入の開始．

図20

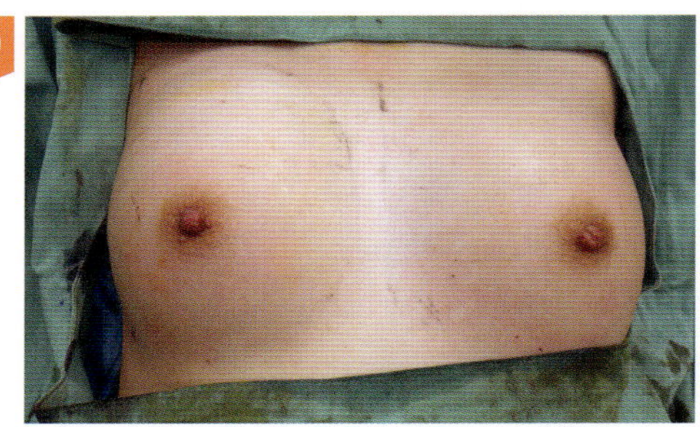

脂肪注入④
脂肪注入の終了．

図21

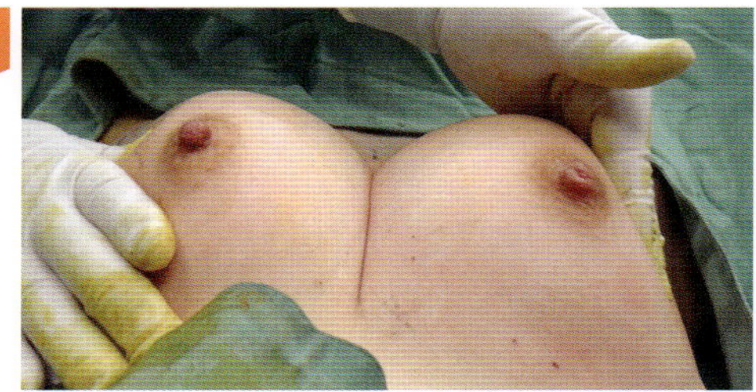

脂肪注入⑤
脂肪注入の終了．

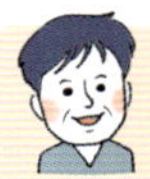

なるほど，卵1個だとわかってしまうけれど，それを米粒くらいの大きさに分けてバラして入れれば，見ても触ってもわからなくなりますね．そのためには，どうやって注入すれば良いですか？

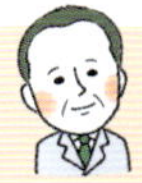

常に針先の位置を確認しながら，適量(1 shot：0.1〜0.3 mL)を5 mm程度の間隔で，正確に注入することですね．内径2 mmのカニューレで長さ約10 cmのトンネルを作り，ゆっくり後退させながら脂肪を注入するとヌードル上に脂肪が残っていきます．これを繰り返しながら乳房の形状を作っていきます．

9 乳房，ドナーともにテーピング固定

乳房のテーピングは形状を保った状態で動いても形状が崩れないように配慮して2重，3重に重ねて貼る．

10 術後の局所の安静とクーリング

原則は2ヵ月間クーリングシートや保冷バッグなどで冷やします．この操作は必要不可欠と考えています．するのとしないのでは脂肪の生着にかなり差が出ます．

11 術後ケア

局所のケアは感染予防が最も重要です．原則として術後2週間の抗生剤の投与が必要です．

12 2回目の脂肪注入術(図22，23)

患者さんは2回目の脂肪注入術を希望してきました．術者としては以前なら「もう十分大きくなったのでは」と言う可能性が高かったはずですが，患者さんの熱意に動かされて，もう1回脂肪注入を実行することにしました．

図22

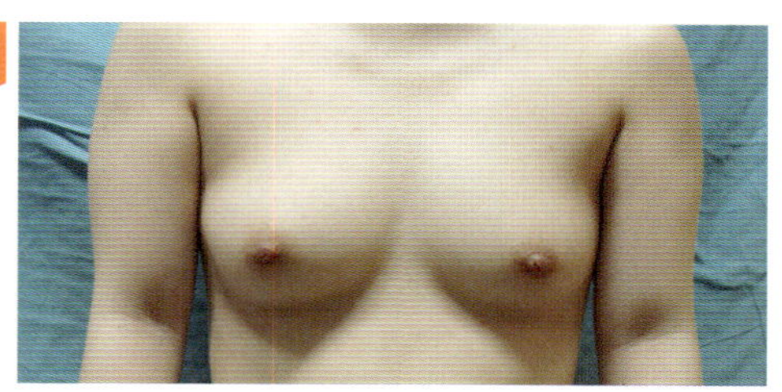

術後5ヵ月目(正面)

図23

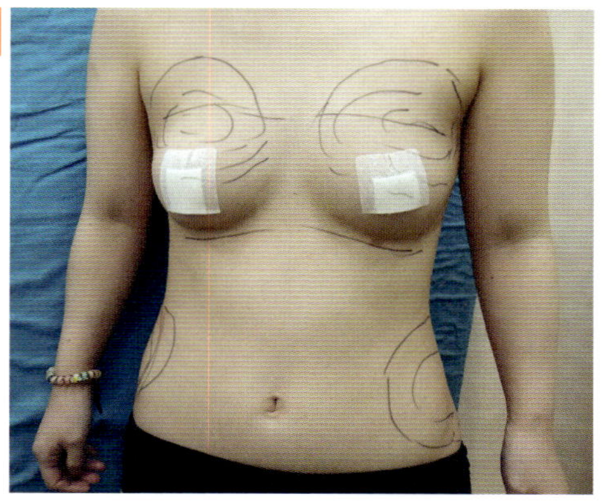

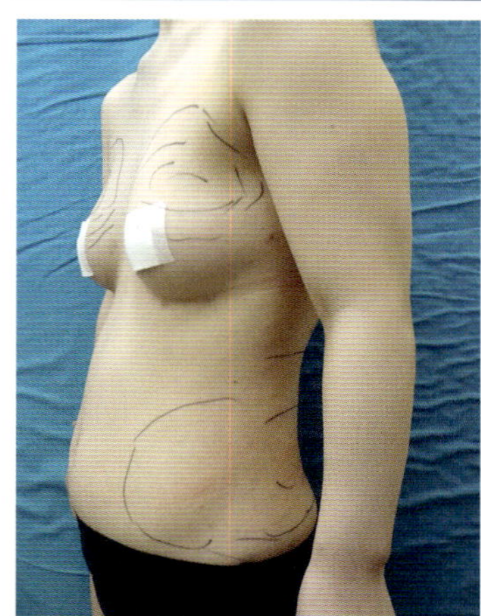

2回目の脂肪注入部位のマーキング
ウエスト部位の脂肪吸引のマーキング．

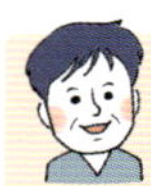

あ，いよいよ2回目の脂肪注入術が始まりますね．形の良いバストを形成するために先生が注意していることは何ですか？

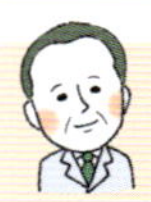

バストの形状は，体位によって大きく変わります．多くの方向から観察して，足りない部位をマーキングします．

図24

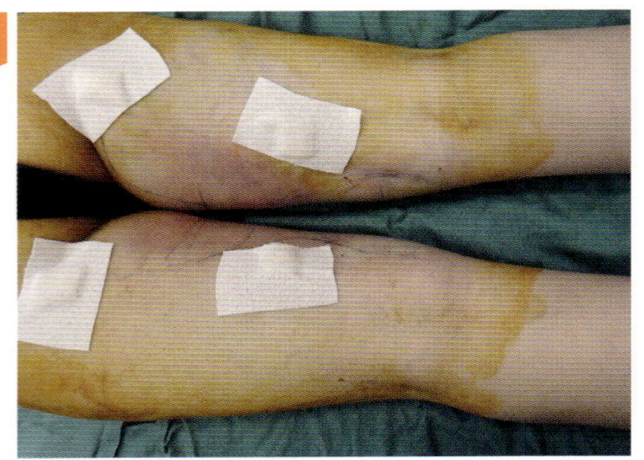

2回目の脂肪吸引
内股部位と膝部内側の膨隆部をストレートにして脂肪吸引術を終了．

図25

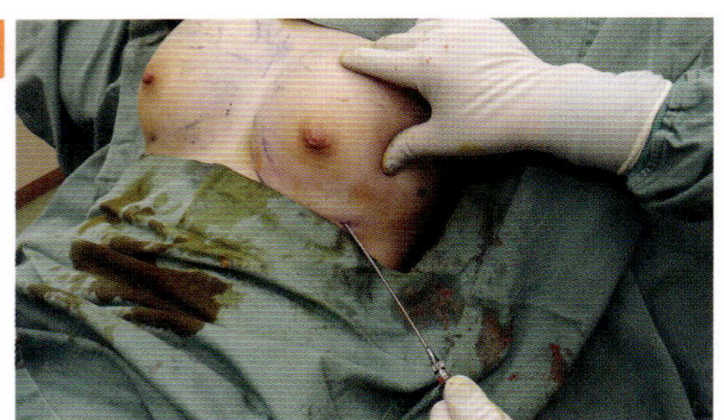

2回目の脂肪注入

⑬ 脂肪を吸引する部位のマーキング（図23～26）

以降は1回目と同じ操作で吸引と注入を行いました．

術後の豊胸の結果（図27，28）を見て，素直に大喜びする患者さんの顔を見て，やってあげて良かったと思えるようになりました．

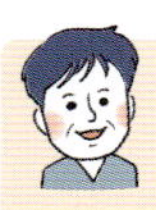

2回目の手術を受けられた患者さんですが，立位でも臥位でも，バストの形がきれいですね．

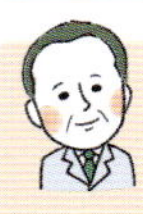

バストや鼻形成など，身体の立体的な部分を対象とする美容外科手術では，3次元的な形状を確認することが重要です．

図26

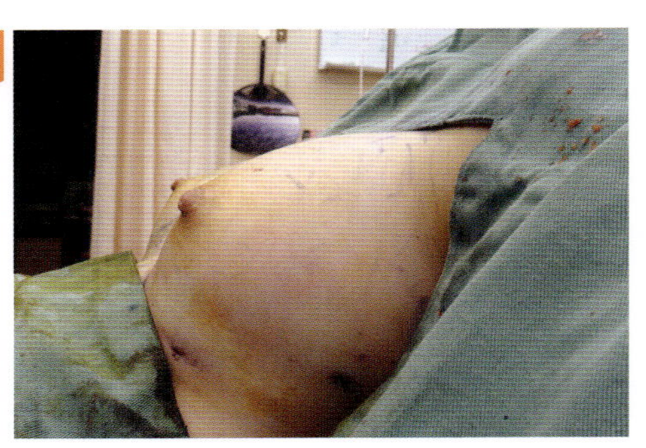

2回目の脂肪注入終了

図27

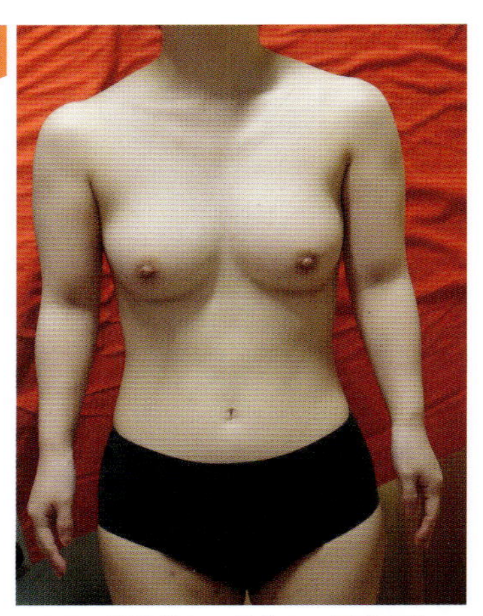

2回目の脂肪注入：術後１ヵ月（正面）

図28

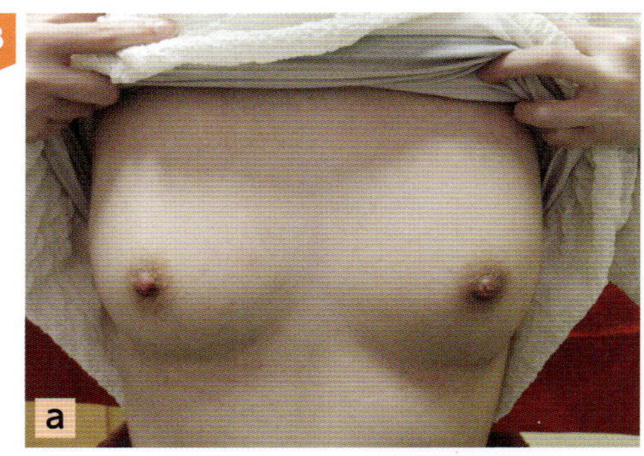

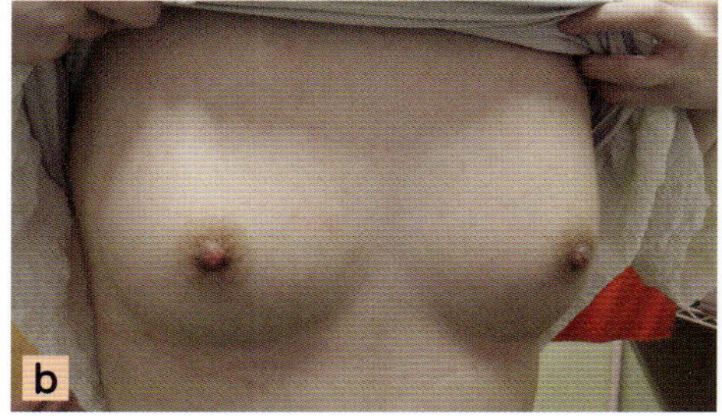

2回目の脂肪注入：術後３ヵ月
a：正面．b：斜方向．

- まず，どの程度の豊胸がしたいかの確認をして，脂肪の吸引部位を決める．
- 脂肪の吸引量は，400～800 mLが目安．
- この手術は，脂肪吸引術と脂肪注入術の２つを同時に行うことになる．
- 吸引脂肪を遠心分離して，破壊された脂肪組織と元の麻酔液を捨てて脂肪注入に用いると効率が良くなる．
- 脂肪の注入は常に外観の仕上がりを意識しながら行う．
- 感染予防は常に最大限注意する．これには患者さんの協力が必至．
- 抗生剤を服用することを無断で怠けると，感染を起こす確率が高くなるため，「結果に喜ぶために２週間続けて下さい」「絶対にきちんと続けて下さいね」と強調する．抗生剤を服用したくない患者には通院で点滴静注を行う．

脂肪注入術における感染予防の重大性

感染予防に関しては，患者さんにはなかなかピンとこないところがあります．ですから，感染を生じるとそれまでのすべての努力が水泡に帰すことになると説得します．

その感染予防には，医療者側が最大限注意することですが，それに加えて術後2週間の抗生剤の内服は患者さんの協力が絶対に必要です．それを患者さんにお願いします．

もし感染を生じた場合は，注入した脂肪がすべて膿汁となって排出されるので，それは悲惨な結果としか言えません．

感染が疑われる徴候は，発熱に加え，脂肪注入した乳房の腫脹，発赤，圧痛，疼痛という炎症症状がすべてそろってきます．その場合は，炎症症状が生じてきた早めの抗生剤の点滴静注が必要です．

（市田正成）

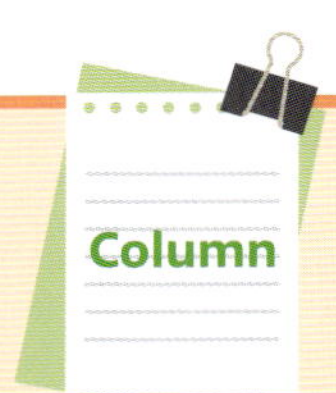

「脂肪注入術で豊胸術」の歴史的な流れと今後

日本で豊胸術を脂肪注入術にて行うという方法は，脂肪注入術が始まったころ，何人かの美容外科医が学会に報告をして話題をさらったものですが，その内容はよく聞いてみると，術後1ヵ月にも満たない結果を術後3ヵ月くらいの結果として報告するというような，詐欺師のような感じの報告でした．筆者はすでにそれほどすごい結果を得られるものではないことがわかっていたのです．

そして手術法といえば，採取した脂肪を一気に胸に注入して，あとはしっかりともみほぐしておくという方法でした．もみほぐすだけで注入脂肪が散らばるはずがないのです．結果は乳房に複数の大きな脂肪嚢腫が形成されていました．この結果は当然の結果であり，まともな外科医なら，もみほぐすだけで皮下に注入した脂肪が散らばるかどうかは誰でも想像がつくことです．つまり，脂肪注入は最初から細かく注入することが重要なのです．

それでも注入された脂肪はすべてが生着するわけではないということがわかり，さらに脂肪注入が脂肪移植術ですから，単純に成果を上げることができるわけではないということがわかると，脂肪注入術を最初から諦める人が続出するということになったのです．それに比べると脂肪吸引術では，吸引した脂肪の量がそのまま結果につながることがほとんどなので，脂肪吸引術と脂肪注入術ではその結果は歴然とした差が出ることになります．

脂肪注入術は非常にデリケートな手術です．ミクロの段階での血管の吻合が行われない限り，脂肪移植はなかなかうまくはいかないはずです．脂肪注入術はまだまだ解明すべきことが多く，完成の域には達していません．脂肪注入術を筆者が始めたころは脂肪幹細胞のこともわかっていないころのことで，脂肪幹細胞は脂肪細胞になっていきますが，どれほどの容積になるのかもまだはっきりと解明されてはいません．これからさらに解明されていくことを願っています．

（市田正成）

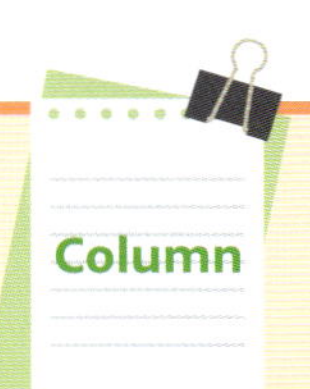

豊胸術は永久に廃れない

豊胸術を希望する女性はあとを絶ちません．私は自分の好みによるのですが，極端に大きい乳房を希望する人にはあまり積極的ではありません．しかし，豊胸術で自前の皮下脂肪を吸引して行う一石二鳥の豊胸術を多く経験するにつけて，あまりに無邪気に喜んでいる女性を見ていますと，乳房が大きいことが女性としての自信につながることを目の当たりにして，巨乳願望に対して，「もうそれ以上大きくしたいと望まなくてもいいんじゃないの」と密かに思っていたものが次第に変化してきたのです．「これはもう本能的な願望なのだ．理屈で反対などできないのだ」という思いに変化してきました．

術後の女性に聞いても，術直後から「もうウキウキです！」と言ってニコニコしています．大腿部などから皮下脂肪を吸引することで下半身の外観にも自信が戻ると本当に一石二鳥の自信ですから，嬉しいに決まっています．そして，シリコンでなく，自前の皮下脂肪の感触は，何にも代えがたく自然です．やはり私はもう少し積極的に女性の味方でいくべきだと思い直した次第です．

（市田正成）

重要度★★☆　難易度★★☆

2 乳輪縮小術

阿部聖孝

この手術法の適応

- 乳輪径が大きい人．
- ドーム状乳輪（puffy nipple）．

概要

- 乳輪肥大症は皮膚よりも皮下組織の量が多いケースが多いので，乳輪縮小術の際に皮膚を取りすぎると，その後合併症を起こすことが多くなります．
- 皮膚切除を最小限にすることと，乳輪皮膚の皮弁形成による「フラップ法による乳輪縮小術」を行うことで，合併症を回避することができます．
- この「フラップ法による乳輪縮小術」は，男性症例や難治症例に対する修正術としても有効な方法であると考えられます．

いとぐち

1 乳輪縮小術

乳輪縮小術として一般的に行われている術式は，乳頭周囲（内側法）あるいは乳輪周囲（外側法）の余剰皮膚を，ドーナツ状に切除して，創部の内周と外周を縫合する方法です．

その際の工夫として，後戻りを防ぐための創部の緊張緩和を目的に，外周皮下に巾着縫合（purse-string suture）をかける，あるいは内周と外周の差による創部の目立つギャザーを回避するために，外周に楔状の皮膚切除をするなどの処置が行われています．

術式の技術的難易度は決して高いものではありませんが，その後の合併症が問題になることが多く，修正術が必要となるケースも少なくありません．しかし，同じような方法で修正をしても，また同じような状態になるので，良い結果を得ることが難しい印象があります（図1）．

2 乳輪縮小術の合併症と原因

乳輪縮小術の術後合併症としては，機能的なケースは少なく，ほとんどが形体に関するものです．内側法や外側法により，乳輪皮膚をドーナツ状に切除する従来の術式での術後合併症として多く見られるものは，以下の４つです．

①醜状瘢痕（白色瘢痕）
②後戻り
③乳頭の平坦化
④形状不整（左右差）

図1

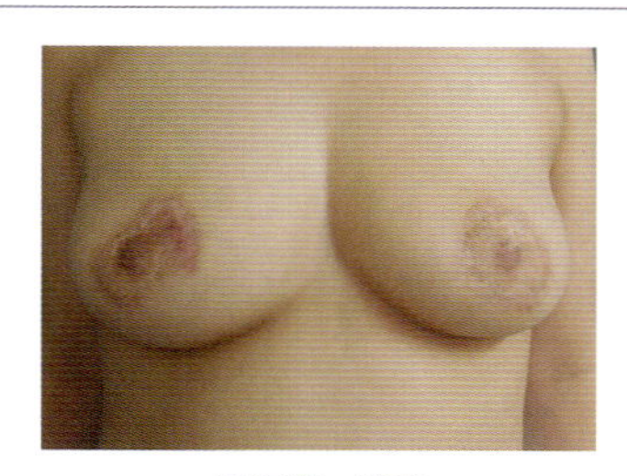
修正術：術前

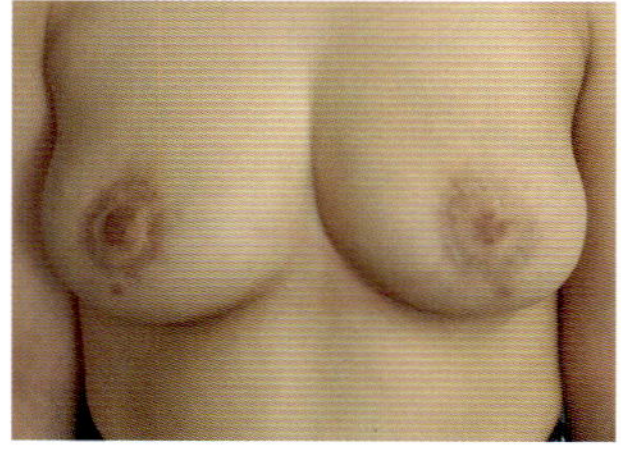
修正術後5ヵ月

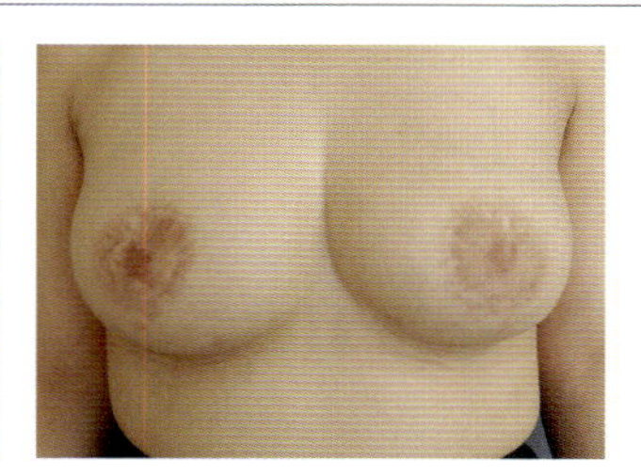
修正術後1年6ヵ月

合併症に対し修正術を施行したが，術後同様の状態となった症例：28歳女性
某美容外科にて，乳輪縮小術を受けた．醜状瘢痕と形状不整に対し，乳頭周囲の皮膚をドーナツ状に切除する修正術（内側法）を施行．一時期改善したが，その後，後戻りして乳頭が平坦化した．

いずれの場合も，縫合の際に創部にかかる過度の緊張が原因しています．

③ フラップ法による乳輪縮小術

これらの合併症を回避するために，筆者は以下の事柄に留意して，乳輪皮膚の皮弁を利用した乳輪縮小術を行っています．

①乳輪肥大症は皮膚よりも皮下組織が多い状態なので，皮膚切除は最小限に行う．
②皮膚切開は中心から放射状に行う．縫合は円周に沿った方向に行う（一般的なドーナツ状皮膚切除の術式とは，切開も縫合も90°異なる方向になります）．
③乳頭の平坦化を防ぐために，乳輪皮膚の双茎皮弁を用いて乳頭形成術を行う．

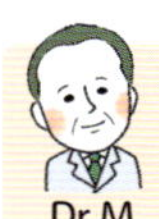

ドーナツ状に皮膚切除する術式はシンプルで簡便な方法ですが，やはり後戻りしますよね．

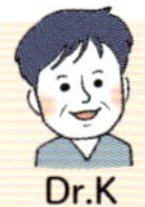

創部に過度の緊張がかかることが主な原因ですので，それを回避するために“フラップ法による乳輪縮小術”を行っています．

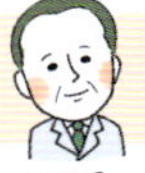

ほう，どんな方法ですか？

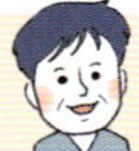

乳輪皮膚でフラップを作り，乳頭に向かって移動させることで，乳輪径を縮小します．同時に乳頭形成術も施行するので，乳頭平坦化の合併症も回避できます．それでは，実際の手術方法についてご説明いたします．

 手術法（フラップ法による乳輪縮小術）

① デザイン

乳輪の形状は姿勢によって大きく変化するので，デザインは座位の状態で行います．

まず乳輪周囲と乳頭周囲のラインを，黒色でマーキングします（図2①，②）．

次に乳輪周囲の黒線（図2①）から1 cm内側の同心円を，青色でマーキングします（男性患者さんなど乳輪径を極端に小さくする必要があるときは，1 cmよりも小さくして，もっと乳輪外周寄りの同心円にマーキングします）．

乳頭周囲の黒線（図2②）と，同心円の青線（図2③）の間に，中心から放射状に，8ヵ所赤線（図2④）で切開線をデザインします．

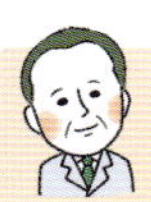

赤線部分を切開するわけですね．8ヵ所ありますが，それぞれ切開線の長さが違うのではないですか？

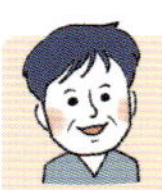

はい，このデザインに沿って，赤線部分の長さの皮膚切開をします．この術式では，乳輪外周が中心部に移動する距離は，赤線の長さに比例しますので，元の乳輪の形が，楕円形でも不整形でも出来上がりは正円に近い状態になります．

② 麻酔

局所麻酔薬は1％エピネフリン（E）入りリドカインを使用しますが，乳輪皮下を広範囲に剥離しますので，ハイドロダイセクションの目的で量は多めに注入しています（図3）．

局所麻酔で十分な除痛が得られるのですが，この手術法は時間がかかるので，静脈麻酔を選択する患者さんも多くいらっしゃいます．

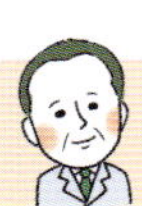

注入の部位は？　それと薬液量はどの程度ですか？

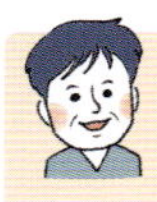

乳輪皮膚全体の皮下浅層に注入しますが，片側で10 mL程度使っています．

③ 皮膚切開

デザイン時にマーキングした赤線部分を皮膚切開します．特に修正術の場合は瘢痕部分が硬いので，全層をしっかりと切開する必要があります（図4，5）．

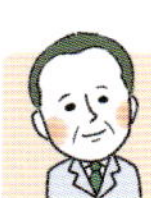

なるほど，皮膚切開の方向が中心から外に向かう放射状になるのですね．

図2

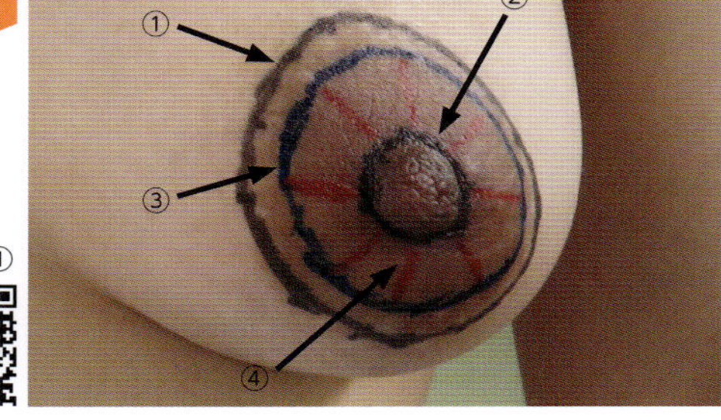

動画①

デザイン
座位でマーキングする．
① 乳輪周囲（黒色）．
② 乳頭周囲（黒色）．
③ 乳輪周囲より1 cm内側の同心円（青色）．
④ 放射状に8ヵ所の切開線（赤色）．

図3

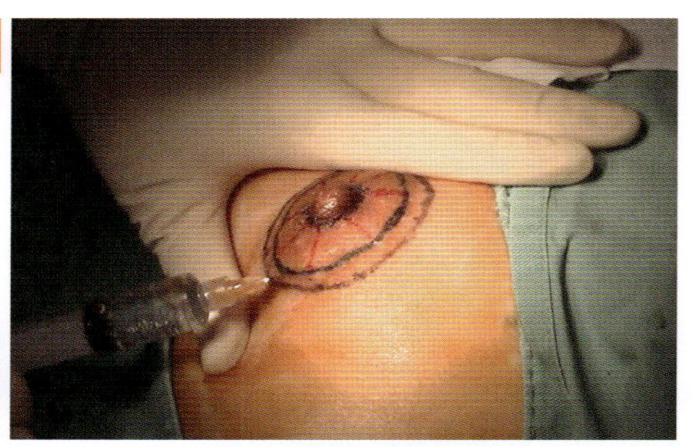

動画②

局所麻酔
皮下剥離を容易にするため，局所麻酔薬は大量に注入する．

図4

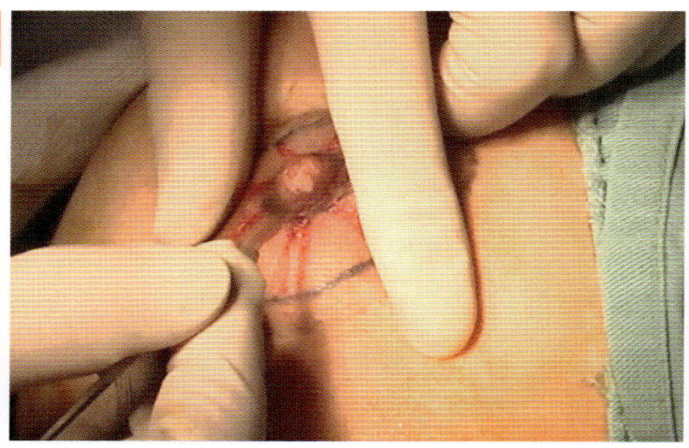

動画③

皮膚切開①
修正術の場合，瘢痕組織を含めて皮膚全層を切開する．

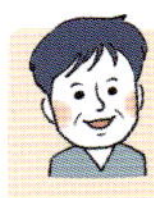

そうなんです，車輪みたいな形になります．その昔，こんな形をしたスナック菓子がありましたが….

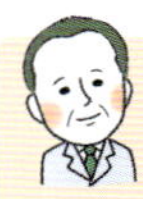

従来のドーナツ状に切除する方法の切開線とは，切開方向が90°異なりますね．う～ん，なんか心配だな…．術後の傷痕はどんな形になるのですか？

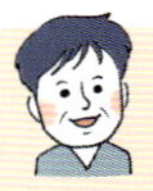

8ヵ所の小さな円形の白色瘢痕になります．リング状の白色瘢痕と違うので，傷痕としては目立ちにくい状態になります．

4 皮下剥離

8ヵ所の切開線から，乳輪の皮下を広範囲に剥離します．

局所麻酔薬でハイドロダイセクションをしておくと，安全で容易な剥離を行うことができます（図6）．先端が鈍の剪刀を使用していますが，剪刀を進めやすいルーズな層を狙って，鈍的・鋭的に剥離していきます．剥離範囲は，乳輪外周の黒線と乳頭外周の黒線の間の部分になりますが，ほぼ乳輪全体の皮下を剥離（図7）して，乳輪皮膚をフリーの状態にします．

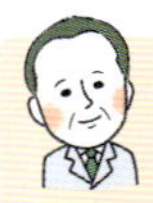

なるほど，この赤線と乳輪・乳頭の円弧で囲まれた台形の部分がbipedicle flap（双茎皮弁）となって，中心部に移動するわけですね．でもずいぶん広範囲に剥離するのですね！

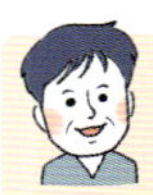

この剥離範囲が狭いと，フラップが寄ってくれませんので，乳輪全体の皮下を剥離します．

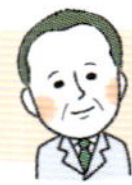

皮弁の血流は大丈夫ですか？

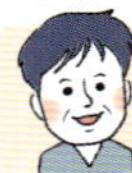

はい，結構大丈夫ですね．局麻注入によるハイドロダイセクションでルーズになっている層を剥離するので，血管損傷が少ないことも安全な理由であると思います．

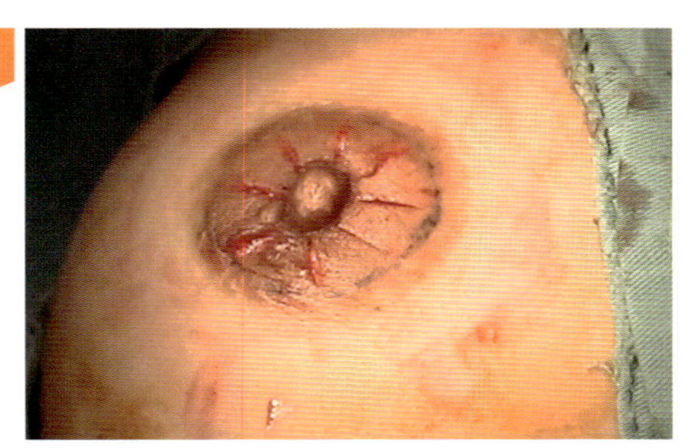

皮膚切開②
デザインに沿って，8ヵ所の放射状切開を行う．

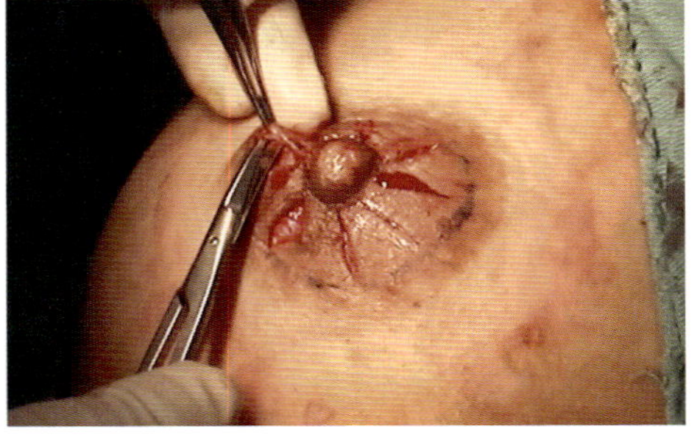

皮下剥離①
局所麻酔薬によりハイドロダイセクションされたルーズな層は，安全で容易な剥離ができる．

図7

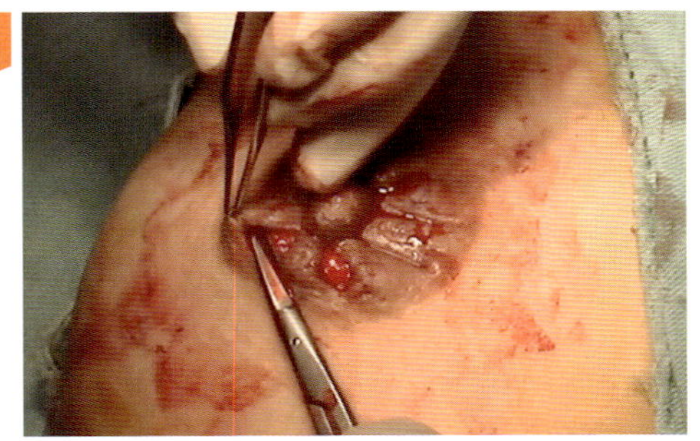

皮下剥離②
乳輪皮下を全体的に剥離する．特に乳頭周囲の剥離を適切に行うことで，形の良い乳頭が形成される．

5 軟部組織切除

乳輪の皮下組織は肉様膜状の平滑筋組織ですが，8ヵ所の赤線部分から，紡錘形に余剰組織を切除します（図8，9）．

この操作では，乳頭周囲の皮下組織を確実に切除することが重要です．乳頭周囲に余剰の皮下組織が残っていると，乳輪皮弁が中心へうまく寄らないので，良い形状の乳頭になりません．

修正術の場合，特に内側法による乳輪縮小術を受けたケースでは，乳頭周囲の瘢痕組織を十分に切除する必要があります．その際には，乳管を損傷しないように注意が必要です．

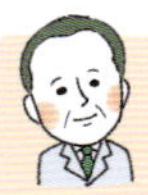

修正術の場合，乳頭が平坦化したケースでは，乳頭の中心がわかりにくいことがありますね．その際は，特に乳管損傷が心配ですね．

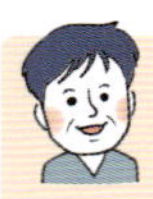

前回手術の瘢痕を参考に，乳頭の中心部を確実に把握して，デザイン時に乳頭周囲のマーキングをしっかりと行うことが重要だと思います．

6 皮下組織の縫合

皮下軟部組織を切除したあと，その間隙の部分を縫合します（図10）．

筆者は4-0の吸収糸を用いて，隣接している皮下組織を1針ずつ単純縫合しています．

従来の乳輪縮小術では，ドーナツ形に皮膚切除した間隙に対して，その内側と外側（中心部と辺縁部）の乳輪皮膚を縫合していました．しかしこの術式では，乳輪と同心円の径を縮める方向に縫うので，従来の方法とは縫合方向が90°異なります．

数ヵ所縫合していくと，徐々に乳輪皮弁が中心部に移動して，乳輪が小さくなっていくことがわかります（図11）．

全周にわたって8ヵ所の部分の皮下縫合をすると，皮膚を縫わなくても，それだけで乳輪径が縮小されたことが確認できます（図12）．

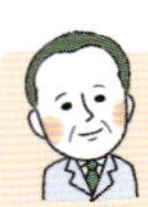

軟部組織を縫縮するだけでも，乳輪はかなり小さくなりますね．

図8

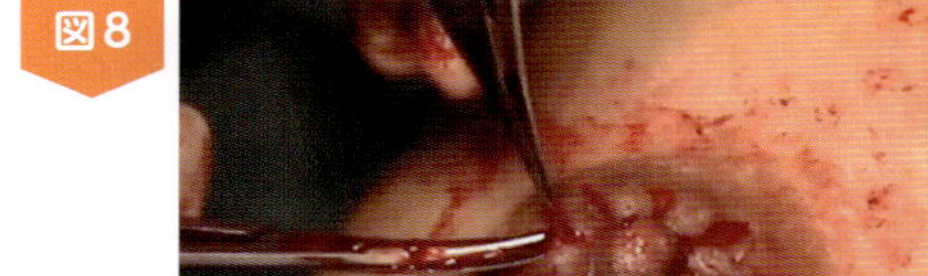

動画⑤

軟部組織切除①
皮下軟部組織を切除する際には，乳管損傷に注意する．

図9

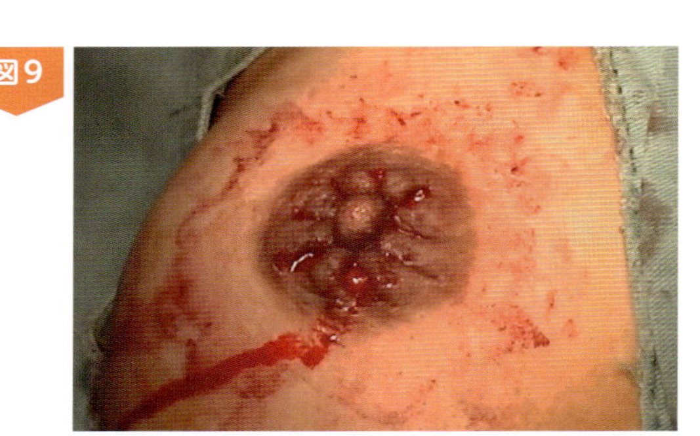

軟部組織切除②
切開創部8ヵ所から，皮下軟部組織を切除した状態．

図10

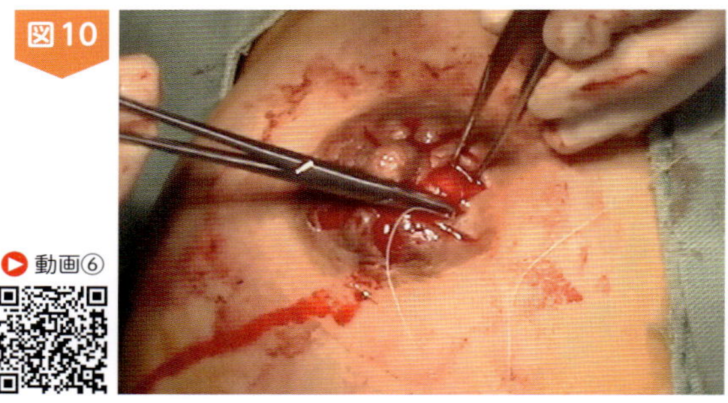

動画⑥

皮下組織の縫合①
皮下軟部組織を切除したあと，その間隙の部分を縫合する．

図11

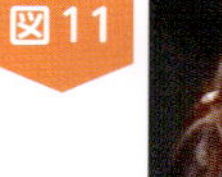

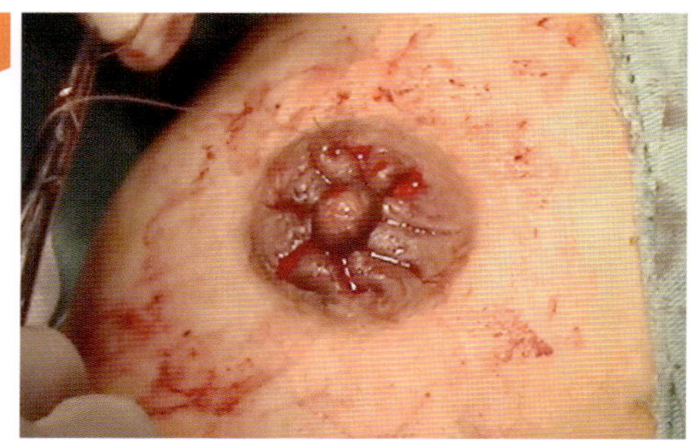

皮下組織の縫合②
数ヵ所縫合すると，徐々に乳輪径が縮小されていくことがわかる．

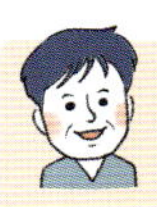
乳輪皮下組織の周径が縮まるので，それだけで縮小効果があります．

❼ 巾着縫合

皮下組織の中縫いのあとは，3-0白ナイロン糸を使用して，乳輪外周の皮下に巾着縫合をします(図13)．

巾着縫合の目的は，それによって乳輪径を縮小することではなく，移動した皮弁が直下の皮下組織に再癒着する際に，その形状を保持することにあります．

巾着縫合が終了すると，8ヵ所の双茎皮弁は，さらに中心に向かって移動することになり，乳頭周囲で皮膚が盛り上がった状態になります(図14)．この皮膚が乳頭の外壁を形成していくので，8ヵ所の皮弁が均等な形状で隆起していることが重要です．

乳輪皮下の剥離に不十分な部位があると，その部分が盛り上がらずに，歪んだ形状になります．その場合には，くっついている部分を剥離して，全体的に均等な盛り上がりになるようにします．

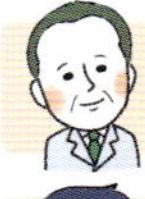
なんか変な形になりましたね．

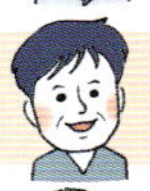
そうですね，王冠みたいな形になります．

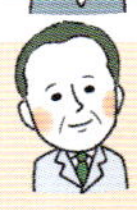
こんな形になって良いのですか？　大丈夫かな？

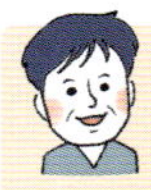
このあとの操作で，皮膚の中縫いをする際に，皮弁が浮いてしまわないように，乳頭周囲の皮下組織にアンカリングします．そうすると，だんだんと良い形になってきます．

図12
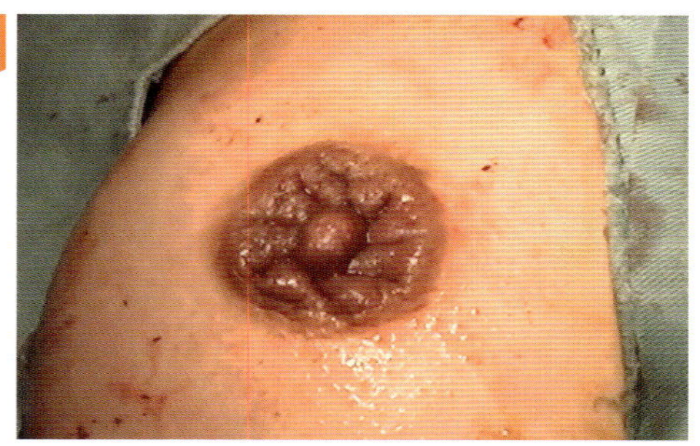
皮下組織の縫合③
8ヵ所の皮下組織の縫合が終了した状態．皮弁が中心部に向かって移動し，乳輪径が縮小されている．

図13
動画⑦

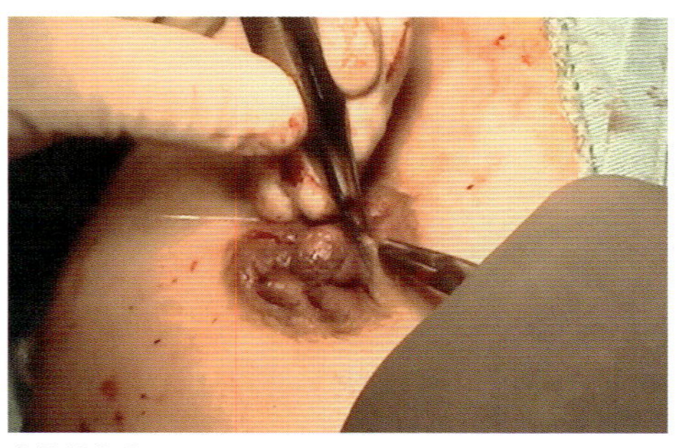
巾着縫合①
乳輪外周の皮下に，3-0白ナイロン糸で巾着縫合をかける．

図14
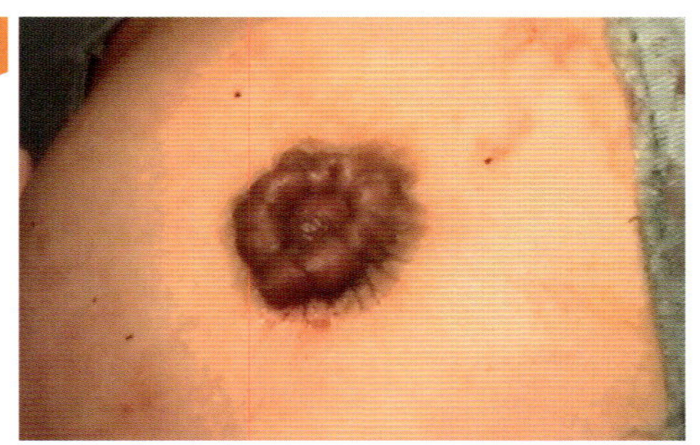
巾着縫合②
巾着縫合が終了した状態．8ヵ所の皮弁の形状が均等になっていることを確認する．

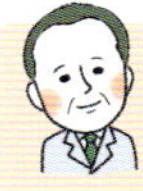
ホントですか？　やっぱり，なんか心配ですね．

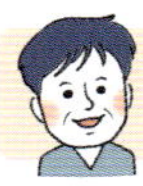
では，皮膚の中縫いをしてまいります．

8 皮膚の中縫い

4-0白ナイロン糸を使用して，皮膚の中縫いをします(図15)．その際には，乳頭周囲の皮下組織とアンカリングすることがとても重要です(図16)．

鑷子で乳頭周囲の皮下組織をがっちりと把持し，そこにアンカリングの糸をかけて，両側の創縁の真皮を拾って，3ヵ所を縫い合わせます(図17，18)．

アンカリングの目的と効果

① 乳頭形成術として，8ヵ所の皮弁の内側部分を乳頭の外壁にすることで，乳頭の立ち上がりが急勾配になるので，形の良い乳頭が得られる．
② 皮弁の外側の部分が中心に向かって移動することで，乳輪周径が縮小される．
③ デッドスペースを作らないようにする．

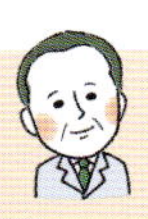

ほほう，あの王冠の外側の部分(帽子部のハーフアーチ)が中に折れ込むことで，中心の柱が強化されるということですね．

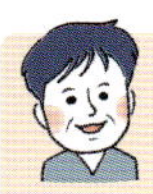

はい，この操作によって術後合併症としての乳頭平坦化が回避できると思います．

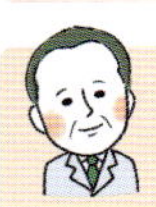

それにしても，術中の乳輪の形が車輪みたいになったり，王冠みたいになったり，一時はどうなることかと思いましたよ．

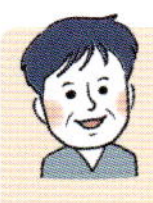

はい，車輪みたいになっていなければ，剥離や組織切除がうまく行われていないことになりますし，王冠みたいになっていなければ皮弁の移動が不十分であるということになります．

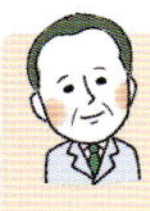

なるほど，手術操作がうまく行われているからこそ，あんな変な形になったというわけですね．

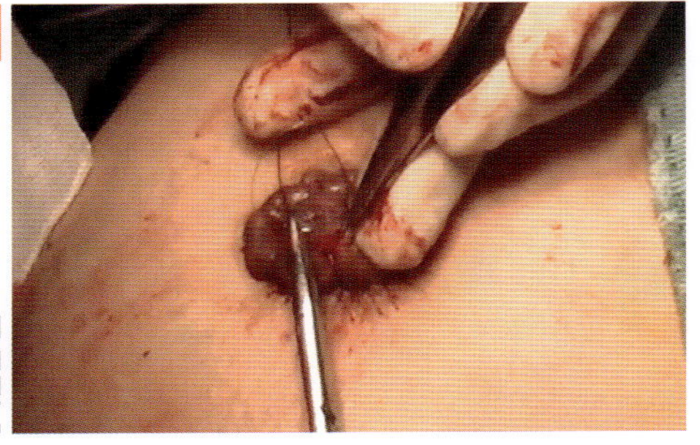

動画⑧

皮膚の中縫い①
4-0白ナイロン糸で，皮膚の中縫いをする．

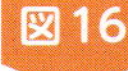

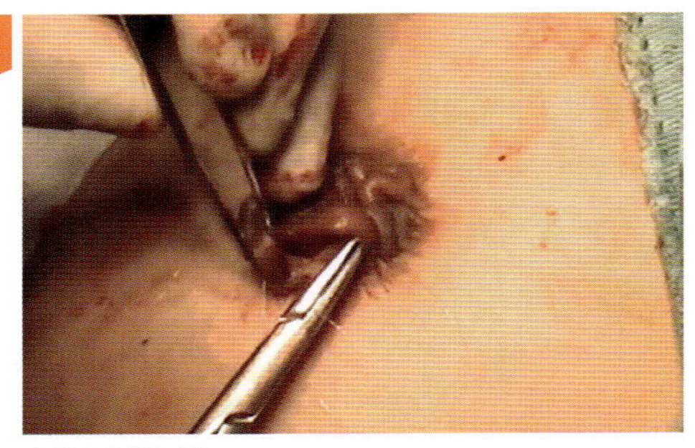

皮膚の中縫い②
皮膚の中縫いと同時に，乳頭基部(乳頭周囲皮下組織)にアンカリングをする．

図17

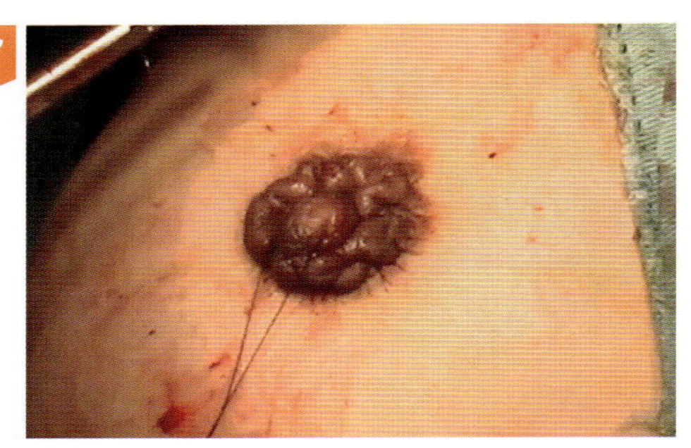

皮膚の中縫い③
アンカリングによって，徐々に乳頭が高くなってくる．

図18

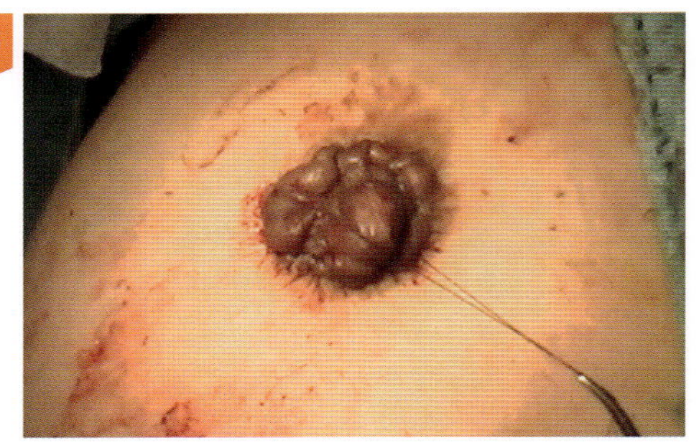

皮膚の中縫い④
皮膚の中縫いとアンカリングが終了した状態．皮弁が中心に移動して，乳頭の高さが得られている．

図19

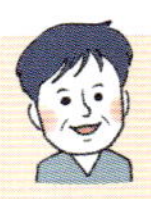

動画⑨

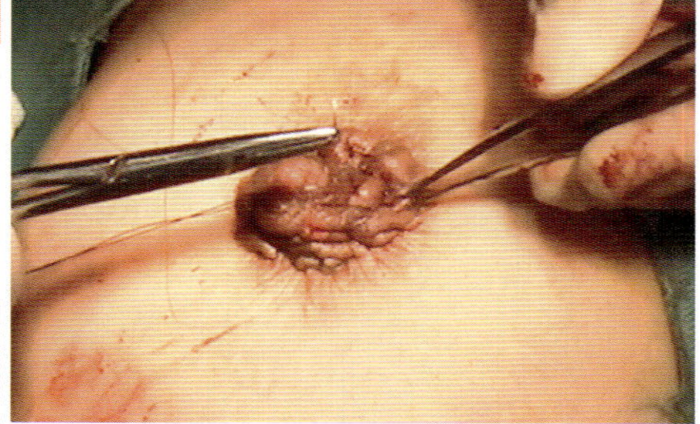

皮膚の外縫い①
皮膚は6-0黒ナイロン糸で，単純結紮する．

この術式を初めて行われる先生方は，手術の途中で，乳輪があんな変な形になるとびっくりされるかと思います．しかし，その形状でOKなので迷うことなく突き進んでいってください．

9 皮膚の外縫い

皮膚の外縫いは，6-0黒ナイロン糸を使用して，単純結紮を行っています（図19）．

皮弁が浮いてベースに固定されていない状態であれば，外縫いのときにもアンカリングを行います（図20）．

特に乳頭基部の皮膚が浮いている場合には，アンカリングをすることで，乳頭の立ち上がりが急勾配になり，高さが得られて形が良くなります（図21～23）．

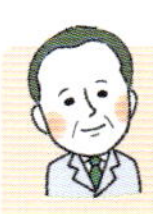

皮膚外縫いの段階でもアンカリングするんですね．

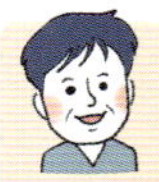

中縫いの終了時に乳頭周囲を観察して，皮弁が浮いて乳頭の高さが足りない部分や，立ち上がりをもっと急勾配にしたい場所があったときには，外縫いでもアンカリングしたほうが良いですね．

図20

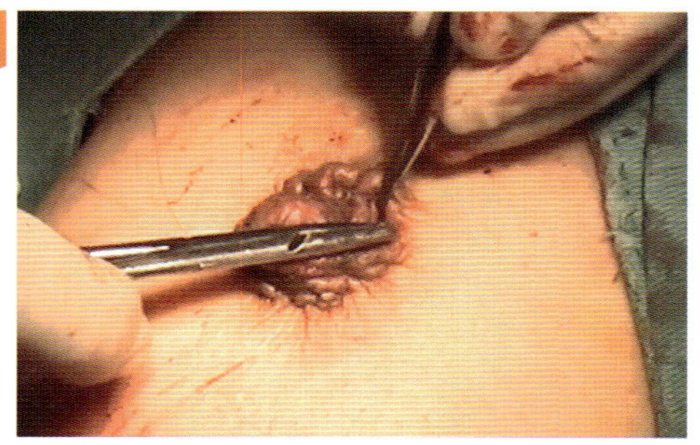

皮膚の外縫い②
皮弁が浮いている部分は，アンカリングをかける．

図21

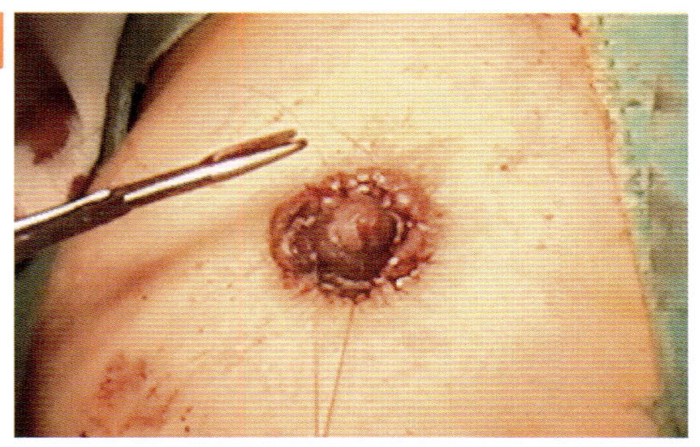

皮膚の外縫い③
皮膚縫合を進めていくと，徐々に乳頭の高さが増していく．

図22

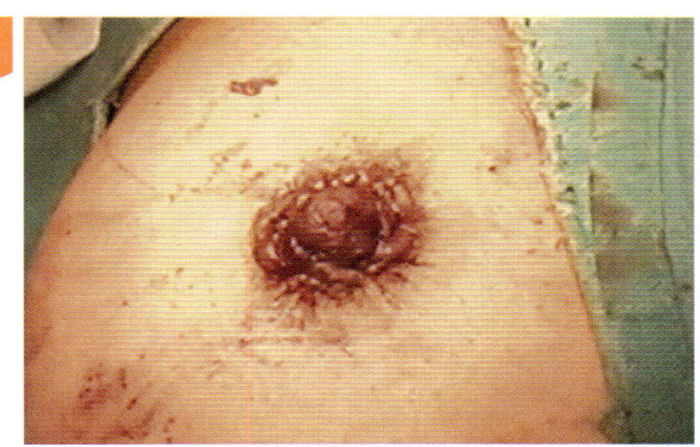

皮膚の外縫い④
皮膚縫合終了時の状態．乳輪は正円の形で縮小され，乳頭は高さが得られている．

図23

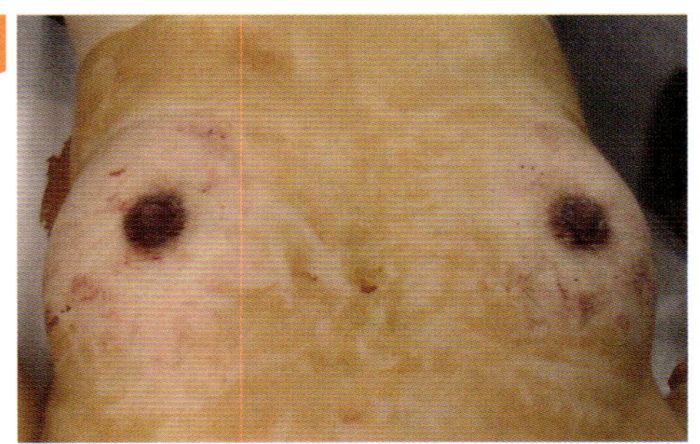

皮膚の外縫い⑤
術直後の状態．乳輪は両側とも正円の形状となって，均等に縮小された．

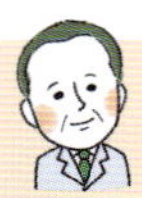

手術直後の状態（図23）では，乳輪の形は両側ともに正円状になっていますね．なるほど，デザイン時に赤線で印した切開線の長さに比例して，フラップが中心部へ移動するので，どんな形の乳輪でも正円に近くなるということですね．

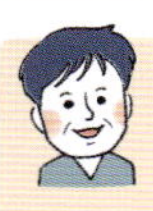

乳輪外周の8ヵ所における各部分の縮小程度を，あの簡単なデザインで確定することができるのが面白いと思います．

10 術後ケア

消毒，抗生剤軟膏を塗布したあと，乳頭を上から押さないように，乳頭周囲にドーナツ状にガーゼをあてて，軽度の圧迫固定をします．

抜糸は10〜14日後に行っています．

11 症例写真（図24〜27）

1 症例：56歳女性

1年前，某美容クリニックで，内側法による乳輪縮小術を受けた．当初は良かったが，徐々に後戻りと乳頭の平坦化が見られた．修正を希望され，「フラップ法による乳輪縮小術」を施行した（図24，25）．

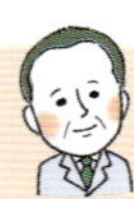

なるほど，術後6ヵ月までの経過は良いですね．長期的にはどうでしょうか？

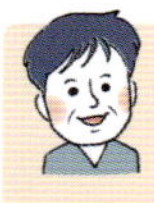

乳頭が平坦化した症例はないのですが，やはり後戻りは少しあります．手術時の感覚として，私は20〜30%程度オーバーコレクトしています．

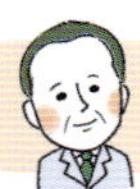

傷痕はどうなりますか？

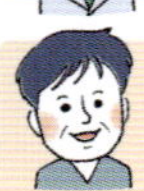

通常はほとんど目立たないのですが，少し後戻りした場合は，白色瘢痕となります（図26，27）．

図24

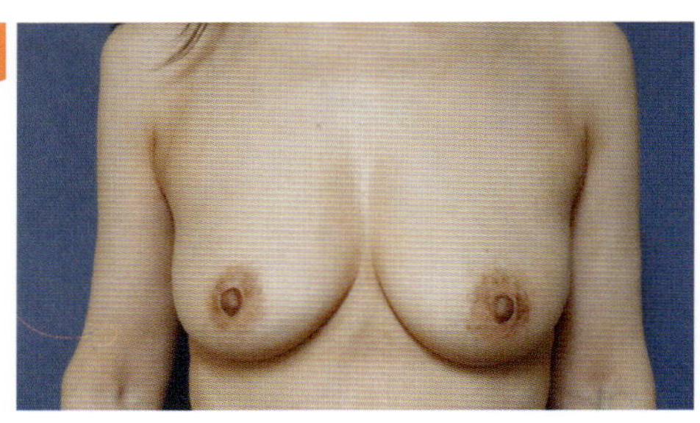

術前：56歳女性
前回手術のあとに，乳輪径が広がり，乳頭が平坦化した．乳頭周囲の白色瘢痕も，やや目立つ状態である．

図25

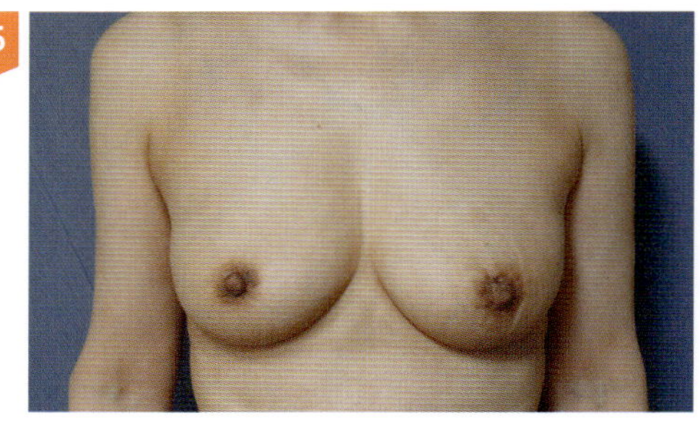

術後6ヵ月
半年経過したが，乳輪の縮小は保たれている．左側に軽度の後戻りが見られたが，乳頭の平坦化はない．

図26

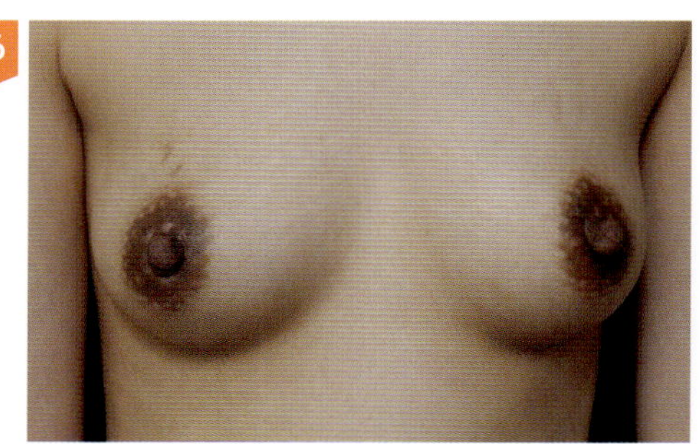

術後3ヵ月：20代女性
右側には乳頭周囲に，円形の白色瘢痕が生じている．

図27

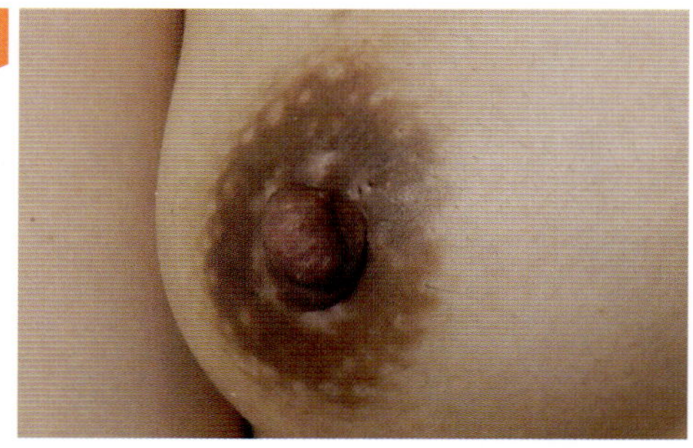

術後3ヵ月（右側）
白色瘢痕は，モントゴメリー腺と同様の形状になっている．

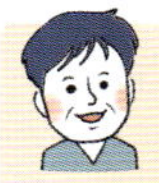

このケースでは，右側に小さい円形の白色瘢痕が生じました．しかしもともと乳輪に存在するモントゴメリー腺と同様の形になるので，リング状の傷痕よりは目立たないと思います．

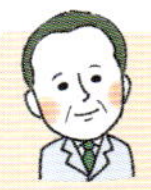

なるほど，手術によってできた人為的な傷痕には見えないですね．

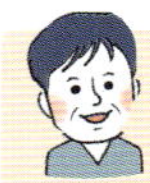

傷痕を目立たなくするためには，傷を極力小さくすることが大切ですが，“傷痕と思われない傷”に仕上げることも，1つの方法であると思います．

- デザインは座位の姿勢で行い，乳輪周囲・乳頭周囲・同心円・中心からの放射状の切開線をマーキングする．
- 局所麻酔薬は，その後の切開・剥離操作を安全かつ容易に行えるように，十分量を注入する．
- 皮膚切開は，デザインした切開線に沿って皮膚全層を切開する．
- 皮下剥離は，局所麻酔薬注入によりハイドロダイセクションされたルーズな層を狙って，乳輪全体の皮下を広範囲に剥離する．
- 皮下軟部組織は，余剰部分を確実に切除する．特に乳頭周辺の皮下組織を切除することにより，皮弁の中心部分の移動が容易になり，形の良い乳頭が形成される（乳管損傷に注意する）．
- 皮膚の中縫い（真皮縫合）は，乳頭周囲の皮下組織にアンカリングすることで，乳頭の立ち上がりが急勾配となり，良好な形状の乳頭が得られる．
- この術式による傷痕は，小さい円形の白色瘢痕になるが，モントゴメリー腺のように見えるので，手術による傷痕と思われにくい（傷を目立たなくさせるためには，傷をできるだけ小さくすることと同時に，傷と認識されない形に仕上げることも大切）．

重要度 ★★☆ 難易度 ★★☆

1 ヒアルロン酸注入

阿部聖孝

この手術法の適応

- しわの改善などのアンチエイジング.
- 陥凹部の改善.
- 各部位のオーグメンテーション.

概要

- ヒアルロン酸は，アンチエイジングや輪郭形成を目的として，美容外科・美容皮膚科では広く使用されているフィラーです.
- ヒアルロン酸に関する医学書籍は多数出版されていますので，一般的な注入方法については，ほとんどの先生方がすでにご存知のことと思います.
- ここでは，注入の難しい部位やまれなケースに対するヒアルロン酸注入の方法とコツや，合併症の対処法などについてご紹介します.

いとぐち

1 フィラー注入法

フィラーとは「つなぎ」とか「穴埋め」に使用される充填剤のことですが，美容外科では組織のボリュームアップに使用される注入製剤のことを言います．フィラーにはヒアルロン酸の他にコラーゲンやレディエッセなどがありますが，ヒアルロン酸はヒアルロニダーゼによって溶解することができる特性があります．一般的なフィラー注入の手技はそれほど難しいものではありませんが，注入量が多すぎた場合や位置が移動した場合，その対処には非常に難渋しますので，調節が容易なヒアルロン酸が好んで使用されています.

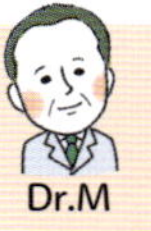

ヒアルロン酸やコラーゲンは体内で吸収されますが，被膜を形成すると永続的に残ることがありますね.

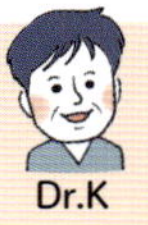

以前，他院でヒアルロン酸注入による隆鼻術を受けたあとに，片側だけ被膜が形成されて，鼻すじが曲がったまま２年間悩んでいた患者さんがいらっしゃいました.

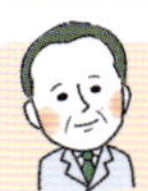

２年間は長いですね．どのような対処をしたのですか？

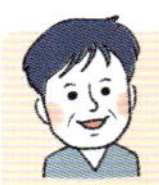

ヒアルロニダーゼを750 IU注入しました．1回の注入でほぼ完全に溶解されて，鼻すじの曲がりは改善しました．

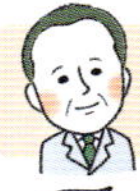

その患者さんは喜ばれたのではないですか．

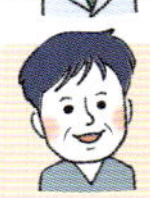

目にはうっすらと涙を浮かべていました．以来，フィラー注入には調節が容易なヒアルロン酸を好んで使用しています．

2 ヒアルロン酸の種類と使い分け

ヒアルロン酸には，分子量の大きいもの，架橋構造しているもの，局所麻酔薬入りのものなどがありますが，注入部位と目的によって使い分けられており，それぞれのケースで適切なタイプのものが使用されています．

しわの改善などには通常タイプのヒアルロン酸を注入しますが，組織のオーグメンテーションなど垂直方向の拡張を目的とした場合には，分子量が大きく硬い性状のヒアルロン酸を使用します．

また注入後のヒアルロン酸は，周囲の水分を吸収して体積が増加するので，目元などの皮膚が薄く微妙な調整が必要な部位には，吸水率の低いタイプのものが使われています．

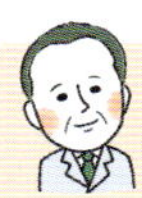

実際に，ヒアルロン酸をどのように使い分けていますか？

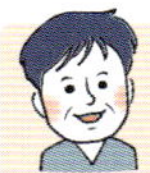

それほど細かく分けていません．アバウトに，浅層にはレスチレン®，深部にはハイアコープです．あと，涙袋やsunken eyeなどの目元周囲に注入するときには，吸水率の低いものを使っています．

3 ヒアルロン酸注入の実践

一般的なヒアルロン酸注入方法はすでに確立されている部分も多いので，ここでは注入の難しい部位やまれなケースへの注入方法や，合併症の対処法など，以下の6項目についてご紹介します．

① ちりめんじわに対する注入方法
② 眼瞼部注入の注意点
③ 鼻唇溝注入の段階的アプローチ
④ 豊胸術後の修正
⑤ ヒアルロニダーゼ注入のコツ
⑥ 感染例に対する処置

手術法（ヒアルロン酸注入）

1 ちりめんじわに対する注入方法

加齢変化によって皮膚は薄くなっていきますが，表皮では角質層以外の部分，顆粒層・有棘層・基底層が薄くなっていきます．真皮では細胞と線維芽細胞が減少するため，菲薄化が進行し，水分保持力が低下します．そのような皮膚の変化によって，①目尻，②頬部，③マリオネットラインなどには，ちりめん状のしわが生じてきます．

このしわの1本1本に対して，ヒアルロン酸を注入することは非常に困難ですし，実際に注入しようとしても正確にできるものではありません．また皮膚が薄いために，注入量が多いとすぐにしこりができてしまうので，注入が難しい状態になっているケースが多いです．このようなちりめんじわに対しては，真皮直下の浅層に，ヒアルロン酸を面状に注入すると良い形状が得られます（図1）．

ちりめんじわがある皮膚の菲薄化した部分をマーキングしたのち，その部分の皮下に0.5％リドカイン（エピネフリン〈E〉入り）を注入して浸潤麻酔をします．

ヒアルロン酸は，スタンダードタイプのレスチレン®を使用しています．シリンジには27 Gの注

図1

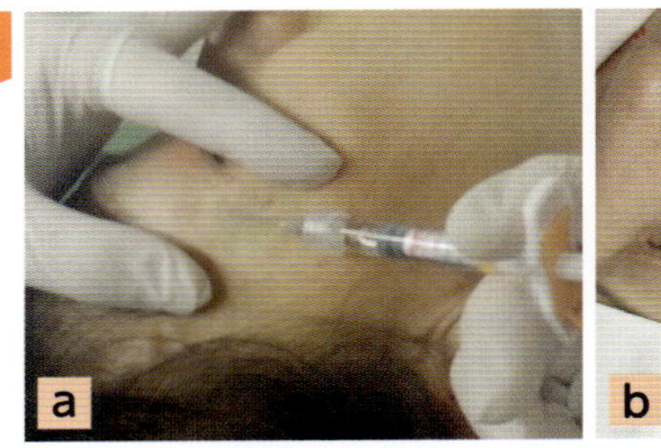

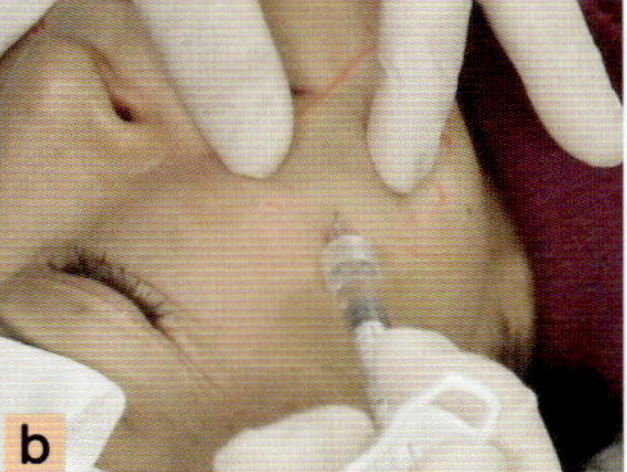

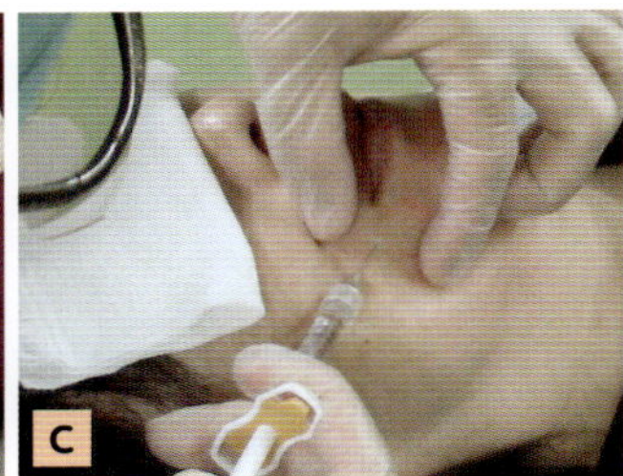

ちりめんじわに対する，ヒアルロン酸の面状注入
a：目尻，b：頬部，c：マリオネットライン．

図2

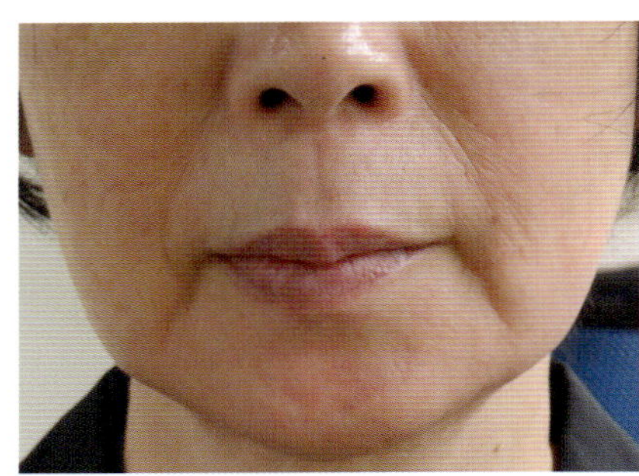
術前（正面）

術直後（正面）

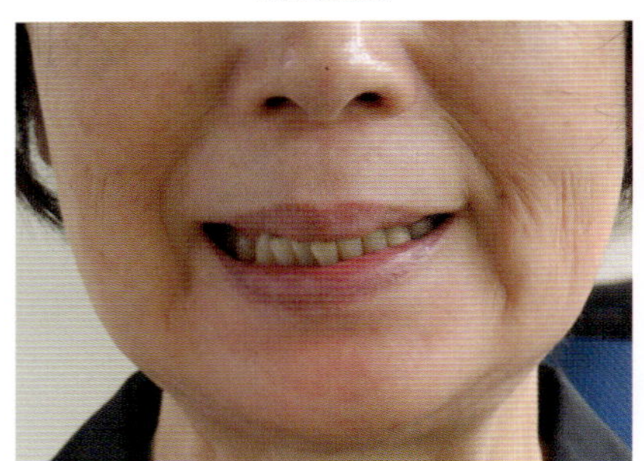
術前（笑ったとき）

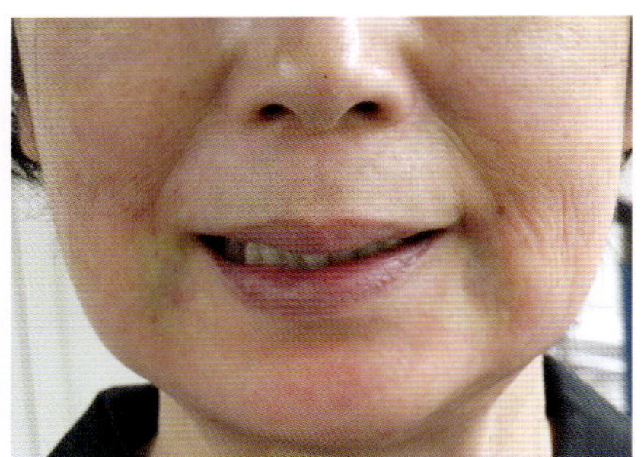
術直後（笑ったとき）

マリオネットラインへのヒアルロン酸の注入
50代女性．マリオネットラインにレスチレン®を0.2 mL注入．

射針を付けて，真皮下の浅層を数回ストロークしながら，持続的に注入していきます．真皮の裏面を引っ掻くイメージで，一部真皮内に刺入するくらいの浅い部分に，面状に注入します．

注入量は，500円玉くらいの範囲で0.1～0.2 mL程度です．目尻やマリオネットラインの場合は，片側で0.1～0.2 mL程度を注入しています（図2）．

▶動画①

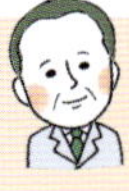
マリオネットラインに片側0.1 mL程度ですとヒアルロン酸の注入量としては少ないように思えますが，効果はどうですか？

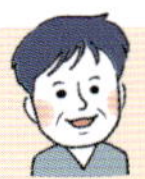
はい，面状に注入すると，その程度の量でも十分に良い効果が得られます（図2）．

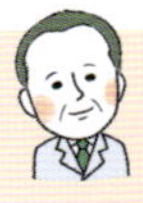
これは面白いですね．この方法だとしこりができないので，術後のクレームがなくなるでしょうね．

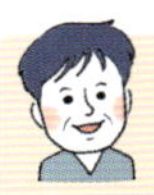

わりと好評なので，施術を受けた患者さんの満足度は高いと思います．

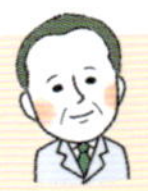

注射針の物理的刺激によって，真皮のコラーゲンが産生されるので，皮膚のタイトニングの効果も期待できますね．どのくらいの頻度で注入していますか？

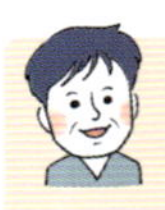

1〜3ヵ月ごとに数回注入すると，その後の効果が長期間持続する印象があります．

2 眼瞼部注入の注意点

眼瞼部分は皮膚が薄いために，ヒアルロン酸注入の際のしこりが目立ちやすいので，注入の量・部位・深さを慎重に決めることが重要です．また皮下の血管が豊富なので，内出血を起こしやすく，それに対する注意も必要になります．

ここでは，1 上眼瞼陥凹症，2 涙袋，3 眼頬溝，4 重瞼幅の拡大について，注入のコツをお伝えします．

動画②

1 上眼瞼陥凹症(sunken eye)

加齢により上眼瞼の軟部組織(特に眼窩脂肪)が減少すると，上眼瞼に陥凹が生じて，いわゆるsunken eyeの状態になります．この際にも，ヒアルロン酸注入が効果的ですが，注入の層が浅すぎてしこりを形成したり，量が多すぎて腫れぼったくなったりしないように注意が必要です．

陥凹部分をマーキングしたのち，薄い局所麻酔薬を片側0.5〜1.0 mL程度注入(図3)します．

局所麻酔薬を散布する理由は，

①除痛

②出血予防

図3

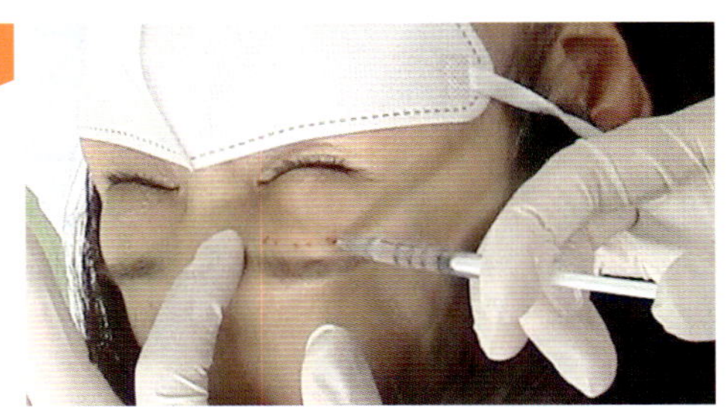

局所麻酔
希釈した局所麻酔薬を注入．

図4

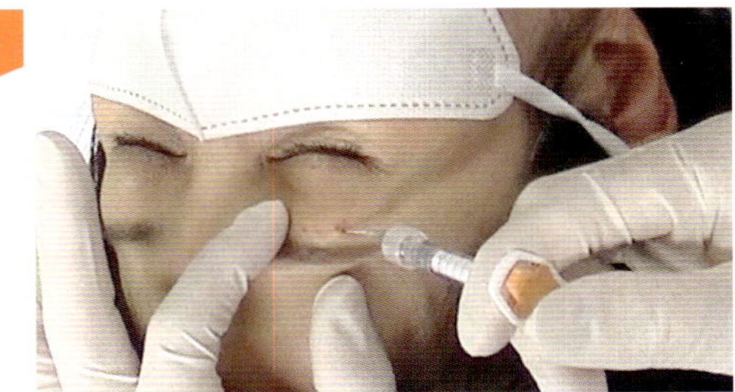

ヒアルロン酸注入①
対側の示指で針先を確認．

図5

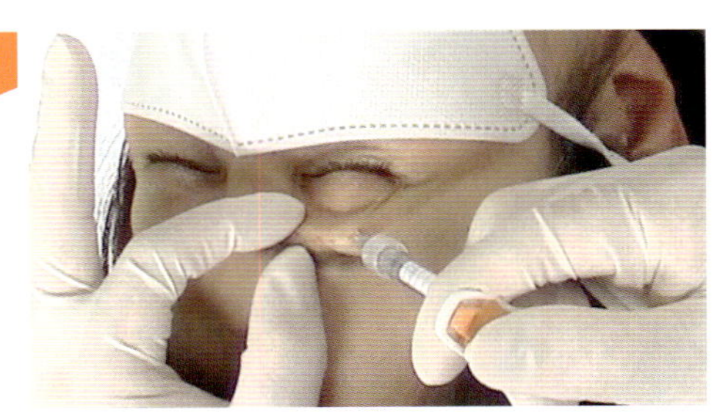

ヒアルロン酸注入②
緩徐に注入しながら針先を進める．

③局所麻酔薬のハイドロダイセクションによりヒアルロン酸が拡散しやすくなる

ことなどですが，リドカイン(E入り)を0.1〜0.2 %の濃度に希釈した薬液を使用しています．

ヒアルロン酸はレスチレン®を使用していますが，注入後の体積変化が少ないもの，吸水率の低いものが良いと思います．

注入の際には，常に対側の指先で針先の位置を確認(図4)します．緩徐に注入しながらシリンジを進めていく(図5)と，針先が血管に当たってし

図6

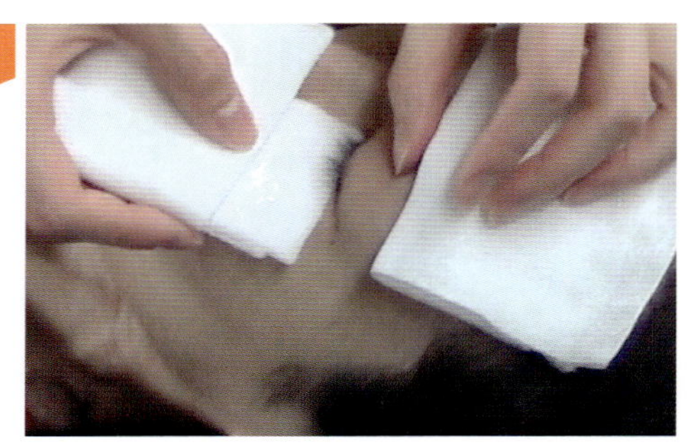

冷却
除痛と出血予防目的で冷却.

まうことが少なくなるので，内出血を減らすことができます(常動針法).

2 涙袋

涙袋は，笑ったときに眼輪筋の収縮によってできる，下眼瞼溝より頭側部分の膨らみです．これがあると，「微笑んでいる」「表情が豊か」「優しそうな感じ」に見えるので，希望されるケースが多く，比較的頻度が高い注入部位になります.

涙袋自体は眼輪筋の膨らみですが，ヒアルロン酸を注入する際に，眼輪筋の層に注入すると尾側に拡散しやすいので，皮下の浅層に注入するように注意が必要です.

痛みが少ないように，局所麻酔薬入りのヒアルロン酸を使用して，針は外側の 1 ヵ所から刺入します(図6，7)．注射針の太さは27 G (0.4 mm)，長さは3/4インチ(19 mm)のものを使用していますが，内出血しないように，注入したヒアルロン酸で血管を退かしながら，針先をゆっくりと進めていきます(図8).

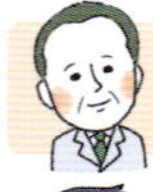

ずいぶん，長くて太い針を使うのですね？

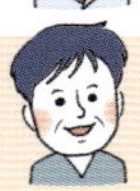

この長さであれば，外側1ヵ所の刺入で内側までの注入が可能です．長さがあるぶん，針がしなって曲がることがないように，この太さのものを使用しています.

図7

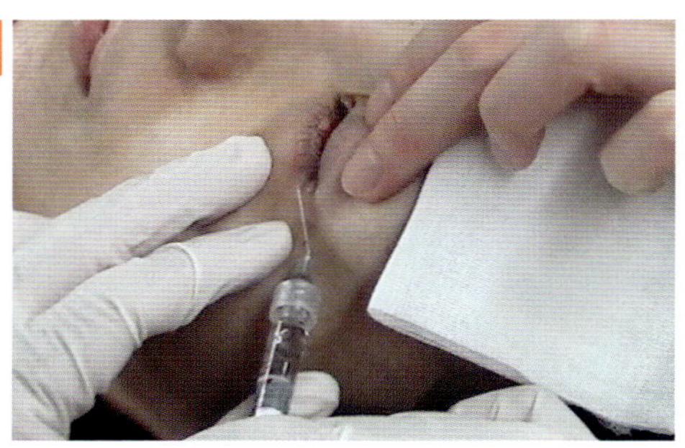

ヒアルロン酸注入①
注射針は外側から刺入.

図8

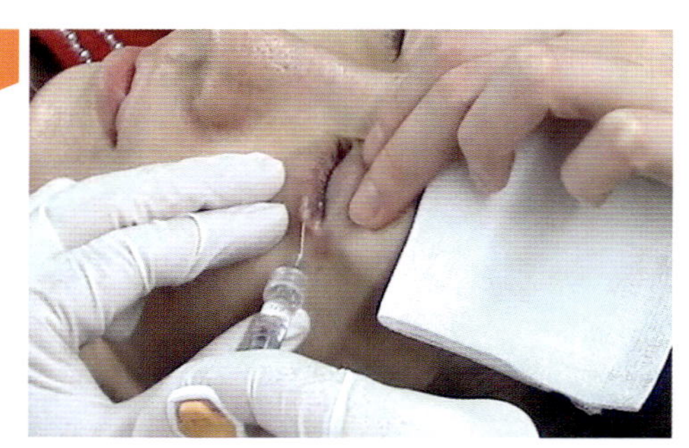

ヒアルロン酸注入②
針を緩徐に進め，内側部まで注入.

図9

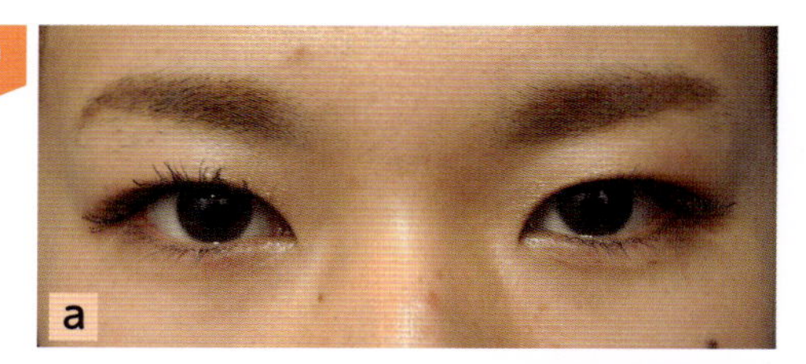

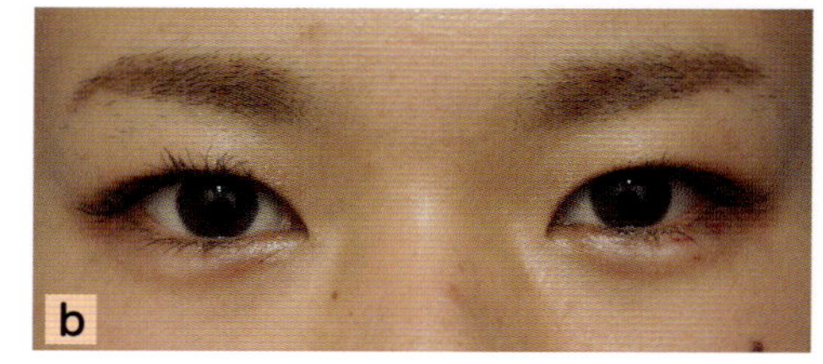

a：注入前．b：注入後.

20代女性の症例を図9に示します．「インパクトのある目元にしたい」という理由で，涙袋ヒアルロン酸注入を希望されました(図9a).

片側に0.1 mL注入しました．立体感のある目元になり，明るく優しい印象になりました(図9b).

3 眼頬溝

眼頬溝は眼窩骨下縁に沿ってできる陥凹部です．眼窩脂肪が多い場合や，眼窩隔膜の弛緩によって，その部分が突出してくると「目袋」という状態になり，眼頬溝の窪みが目立ってきます．

眼頬溝は三日月の形で面状に窪んだ状態ですので，ヒアルロン酸はその部分の皮下に注入します．

デザインは，座位またはファーラー位で頬部前面の三日月状の陥凹部をマーキング（図10）します．この部位は姿勢によって変化しやすいので，注入の際にも仰臥位にはならずに，ファーラー位で頭側からライトを当てて，陥凹部を確認しながら注入（図11）します．

注入は皮下に行いますが，しこりを形成しやすいので，浅い層に注入するのは厳禁です．皮下組織の深層で，眼輪筋の筋膜上に注入（図12）します．

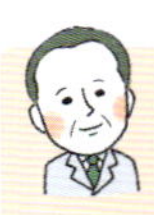

ここは注入する層を間違えると大変ですね！　少しでも浅いと簡単にしこりになりますし，深いと効果がないので，クレームになりやすい部位の1つです．

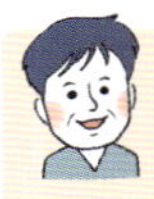

やはり，常に針先の位置を確認することが大切だと思います．

図10

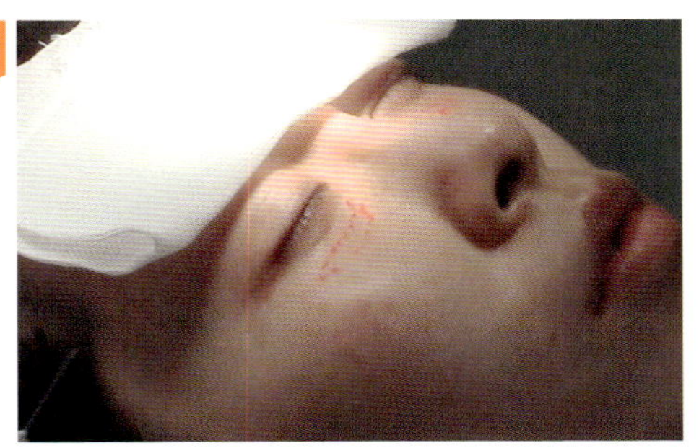

デザイン
三日月状の陥凹部をマーキング．

図11

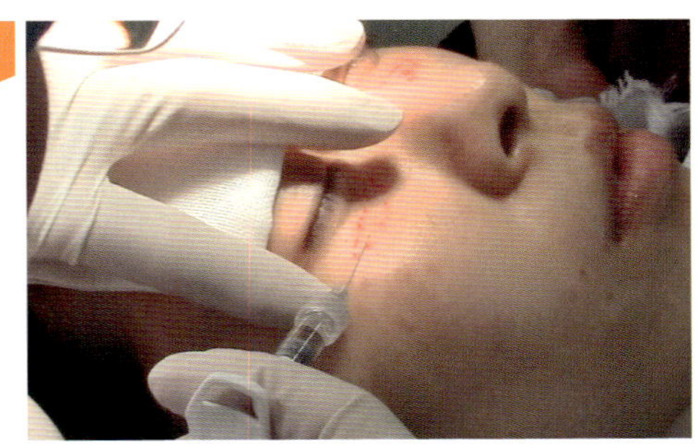

ヒアルロン酸注入①
針先の位置を確認しながら注入．

図12

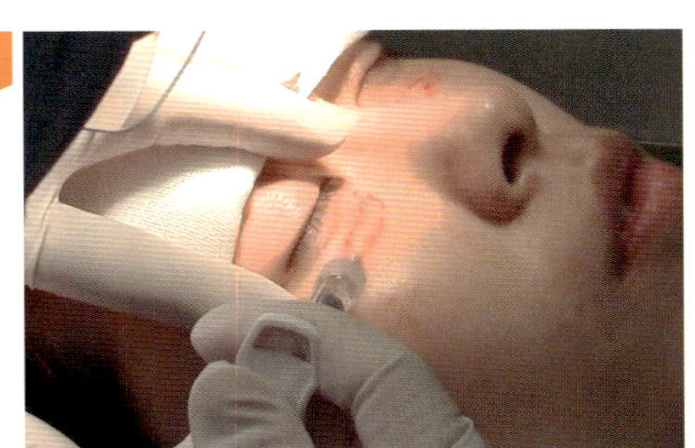

ヒアルロン酸注入②
皮下（眼輪筋の筋膜上）に均等に注入．

４ 重瞼幅の拡大

まれな例ですが，重瞼幅を広げる目的で，重瞼線の尾側にヒアルロン酸を注入するケースがあります．

70代女性の症例を図13〜15に示します．数年前，当院で上眼瞼切開除皺術と挙筋前転術を行いました．最近になり左内側の重瞼幅が狭くなったことを気にされていましたが，外科的な処置はあまりやりたくないとのことで，重瞼線の尾側にヒアルロン酸を0.1 mL注入して重瞼幅を広くしました．

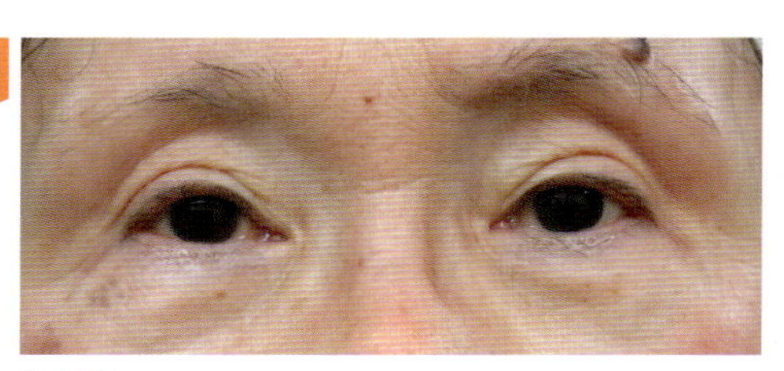

図13
注入前
左内側の重瞼幅が狭い状態．

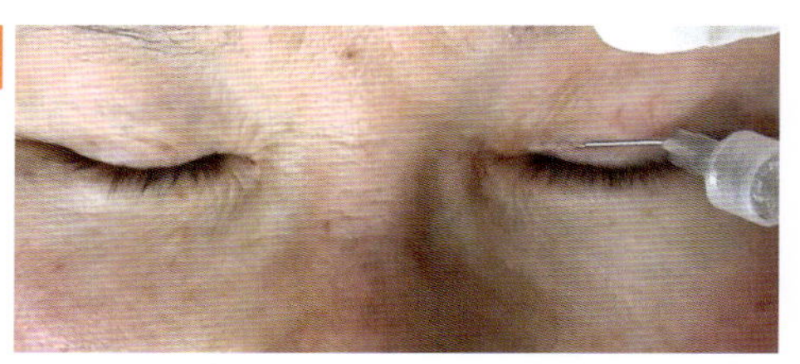

図14
ヒアルロン酸注入
重瞼線の尾側皮下に注入．

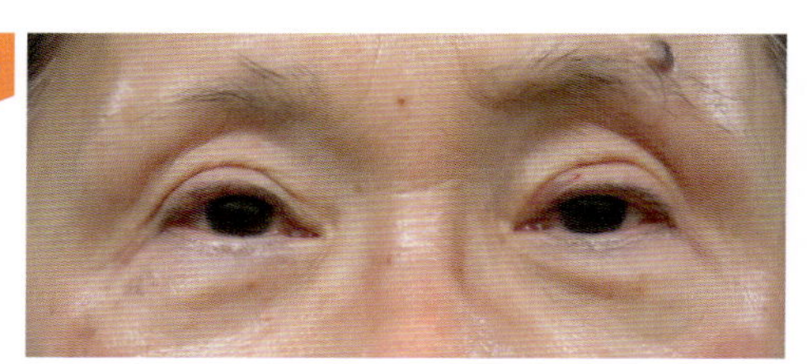

図15
注入直後
左内側の重瞼幅が広がった．

３ 鼻唇溝注入の段階的アプローチ

鼻唇溝いわゆるほうれい線は，ヒアルロン酸注入によるしわの改善として，比較的頻度が高い注入部位になります．

通常の鼻唇溝への注入は，皮下浅層から皮内のごく浅い層に行いますが，状態や程度によっては注入の深さや方法を変えてみると，より良い効果が得られます．

ここでは，鼻唇溝の深さの程度によって，段階的に異なる注入方法をご紹介します．

動画③

１ 軽度のケース：口元のスマイルライン

笑ったときなどに口元周辺にできる比較的浅いしわ（図16）に対しては，溝に沿って線状に注入（図17）します．

この場合は皮内に膨疹ができるような浅層に注入しますが，1ヵ所に多く入れすぎてしまうと数珠状になってしまうので，針先を移動させながら注入します（常動針法）．

また，血管損傷により内出血を起こしたときに，その止血が不完全だと，血球成分が被膜形成したヒアルロン酸の中に入り込んで黒褐色に色素沈着を残してしまうので，注意が必要です（図18）（※出血した場合には，5分以上時間をかけて，確実に圧迫止血します．血球成分による色素沈着に対しては，ヒアルロニダーゼの注入が効果的です）．

２ 中等度のケース：鼻翼基部の三角形の陥凹

鼻唇溝の加齢変化が進行すると溝が深くなりますが，それに加えて頬部前面のたるみによって，鼻翼基部が三角形に陥凹したような状態（図19）になってきます．そのようなケースには，三角の形に合わせて面状に注入（図20，21）します．

この部位の皮下には，外側鼻動脈があるので，注意が必要です．不用意に皮下深層に注入すると，塞栓によって鼻翼皮膚壊死を起こす可能性があるので，対側示指を当てて，針先の位置と状態を確認しながら注入します．

図16

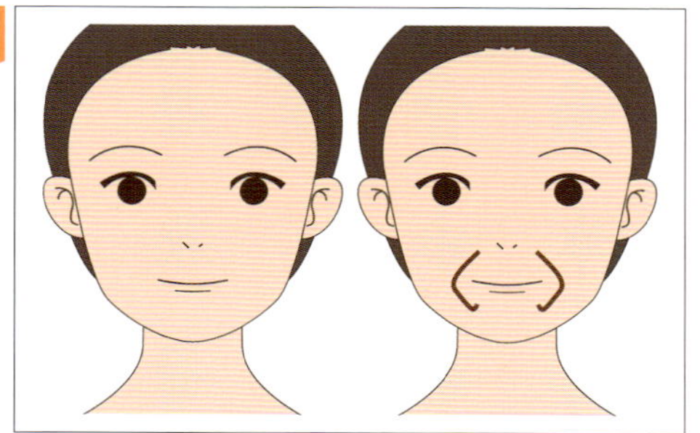

口元のスマイルライン

図17

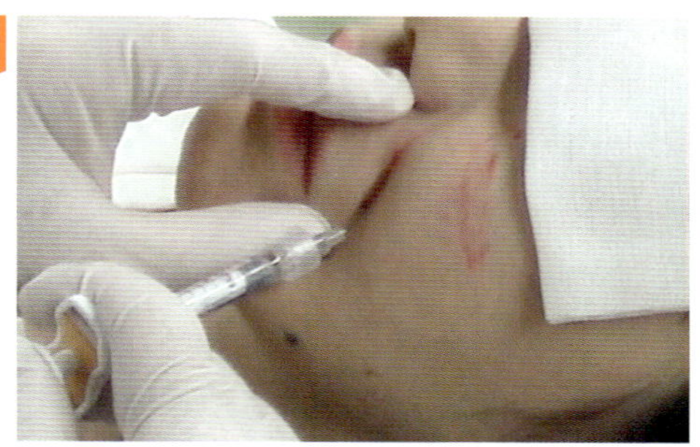

ヒアルロン酸注入①
溝の下に線状に注入する.

図18

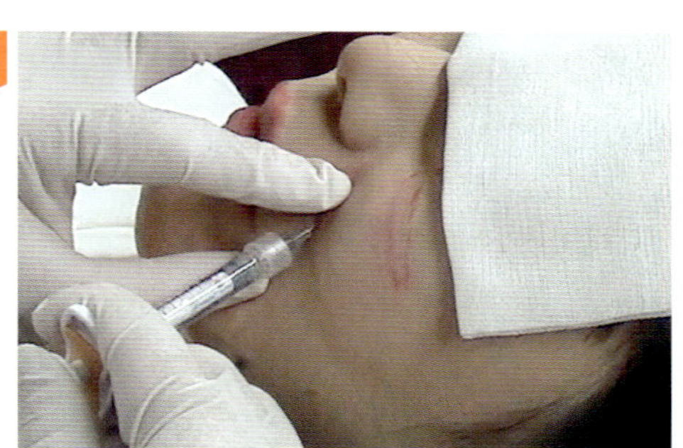

ヒアルロン酸注入②
十分な止血を行う.

図19

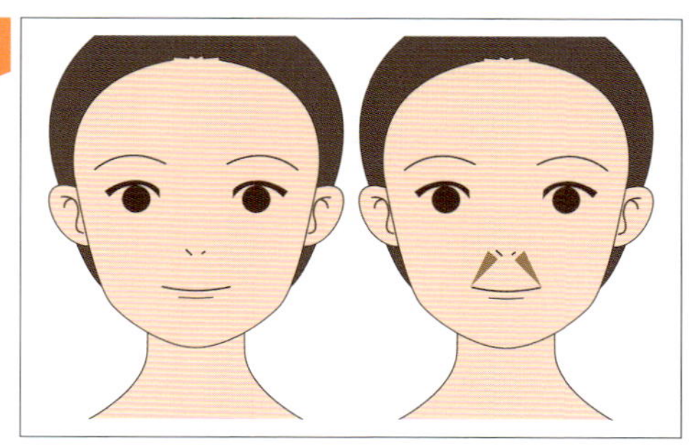

鼻翼基部の三角形の陥凹

図20

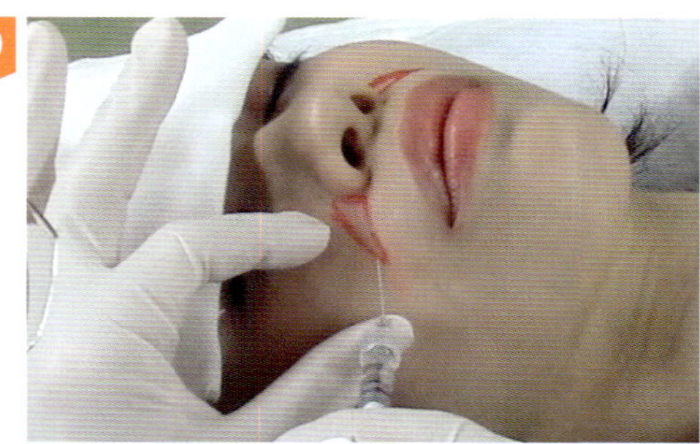

ヒアルロン酸注入①
尾側部分は通常の注入.

図21

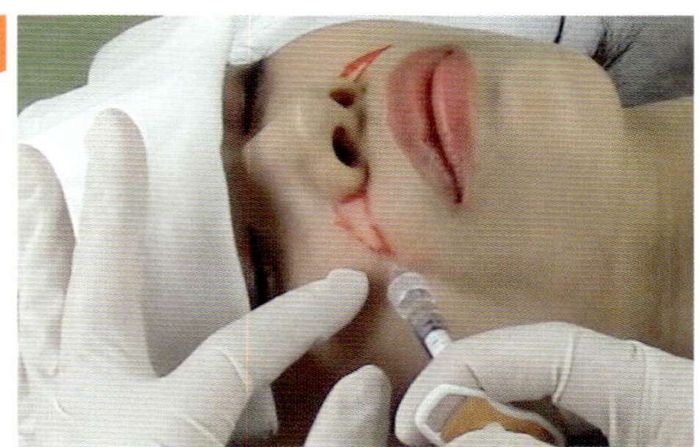

ヒアルロン酸注入②
鼻翼基部は三角形に面状注入.

3 程度の強いケース：人中部の菲薄化

加齢変化がさらに進むと，人中部の皮膚が伸展して薄くなってきます（図22）．鼻唇溝の間の鼻の下の台形の部分全体が菲薄化しますが，その際には，粒子の大きいヒアルロン酸を注入します（図23，24）．

十分に消毒をしたあとに，ハイアコープ1 mLと1％リドカイン（E入り）1 mLを混ぜて注入します．

図22

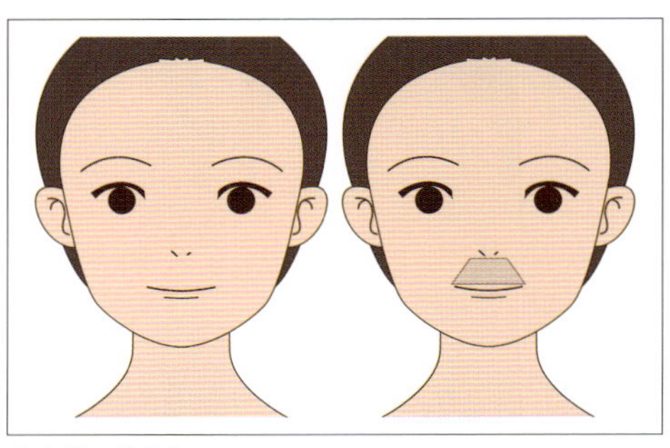

人中部の菲薄化

4 豊胸術後の修正（図25〜28）

インプラントによる豊胸術の術後の合併症として，リップリングやウェービングがあります．これを改善する方法として，その部位の皮下に分子量の大きいヒアルロン酸を注入します（図25）．注入範囲をデザインしたあとで，皮下に0.5％リドカイン（E入り）を散布します．

消毒を十分に行ってから，ハイアコープと1％リドカインを1：1に混ぜたものを，バッグの被膜よりも浅い皮下に面状に注入しますが，バッグを穿刺しないように注意が必要です．

図23

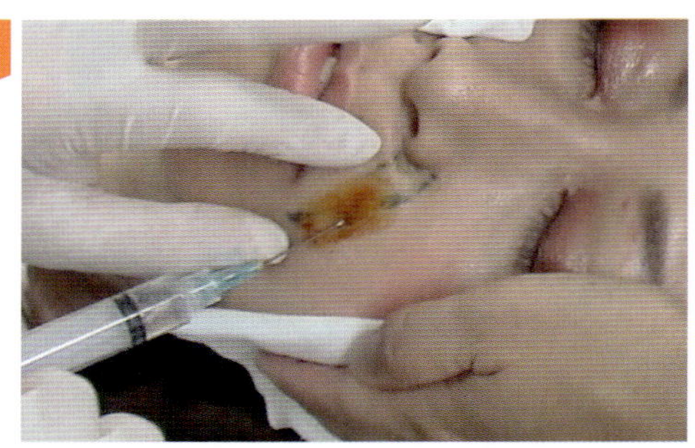

ヒアルロン酸注入①
硬いタイプのヒアルロン酸を皮下に注入．

動画④

図24

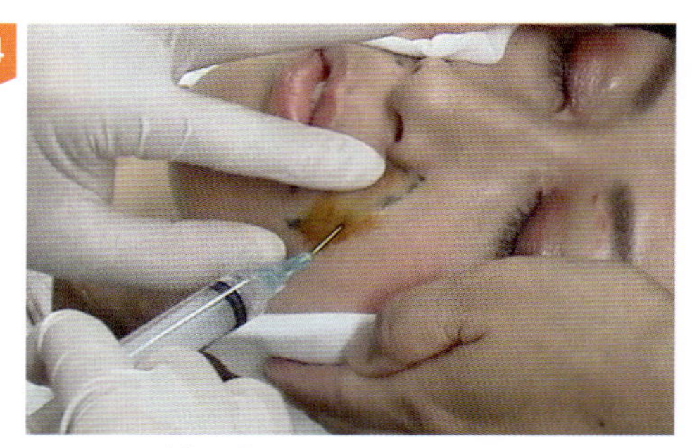

ヒアルロン酸注入②
口輪筋の筋層内にも注入．

5 ヒアルロニダーゼ注入のコツ

ヒアルロン酸注入後，過量注入や位置異常などの理由でヒアルロン酸を除去したいときには，ヒアルロニダーゼを注入して溶解します．しかし注入したヒアルロン酸に被膜が形成されて，ヒアルロニダーゼが浸潤していかないと，被膜内のヒアルロン酸は溶解されずに残ってしまいます．その場合には，注射針で被膜を潰しながらヒアルロニダーゼを注入すると，良い効果が得られます．

症例は，20代女性です．隆鼻目的に鼻根部に数回ヒアルロン酸注入を行ったところ，鼻すじが太くなってしまいました（図29，30）．

① 0.5％リドカイン（E入り）0.2 mL
② ヒアルロニダーゼ 150単位
③ 生理食塩水 0.3 mL

を，局所に注入して十分にマッサージをします．

ヒアルロン酸は溶解されて，直後からでも効果が現れます（図31）．

動画⑤

図25

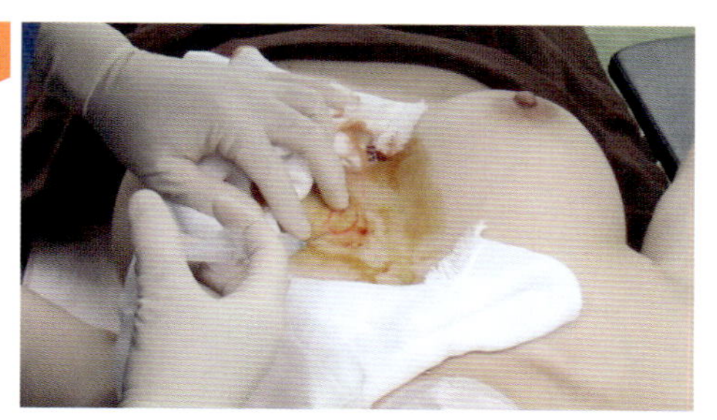

ヒアルロン酸注入
陥凹部やリップリングが生じている部分の皮下に，粒子の大きいヒアルロン酸を面状に注入する．

図26

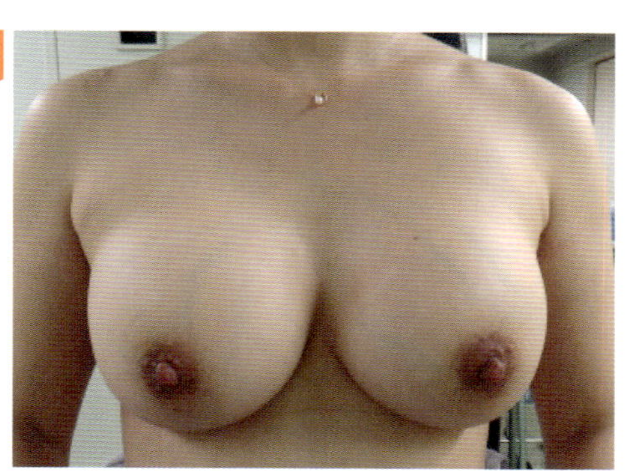

術前

図27

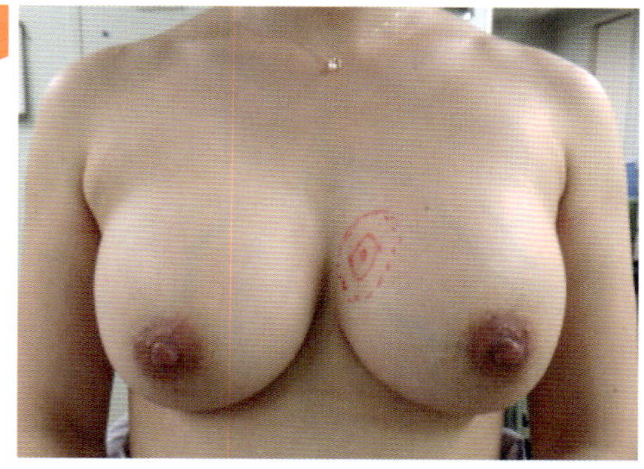

デザイン
左側内側部の，やや陥凹している部分をマーキング．

図28

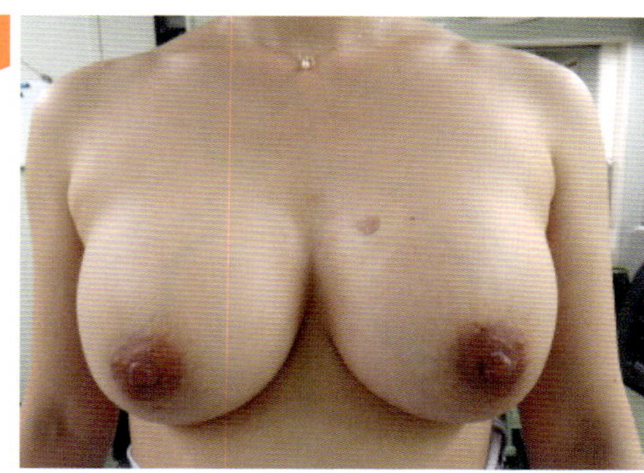

術直後

図29

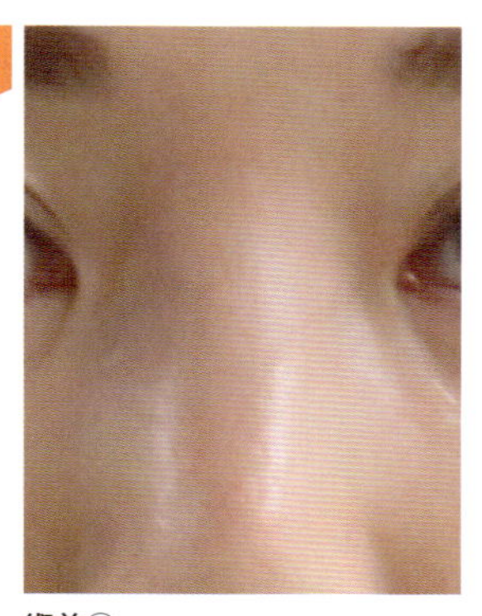

術前①
数回のヒアルロン酸注入により，鼻根部が太くなっている．

図30

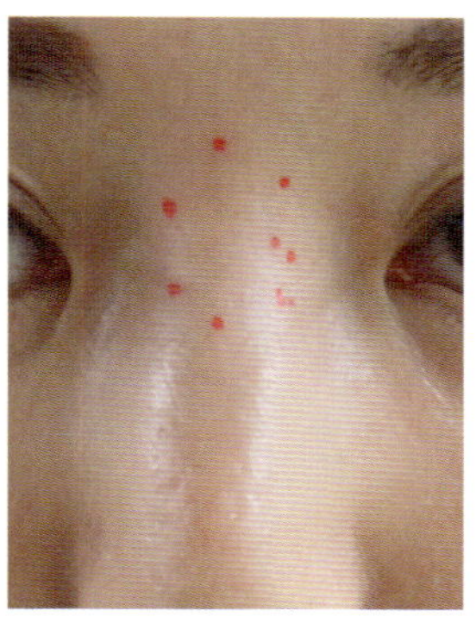

術前②
鼻根部の点線で囲った範囲に，ヒアルロン酸がある．

図31

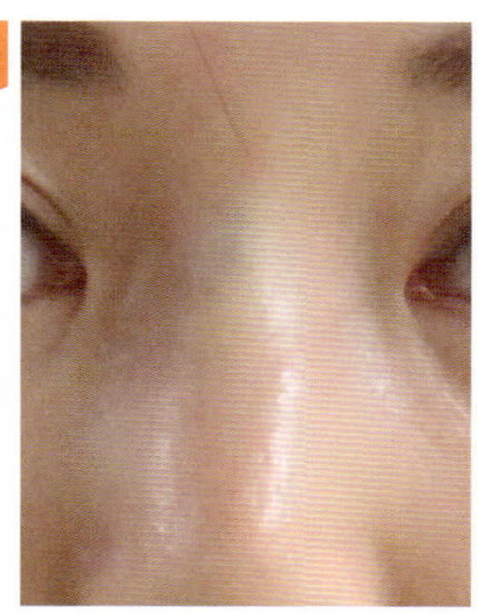

術後
ヒアルロニダーゼを注入した直後，この時点で鼻すじが細くなったことがわかる．

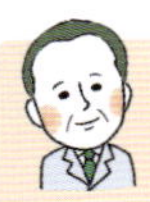

被膜の状態をどのようにイメージしていますか？

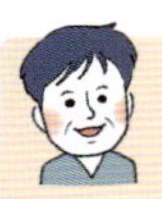

数の子の程度の大きさの粒が，ブドウの房状に並んでいる感じです．

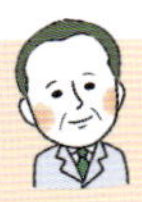

ヒアルロニダーゼを，ただ浸潤させただけでは溶けないですかね？

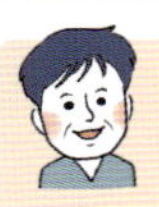

局麻して細い針でプチプチ潰したほうが効果があると思います．実際に粒に当たると，指先にプチプチと潰れていくような感触がわかります．

6 感染例に対する処置

ヒアルロン酸注入の合併症として感染があります．除皺目的など浅層に少量注入する場合にはまず問題ありませんが，組織のオーグメンテーションなどで大量に注入するケースでは発症することがあり，その場合には治療に難渋します．

症例は，20代女性です．前額部のオーグメンテーションのために，ハイアコープ2〜5 mLの注入を3回施行しました．3回目の注入から数日後，発赤・腫脹・圧痛の感染徴候が出現（図32）したため，抗生剤とヒアルロニダーゼの局所注入（図33）を行いました．

一時的に改善しても，ヒアルロン酸が残存しているうちは感染が再燃するので，ヒアルロニダーゼ注入により可及的に除去する必要があります．

3回の処置で，完治しました（図34）．

動画⑥

図32

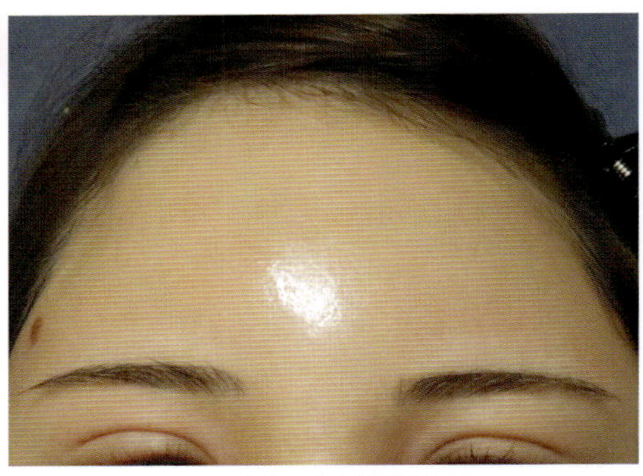

3回目のヒアルロン酸注入から数日後
前額全体の感染のため，上眼瞼にも浮腫が及び，重瞼幅が拡大している．

図33

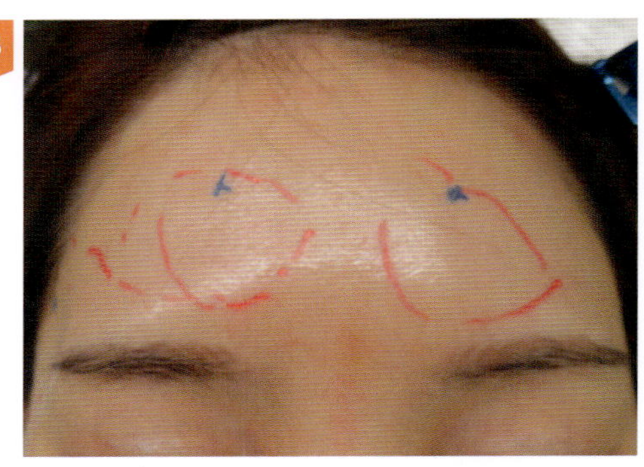

マーキング
発赤・腫脹の特に強い部分に，抗生剤とヒアルロニダーゼ注入．

図34

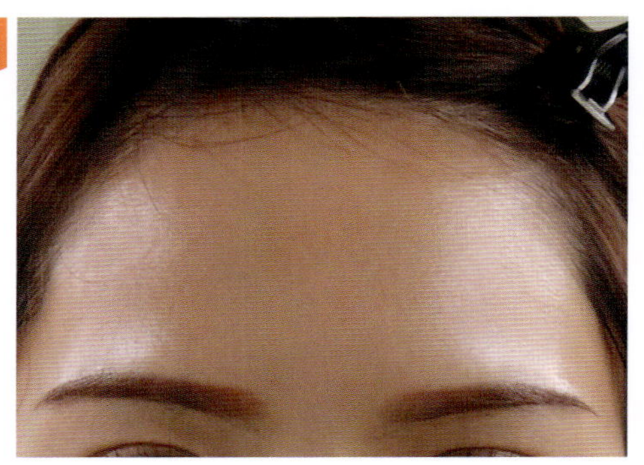

ヒアルロニダーゼ注入後
3回の注入で完治．重瞼幅も，元の状態に戻った．

- 目尻・頬・マリオネットラインなどのちりめんじわに対しては，面状に注入する．
- 目元周囲のヒアルロン酸注入には，内出血を起こさないように以下①～③の注意が必要．
  ①針先を緩徐に進める．
  ②注入時のヒアルロン酸で血管を避ける（常動針法）．
  ③必要であれば，エピネフリン入りの局所麻酔薬を使用する．
- 鼻唇溝に対しては，状態（重症度）によって方法を変える．
- 豊胸術後のリップリングやウェービングに対しても，ヒアルロン酸注入は有効．
- ヒアルロニダーゼを使用する際には，被膜内に残存しているヒアルロン酸にも浸潤させる．
- 感染した場合には，抗生剤投与とともにヒアルロニダーゼを投与する．

重要度★★★ 難易度★★★

2 フェイスリフト(1)

市田正成

この手術法の適応

▶顔の輪郭のたるみ(顔の下半分が四角く見える), 下眼瞼の陥凹, ほうれい線の陥凹, 口角の下垂が目立ってきたという人.

概要

- その名の通り, 加齢によって垂れ下がった顔を引き上げて, より若いときの輪郭の状態に戻す手術.
- 手術の方法は, 「戻り」防止のギザギザのついた吸収糸を埋め込む簡単な「糸リフト法」から本格的に皮下から引き上げる方法まで, さまざまな方法があります. もちろん効果の持続期間には大きな差があり, 一長一短です. つまり手術の選択は患者の希望にもよります.

いとぐち

フェイスリフト手術は, 加齢とともに緩んで下垂してきた顔面を, 手術によって引き上げて, 主に顔面の輪郭を10～20年前の状態に戻して, 同時に下眼瞼下部やほうれい線部位, マリオネット部位などの陥凹を, 目立ちにくくする手術です.

それにはまず顔面の輪郭から修正することになります. 皮膚の切開部位は, フェイスリフト手術が始まったばかりのころは耳前部に切開を入れるのが主流でしたが, 現在ではトラガス部位の輪郭に縫合線がきて隠れる位置に収まり, そこから下は耳垂, 上は耳介の境界線を経て頭皮に隠れるようになることで, 縫合瘢痕が極力目立たないような位置に収まるように進化しています.

もちろん細かい皮切のデザインには諸家によって少しずつ違いがあります.

フェイスリフト手術が始まった当初は皮下剥離を広げて皮膚をしっかり引き上げることのみを考えて手術をしていました. そのうちに皮下のSMAS (superficial musculo-aponeurotic system)の処理をすることで, より効果が長持ちするということが判明して, フェイスリフト手術は格段の進歩を遂げることになりました. SMASの処理方法などには術者によって違いはありますが, 引き締め, 引き上げが目的なので基本的には大差はありません.

前述した通り, 皮切の位置は年月を経るにつれて, より目立たない部位に移動して進化してきました. 現在ではほとんど行きつくところまできて, 縫合瘢痕が目立たない部位に落ち着いたと言えます. また, 「糸リフト」といって, 皮下に「戻り」防止のギザギザのついた糸を埋め込んで, 引き上げる方法も登場しましたが, 糸は1年で吸収される吸収糸ですから，効果の持続期間には期待できませんので，半年〜1年で元に戻る方法でも構わないという患者には採用しますが，筆者はあまり勧めません．

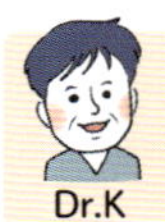

先生のフェイスリフト手術の基本的な考え方は具体的にどんなものですか…？

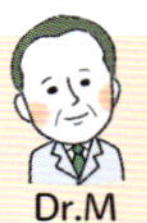

基本的に重要なポイントは以下の2つですね．

①たるみの強い部分には脂肪吸引を行う．
⇒皮下剥離の範囲が狭くてすみ，リフトの効果と効率が良くなります．術時間の短縮，および血腫の予防になります．

②SMASはしっかり引き締め引き上げます．
⇒SMAS皮弁は幅7 mm程度として，術後の耳介が下垂する変形を起こさないように，しっかりと引き上げ固定します．

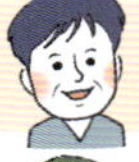

手術時間はどのくらいでしょうか？

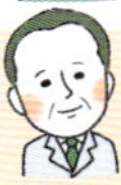

この手術は皮下とSMAS下を剥離する範囲によって，効果と手術時間に大きな差が出ます．剥離範囲を大きくすれば，より良い効果が期待できますが，長時間の手術は患者さんもお辛いと思います．鎮静薬と局所麻酔で行う場合は，両方同時に手術したとしても3〜4時間で終了するのを目安とします．

手術法（筆者の行うフェイスリフト手術の手順）

① 皮切のデザイン（図1〜3）

トラガス（耳珠）の辺縁を中心に上方はこめかみ，下方は耳垂の境界線をたどり，耳垂の後方を外耳道のレベルで水平方向に入れます．

② 脂肪吸引部位のマーキング（図2，3）

カウンセリングのときに，脂肪を吸引するべき部位をマーキングしておきます．

③ 麻酔

この手術は少なくとも2〜3時間以上を要する長時間手術となるため，鎮静薬である程度鎮静効果が得られた状態で，局所麻酔を施します．鎮静薬の効果は個人差があるため，あらかじめアルコール（お酒）に強い体質か否かでその濃度を加減しま

図1

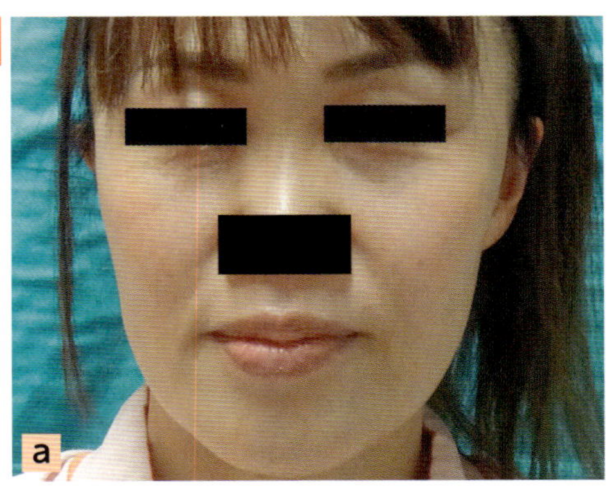

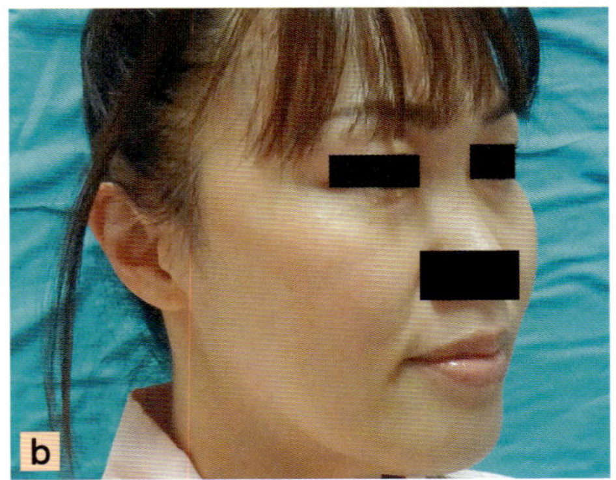

術前：48歳女性
a：正面，b：右斜方向．

す（筆者はミダゾラム（ドルミカム®）とペンタゾシン（ソセゴン®）を使用しています）．この判断は全例にはずれがありません．

動画②

4 脂肪吸引（図4）

あらかじめ予定した脂肪吸引部位を，むらがないように，径1.5 mmの細い吸引管にて20 mLシリンジで吸引します．頬は術後の表面の凹凸を予防するためあまり強い陰圧で吸引はしませんが，下顎下部はしっかり吸引します．ただし，顔面神経麻痺を予防するため，特に耳垂下部は要注意であまり強く吸引はしません．

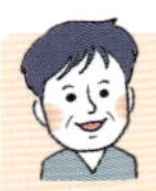
この脂肪吸引の工程は先生独自の処理方法だと思いますが，その目的は何でしょう？　何のために脂肪吸引するのですか？

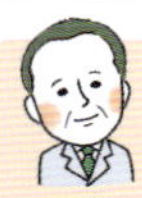
脂肪吸引によって，たるみ，膨らみを平坦にします．そして皮下組織がハニカム（honey-comb）状になるので，皮下の剥離がとても容易になります．また引き上げの効果が良くなるので，皮下の剥離範囲を狭くすませることができると考えています．

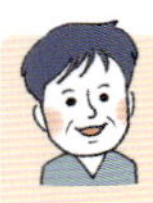
皮下剥離の範囲ですが，先生はどの辺まで剥離しているのですか？

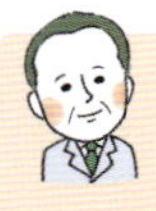
剥離範囲の基本はもみあげ部位の顔の前面のラインとしています．それ以上に剥離を広げると，術後の血腫などのトラブルの危険性が高まるからです．

5 皮下剥離（図5～7）

あらかじめ決めている剥離範囲を剥離します．

図2
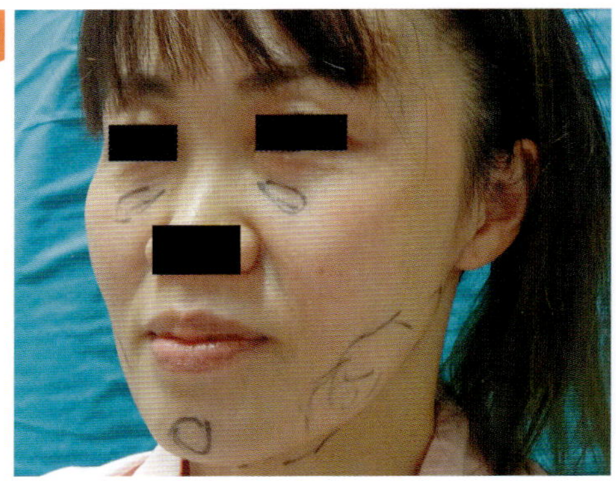
マーキング①
左斜方向．

図3
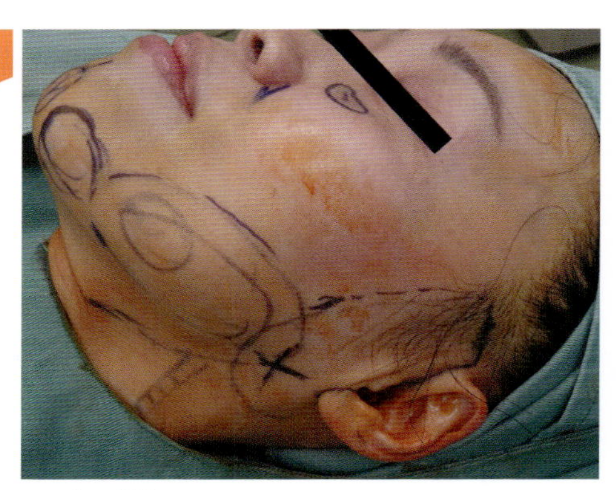
マーキング②
脂肪吸引のマーキング．

図4
動画③

動画④
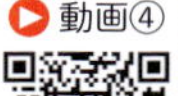
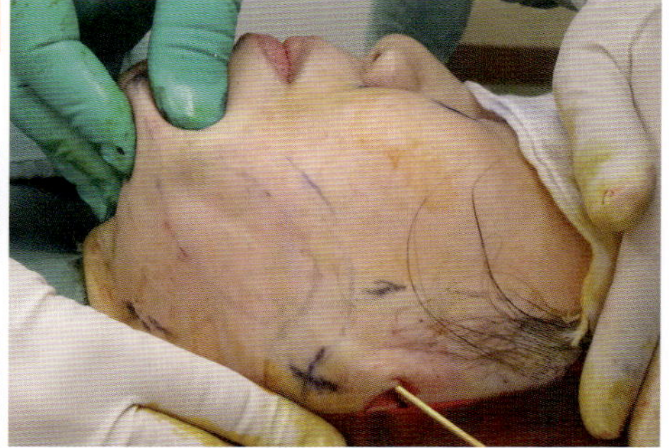
脂肪吸引
脂肪吸引はかなり広い範囲に施す．それで剥離の範囲は狭くしても引き上げ効果は大きく得られる．

いったん皮下をガーゼでパックして止血し，数分後にガーゼを除去します．そしてそれでも出血している部位はバイポーラ止血器などで止血します．

図5

▶動画⑤

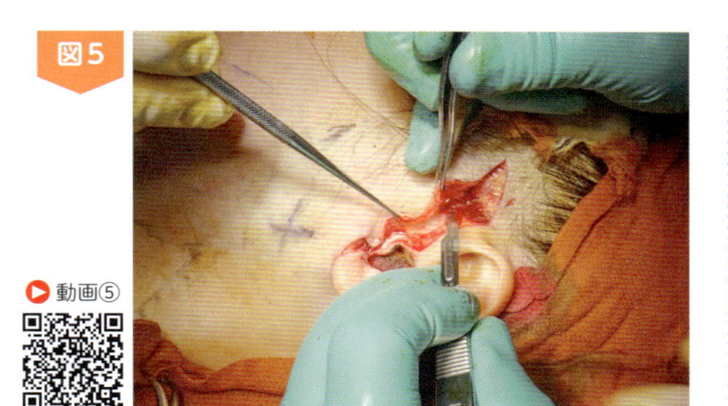

皮下剥離①
皮切と皮下剥離の開始．

図6

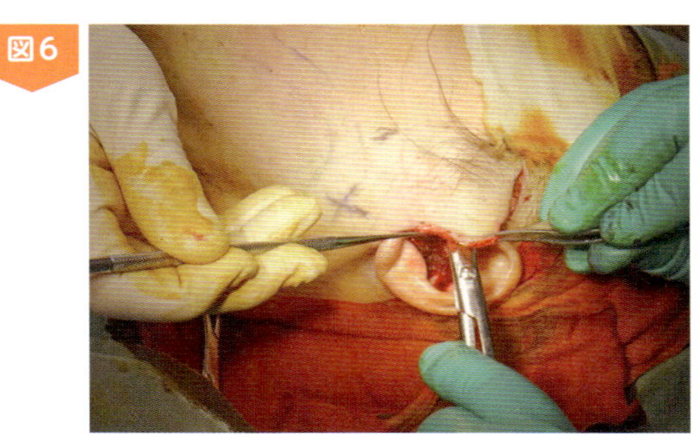

皮下剥離②
メッツェンバウム剪刀にて当初から予定した範囲を剥離する．

図7

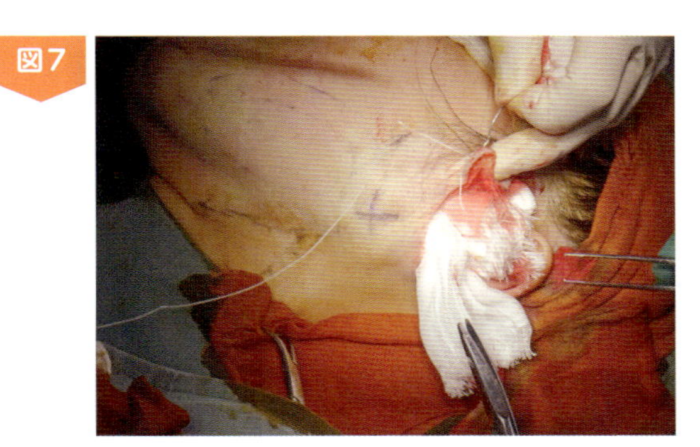

皮下剥離③
ガーゼパックにて止血する．

❻ SMAS皮弁の作成(図8，9)

皮膚の緩み具合によって，頬骨弓下部から耳垂まで，7〜10 mmの幅の皮弁を起こします．その部位はトラガスの上部10 mm位から耳垂の下端近くまでの剥離範囲とします．

図8

▶動画⑥

▶動画⑦

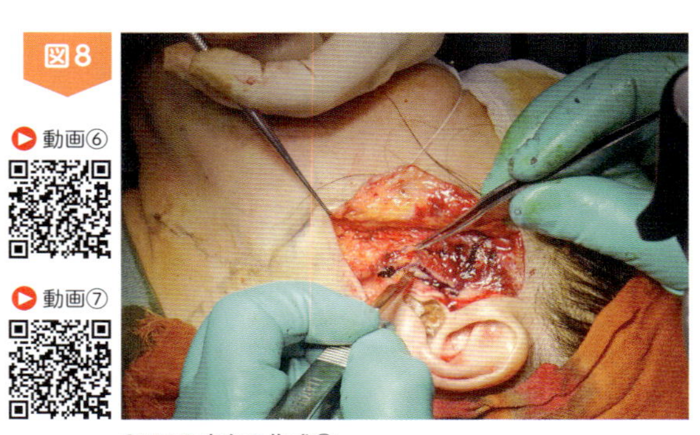

SMAS皮弁の作成①

図9

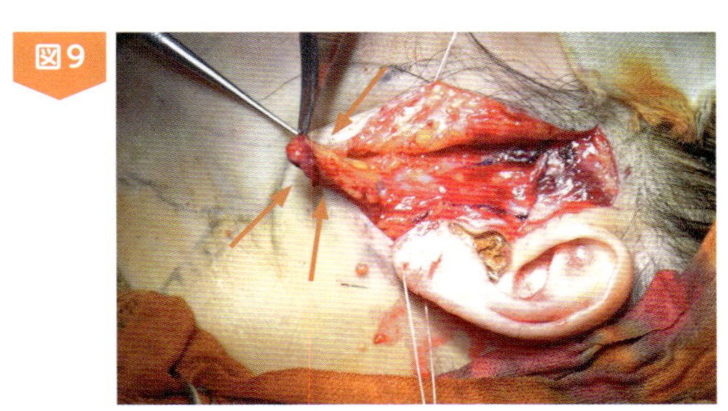

SMAS皮弁の作成②
SMAS皮弁を耳垂の下縁より約10 mmを下端にして作る．矢印はマーキングしたところ．

図10

▶動画⑧

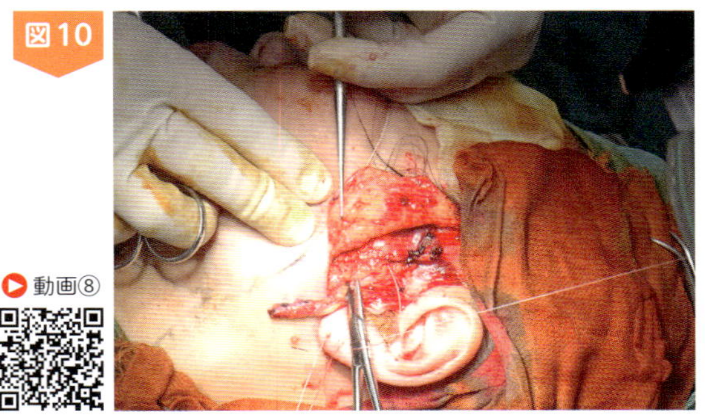

SMASの処理①
SMAS皮弁を下方に残した状態で，皮弁上方のSMASを後上方に吊り上げるように4-0ナイロン糸にて縫縮する．

❼ SMASの処理

皮弁を起こした部位を縫縮します．このときは鼻側のSMASを後上方に引き上げるように縫着します(図10)．さらに，少し前方部位は上方に引き締め，縫合します．この皮下のSMASの処理(引き上げ，引き締め)には4-0ナイロン糸を用います

図11

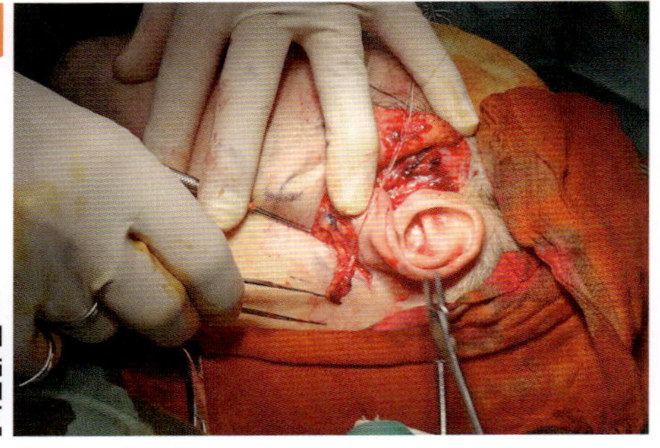

動画⑨

SMASの処理②
SMAS皮弁を耳垂の後ろに回して，耳垂の後部に縫着する．これは耳垂が術後下方に垂れ下がることを予防するために重要な操作．

が，このフェイスリフト手術で最も重要な操作であると考えています．

皮弁部位を縫縮するときは顔面側のSMASを後上方に引き上げるため，その下端は耳垂の中央部位くらいに引き上げられています．その状態でSMAS皮弁を耳垂の後ろに回して耳垂の後部に縫着すると，この操作で耳垂を吊り上げるような形になり，術後皮膚が下方に引っ張られて再下垂するのをかなり予防できます（図11）．

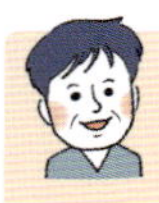

先生っ！　失礼なこと聞いちゃいますが，顔面神経麻痺の経験などはありませんか？

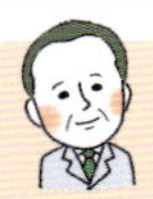

私も神様ではありませんので…フェイスリフト手術の経験はこれまで2,000例を超えますが，片方の口唇が少し動かしにくいという不全麻痺の経験は2，3例ありますよ（数日から2週間程度で完全回復いたしましたが）．

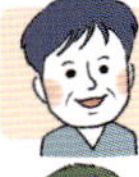

それって，原因は何でしょう？

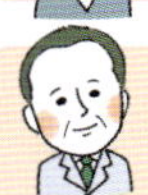

耳垂下部周辺の皮下の脂肪吸引の際のカニューレの圧迫が原因です．この部位だけは皮下のみを操作して荒っぽく操作しないように注意することです．一時的な

図12

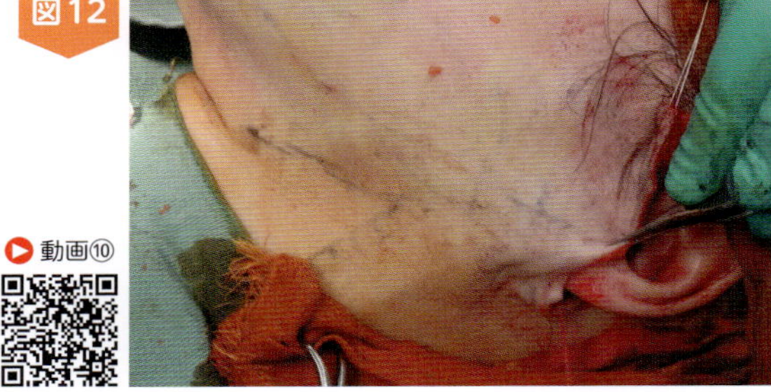

動画⑩

切除①
SMASレベルでの縫縮引き上げで，切除すべき皮弁の量がわかる．

図13

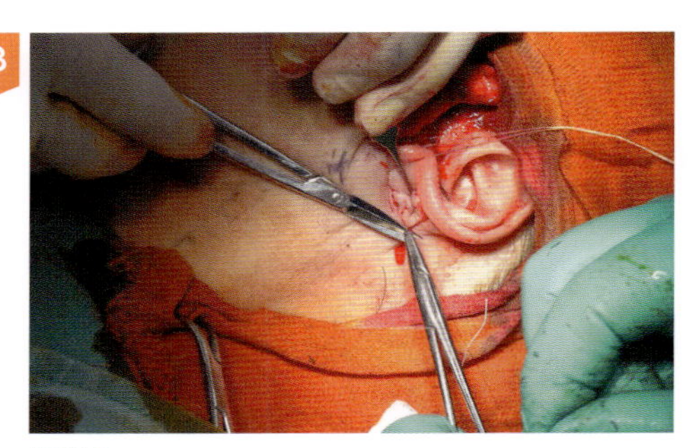

切除②
耳介後部から余剰皮膚の切除開始．

図14

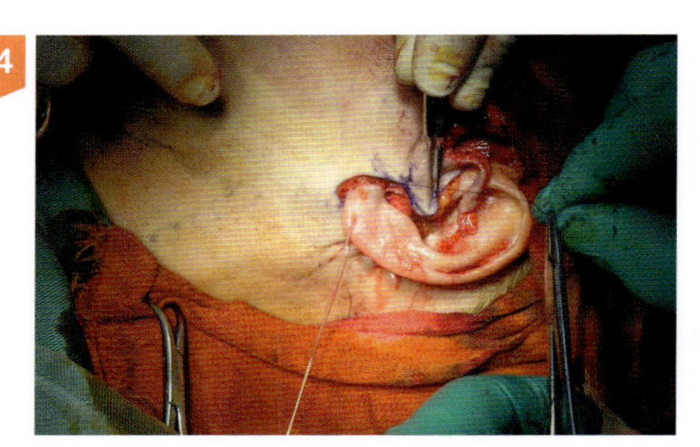

切除③
耳垂の前面の皮弁切除．

麻痺は数日で戻りますが，深く吸引した場合には回復が2～3ヵ月かかることがありますので，この耳垂下部の吸引をするときだけは最大限注意します．

8 切除（図12～16）

次いで皮膚の切除処理操作に移りますが，術前

図15

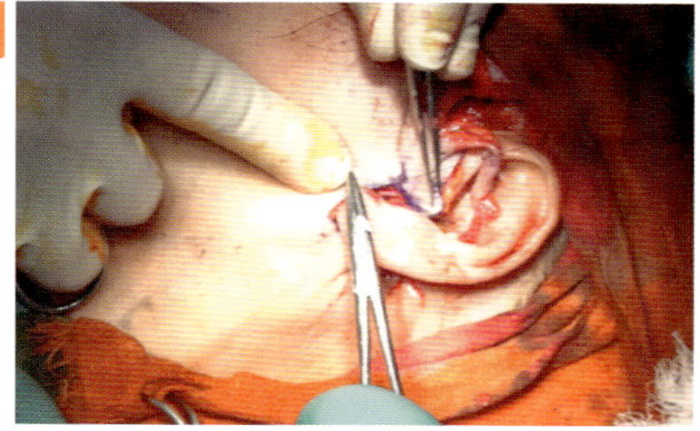

切除④
トラガス下端に剥離した皮弁を縫合．このトラガス下端が最も重要な切除ポイントとなる．

図16

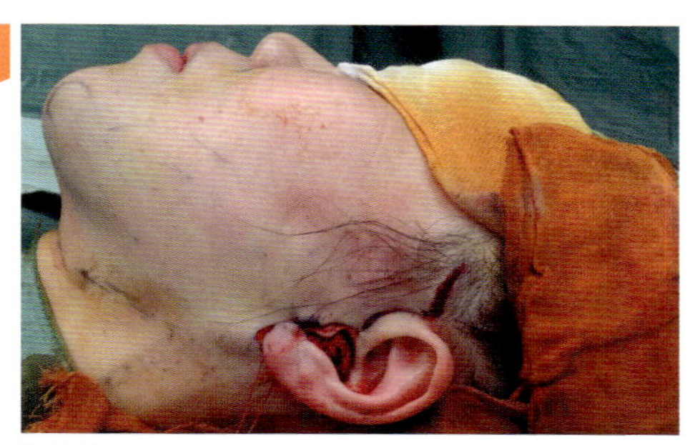

切除⑤
余剰皮弁を切除したところ．ここから皮下縫合に移る．

に皮膚を引き上げる方向，強さを認識していることが，この手術の成果に大きく影響することになります．

9 皮下縫合

5-0ナイロン糸で皮下縫合をします．

10 皮膚縫合(図17～19)

縫合線のコーナー部位を先に縫合します．残り部分は時間短縮のために連続縫合で行います．

11 ドレッシング

先にドレーンを2ヵ所挿入して，その後ソフラチュールガーゼを，次いでガーゼでドレッシングしてテーピングします(図20)．

脂肪吸引した部位はさらに2～3日のスポンジ圧迫ドレッシングを行います．

図17

動画⑪

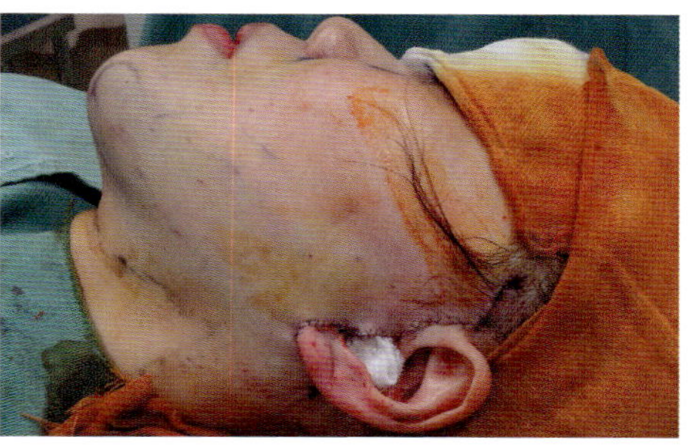

皮膚縫合①
皮下縫合ののち，皮膚縫合を行う．皮膚縫合が終了した状態．

図18

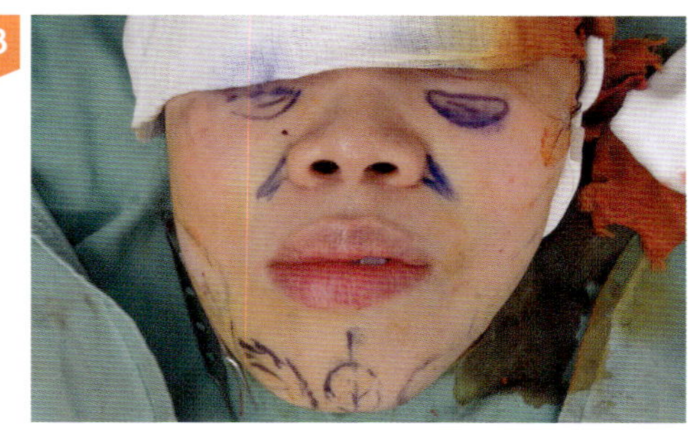

皮膚縫合②
左顔面下顎の手術が終了した状態．それから右顔面のリフトアップに移る．

図19

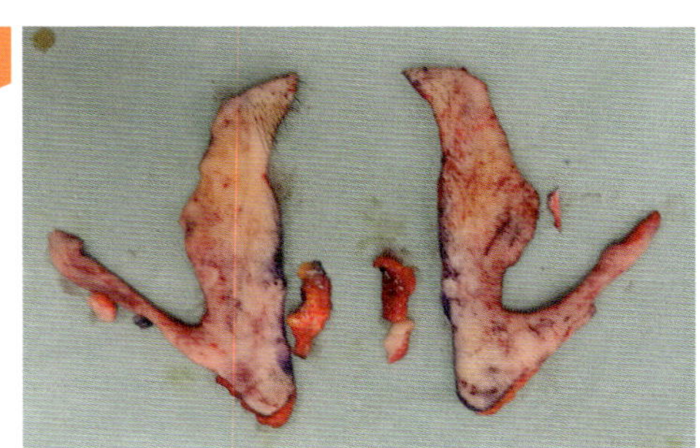

切除した皮片
手術終了時．切除した皮弁を記録に残す．

図20

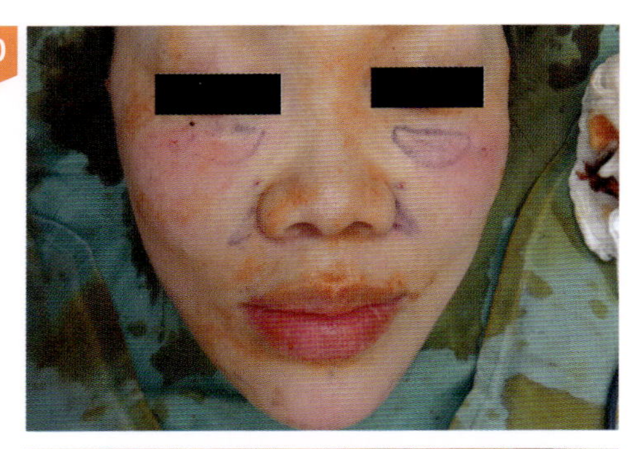

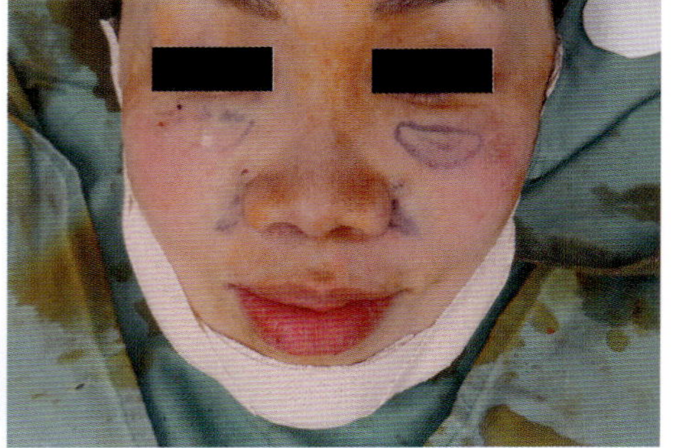

▶動画⑫

テーピング
両側のフェイスリフト手術の終了（脂肪注入は下瞼部，鼻翼基部，おとがい）．

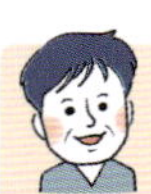

フェイスリフトの手術は，本当に奥が深いですね．先生がこの手術で最も重要と考えていることは何でしょうか？

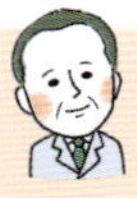

最も重要なポイントは，顔の下顎部位の輪郭の修正ですね．それが確実に修正できているかと，それが術後すぐに崩れることがないように皮下のSMASの処理を確実に行うことが重要です．

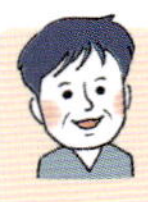

SMASに対する手術操作って，とても重要な工程なんですね．

図21

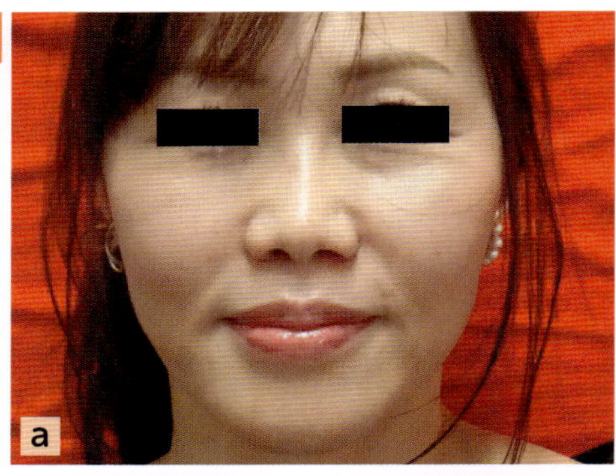

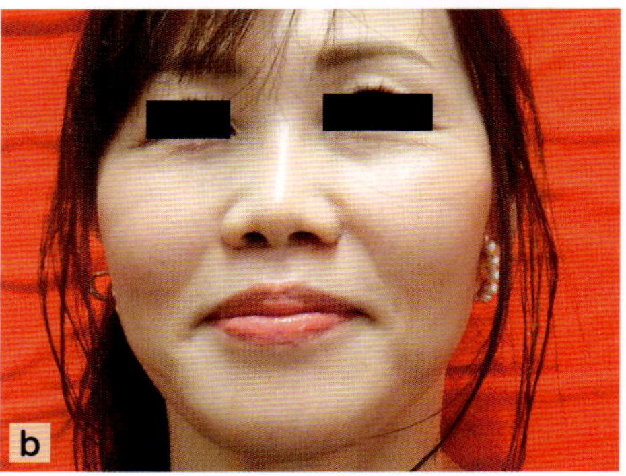

術後４ヵ月
a：正面．b：やや下方から上方視した状態．

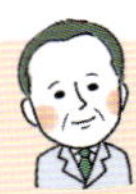

SMASの引き締め，引き上げが不十分であると，皮膚の引き締めをしっかりしても，予想以上に早く頬の輪郭が崩れる傾向があることをときどき経験します．このようなケースではやはりSMASの処理が甘かったのを反省することになります．つまり，SMASレベルでの処理を甘く見るとフェイスリフトの効果が長持ちしない，崩れるのが早いということです．

⑫ 抜糸

最後の工程の抜糸は２週間後としています．通常よりも抜糸を遅らせるのは，局所麻酔薬に少しステロイドを混ぜて，術後の腫脹，疼痛を予防するためです．術後４ヵ月目で腫れも知覚障害も完全に落ちついています（図21）．

- 皮切のデザインは，いかに傷痕が目立たない位置にくるかを考える．
- 皮下脂肪の吸引は顔の下半分の輪郭修正が最大の目的だが，極端にならないように．
- 皮下剥離は慎重に極端にならないように．
- SMASの縫縮は，この手術の最大の重要ポイントである．
- 皮膚切除は，皮膚をつまんで術前にどれだけ寄せることができるかがわかるのでマーキングしておく．
- 皮切のコーナーなどいくつかのポイントはしっかりと皮下縫合する．
- 術後のドレナージとテーピングは最低でも24時間はしっかりしておく．
- この手術での神経麻痺を予防するために最も注意することは，耳垂直下部位だけは深く脂肪を吸引しないことである．

フェイスリフト手術に脂肪吸引と脂肪注入を加えると，効果が倍増

私はフェイスリフト手術をする際，頬や下顎などの，脂肪が余分に蓄積した部位の脂肪吸引をして，その脂肪を残しておいて，フェイスリフトの手術が終了した時点で，脂肪を注入しておいたほうがより効果的と思われる部位に脂肪注入をしています．それでフェイスリフトの効果が倍増します．通常のフェイスリフトではたるみを矯正することが中心ですから，へこみ(陥凹)を完全に修正することはできません．そこで脂肪を注入することに意味が現れるのです．まして最初に吸引して余分な脂肪を取り除いておき，その脂肪をリサイクルすることは，まさに一石二鳥です．

やはり，下眼瞼下部ゴルゴ線部位はフェイスリフト手術の引き上げだけでは効果が望めません．ほうれい線もフェイスリフト手術だけでは限界があります．そういう部位はもし本格的に脂肪注入しようとすると，別の部位から脂肪を採取しなければいけないので，フェイスリフト手術ではそこまですることはまずないのですが，ときにはより効果的な成果を期待して，脂肪注入を追加することもあります．

(市田正成)

フェイスリフト手術を50歳以下で行った女性のその後

フェイスリフト手術というと，いつも思い出す患者さんのKさんは65歳，現在は半年に1回くらいヒアルロン酸の注射に通っています．実は彼女は50歳を機にフェイスリフト手術の相談に来られました．私は，「あなたぐらいのお年でフェイスリフト手術をしておくと，顔の印象がすごく変わってしまうわけではないので，周りの人からは気がつかれずに落ちついてしまいますから，一番安心ですよ．賢明といえば賢明なのです」と言って勧めました．結果は彼女の希望通り，若い輪郭を取り戻せました．また，私の思惑通りに，周りの人に手術をしたことをほとんど知られずにすんだとのことでした．50歳が術後は40歳そこそこに見えるくらい，若返り効果が得られました．

そして15年後再び現れ，さすがに15年経つと，たるみも目立ってきたので，もう一度フェイスリフト手術をしたいということで，来院しました．彼女は面白いことを言ってくれました．「還暦のころ，お友達は顔のたるみを気にして，フェイスリフトをするかどうかを考えるようになる人が多いのですが，私にはそういう輪郭のたるみがほとんど出ていなかったのです．お友達は「あなたはいいねえ．なんで輪郭が崩れてこないの？」と言うのです．私は『体質なんじゃないの』と答えておいたんですけど，10年前にリフトをしておいたことの効果が今現れているんだと，内心とても気分を良くしました」とのことでした．「それなんですよ．ちゃんとした手術をしておくと，10年経ってもよい気分でいられるわけです」と答えました．

15年経つと，さすがにたるみが出てきて，もう一度手術をしたいという思いが出てくる人もいるのですが，「糸リフト」のように1年経つと元に戻るような手術ですませることと比べると，良い気分がずっと5年も10年も持続することのほうがどれだけ賢いかと思います．費用としてはおそらく糸リフトのほうが2分の1くらいで済むのですが，きちんとしたフェイスリフト手術をしたほうが効果の持続が長いことを考えると，賢いのはどっち？と言いたくなるのです．本格的なフェイスリフトを経験したことがない美容外科医が糸リフトを勧めることも多いようです．紹介したKさんは「あのときに思い切ってフェイスリフト手術を受けておいて本当に良かったと思っています」とおっしゃっていました．

（市田正成）

フェイスリフト手術はいくらでも手抜き工事ができる

フェイスリフト手術は良心を持って行うべき手術です．このごろはあまり手抜き工事のことが話題にはならなくなりましたが，手抜き工事をしようと思えばいくらでもできるのです．耳の前に縦方向の切開線を入れて，少しだけ皮下縫合をして，皮膚だけ切除して縫合する，それでフェイスリフト手術が終了，というようなことでお金を稼いでいたクリニックがあったという信じられないような昔話がありました．まるで笑い話ですが，でもそれくらい手抜きをすることができることも事実なのです．現在は私のクリニックでも，皮膚切開，脂肪吸引，皮下剥離，SMAS (superficial musculo-aponeurotic system)の縫縮，皮膚切除，皮下縫合，そして皮膚縫合，それに脂肪注入を加えて8つの工程で手術を行いますが，少なくとも6〜7つの工程を経る必要があります．その途中の工程はその気になればいくらでも省略可能です．「糸リフト」も私に言わせれば手抜き工事の最たるものです．1年後にはリフトに用いた糸も溶けて，何の支えにもならないのですから．

そうして，少なくとも2年後，3年後にははっきりと結果が出てしまうのです．つまるところは「手抜き工事」なのではないか．ビルや橋の工事などで，地震が起きたときに崩れてしまったというような報道が，どこかの国でニュースになったりすることがあります．それらはつまるところ「手抜き工事」の結果なのです．フェイスリフト手術も常に自分を戒めながら，自分に納得のいく手術を心がけたいものです．

（市田正成）

重要度 ★★☆　難易度 ★☆☆

3　フェイスリフト（2）：美容鍼

阿部聖孝

この手術法の適応

- アンチエイジングを希望する人.
- 外科的治療を望まないケース.

概要

- スレッドリフトのなかの1つであるショッピングリフトは，別名「美容鍼」という名称で呼ばれることがあります．鍼灸治療でも「美容鍼」というカテゴリーがありますが，両者は全く異なる施術方法です.
- 経穴を刺激して身体の内面から美しくなる鍼灸治療の「美容鍼」に対して，美容外科で行うショッピングリフトは皮下組織の物理的刺激による皮膚のタイトニングを目的とするものです.

いとぐち

1 スレッドリフトの種類

「切らない手術」として1980年代に登場したスレッドリフトは，その後急速に拡大し，現在ではさまざまな種類のスレッドリフトが行われています.

スレッドリフトの種類

① 糸の材質による分類
- 吸収糸.
- 非吸収糸.

② 糸の形状による分類
- バーブ.
- コグ.
- コーン.
- プロペラ.

③ リフトの仕組みによる分類
- 側頭部に固定した長い糸でリフティングする.
- 返しのある短い糸でタイトニングする.
- 皮下の物理的刺激によりコラーゲン産生を起こさせる*.

*ショッピングリフトや「美容鍼」と呼ばれており，「リードファインリフト」や「ウルトラVリフト」などがある.

2 異なる意味合いの美容鍼

美容外科で行う「美容鍼」であるショッピングリフトは，外径29 Gの注射針の針菅の中に入れた，主にポリジオキサノン（polydioxanone：PDS/PDO）などの吸収性の材質の糸によりコラーゲン産生を促進させるものです.

効果の機序と方法

① 美容外科の「美容鍼」
- 皮膚の折り畳みによる即時効果.
- 物理的刺激による真皮のコラーゲン産生.

② 鍼灸治療の「美容鍼」
- 経穴刺激による自律神経のバランス改善.
- それによる内部からの美.

手術法(美容鍼：ショッピングリフト)

1 デザイン

頬部やフェイスラインなどたるみのある部分に対して，タイトニングを起こさせたい方向と平行させて，針糸を刺入する部位をマーキング(図1)します.

2 麻酔

皮膚への麻酔は，ペンレス®テープやエムラ®クリームを使用します.

針の刺入直前には，消毒液を浸して凍らせたガーゼを当てて，皮膚を冷却して除痛をしています(図2).

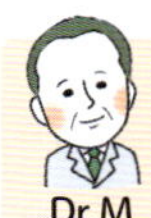
Dr.M ペンレス®テープやエムラ®クリームは，効き目が今ひとつですね.

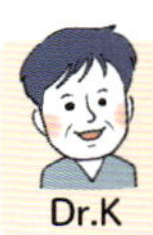
Dr.K 皮膚表面からのドラッグデリバリーで，皮膚全層の除痛は得られません.

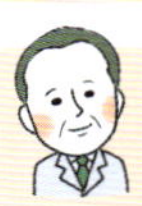
特に麻酔しなくても大丈夫な人もいますし，麻酔の必要性は低いですよね.

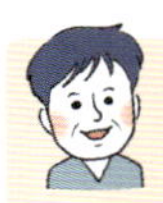
安心感によって疼痛閾値を上げることが主な目的になります.

3 針の刺入と固定

デザインしたラインに沿って，針糸を刺入します(図3〜5).

このときに対側の指先で皮膚をつまんで穿刺すると，皮膚表面が緊満する状態になるので，痛みが軽減されます．また，皮下が適度に圧迫されることで，皮下出血の予防につながります.

図1

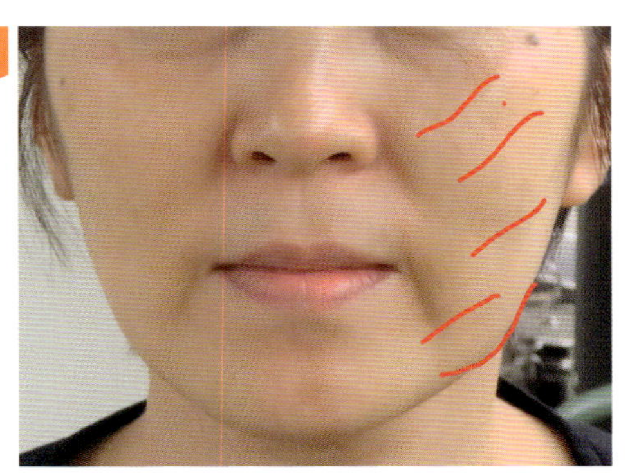

デザイン
針糸を刺入し，皮下を通過させる部位(赤線部分)をマーキングする.

図2

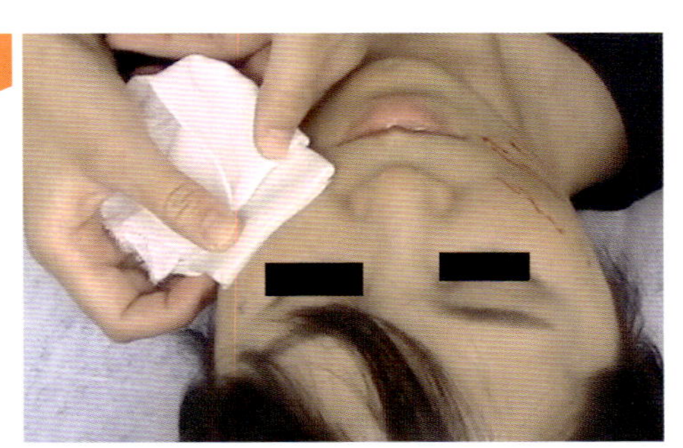

麻酔
麻酔処置により安心感が得られ，疼痛閾値が上昇する.

図3

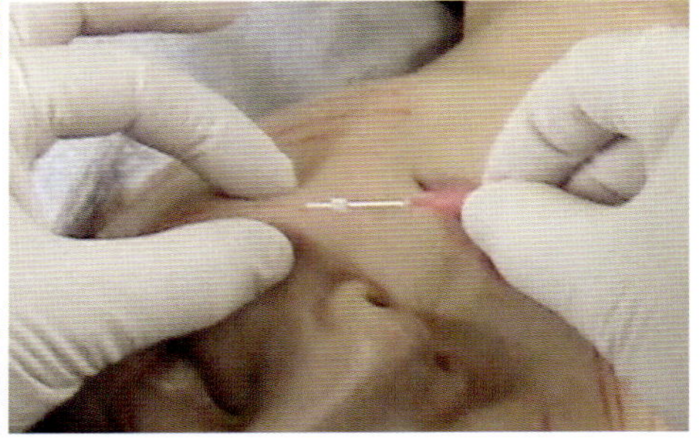

動画①

針の刺入と固定①
対側の指先で，皮膚をつまんで針糸を刺入すると，痛みと内出血を軽減できる．

図4

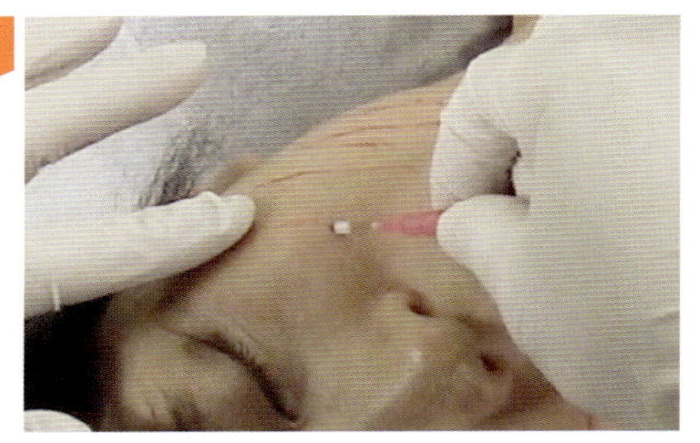

針の刺入と固定②
皮下を通過させる際には，対側の指先で針先の位置を確認する．

図5

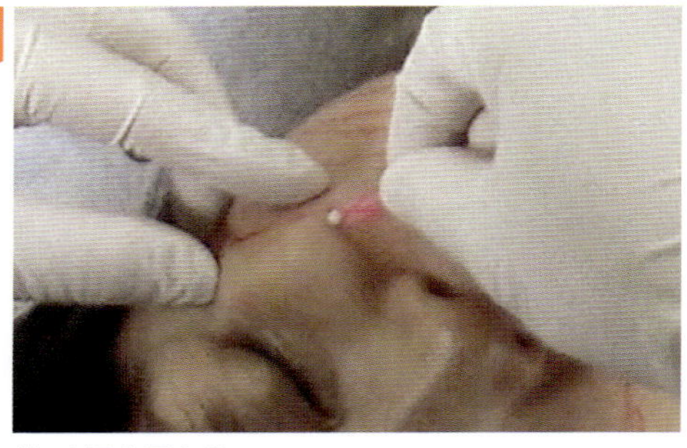

針の刺入と固定③
抜針の直後には，皮膚をタイトニングした形状に保持し，圧迫固定する．

4 術後ケア

特別な術後処置の必要はありませんが，局所の冷却と軽度の圧迫をします．

図6

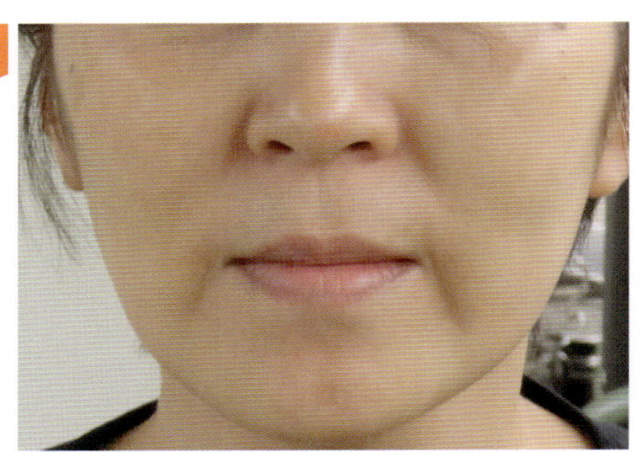

術前：45歳女性

図7

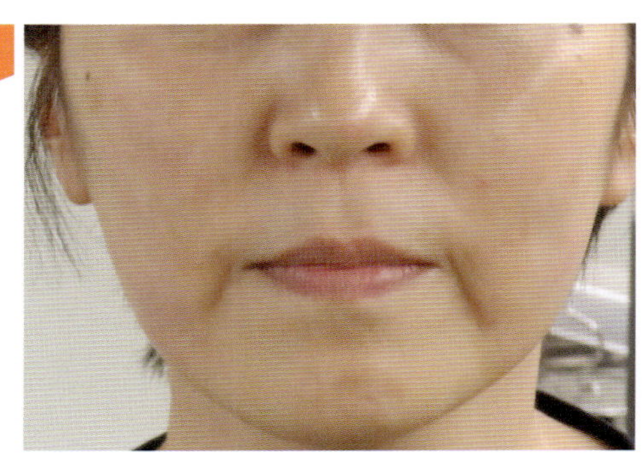

術直後

5 症例写真

1 症例①

45歳女性．頬部とフェイスラインに，片側5本ずつの「美容鍼」を施行．

1）術前（図6）

頬部前面に軽度の皮膚のたるみが存在し，鼻唇溝とマリオネットラインを気にされている．頬部とフェイスラインに刺入した．

2）術直後（図7）

直後から頬部前面がタイトニングされて膨らみが生じ，鼻唇溝が浅くなっている．マリオネットラインは改善しなかった．

2 症例②

50歳女性．上眼瞼に，片側2本ずつの「美容鍼」を施行．

1）術前（図8）

上眼瞼に皮膚のたるみがある．特に外側部のたるみが強い.

2)術直後(図9)

直後からたるみの改善が認められ，重瞼幅が拡大した.

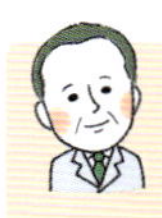

ショッピングリフトにより真皮のコラーゲンが産生されますが，効果発現までには2〜4週間かかると言われていますね.

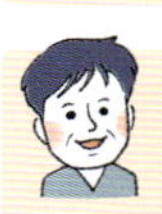

抜針直後の固定によって，即時効果が期待できます.

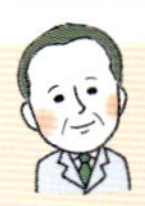

患者さんにとっては，直後から良い結果がわかるほうが嬉しいですね.

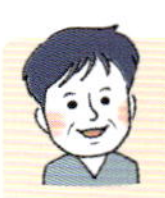

はい，施術に関しての満足度が高くなるので，リピートしていただけます.

図8

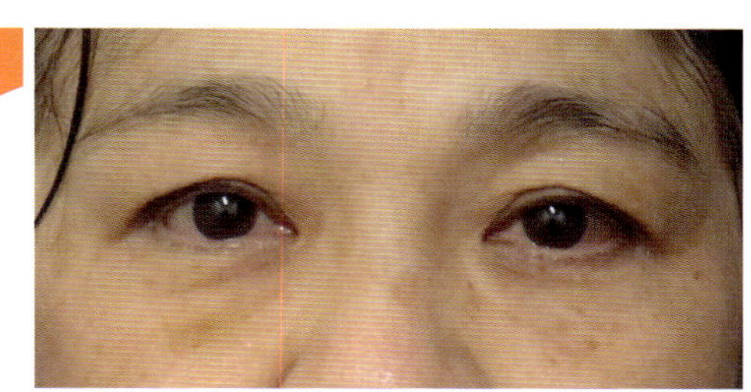

術前：50歳女性

図9

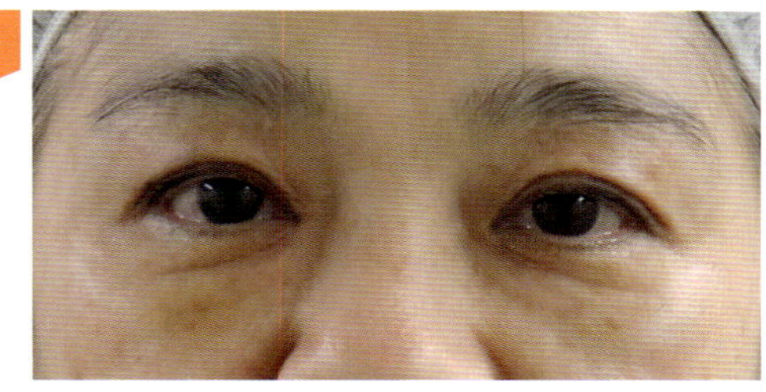

術直後

- 美容外科の「美容鍼」としてのショッピングリフトは，皮下の適切な層を通過させるために，常に対側の指先で針先の位置を確認しながら行う.
- 麻酔は安心感による疼痛閾値の上昇を目的に行う.
- 抜針の際に対側の指先で皮膚固定を行うことで，皮下出血が抑えられ，即時効果が期待できる(直後から良い結果が得られると，患者の満足度が高い).
- 眼瞼部は皮膚・皮下組織が薄いので，針先の位置確認は特に注意する.

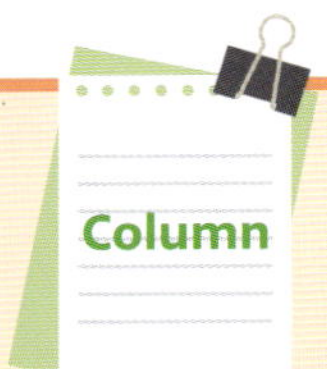

上眼瞼の「美容鍼」

まれな例ですが，上眼瞼のたるみに対して，ショッピングリフトを施行するケースがあります．

他の部位に比べて上眼瞼は皮膚・皮下組織が薄いので，施術の際には特に注意が必要です．針を刺入する際には，深部組織を損傷しないように対側の指先で皮膚をつまみ上げて，緩い角度で刺入します(**図1**)．

針を進めるときは対側の指先で針先を確認しながら皮膚面に平行に，皮下浅層を通します(**図2**)．また，血管が豊富な部位なので，抜針した際の圧迫固定を入念に行います(**図3**)．

皮膚と皮下組織が薄いので，直後の圧迫固定によるタイトニングの即時効果が表れやすい部分です．

（阿部聖孝）

動画②

図1 **針の刺入と固定①**
対側の指先で皮膚をつまみ上げることで，安全な刺入ができる．

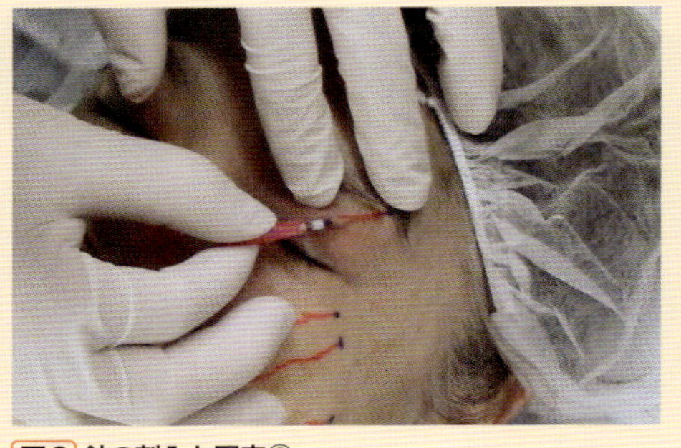

図2 **針の刺入と固定②**
皮膚・皮下組織が薄い部分なので，針先の位置を確認することは特に重要である．

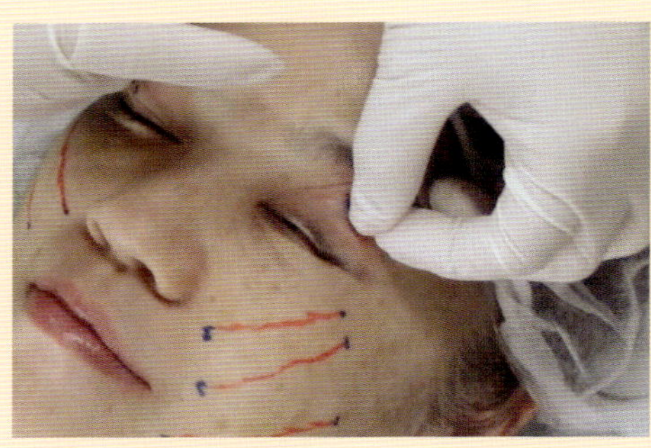

図3 **針の刺入と固定③**
血管が豊富な部位でもあるので，タイトニングのための圧迫固定は長めに行う．

鍼灸治療の「美容鍼」

鍼灸治療における「美容鍼」は，主に顔面の経穴(ツボ)に針を刺入し，その刺激による自律神経バランスの改善によって，身体の内面から美しくなることを目的としています(日本良導絡自律神経学会：https://jsrm.gr.jp/).

鍼の刺激は，直接刺入によるもの，捻針(ねんしん：刺入した針を回転させる)，雀啄(じゃくたく：刺入した針元をたたく)，さらには通電による電気刺激があります.

「美容鍼」を刺入する顔面の経穴としては，**表1**のものがあります.

表1 顔面の経穴(美容鍼灸の良導点)

①H1良導絡(肺経)：手太陰肺経	①F1良導絡(脾経)：足太陰脾経
②H2良導絡(心包経)：手厥陰心包経	②F2良導絡(肝経)：足厥陰肝経
③H3良導絡(心経)：手少陰心経	③F3良導絡(腎経)：足少陰腎経
④H4良導絡(小腸経)：手太陽小腸経 聴宮	④F4良導絡(膀胱経)：足太陽膀胱経 睛明・攅竹
⑤H5良導絡(三焦経)：手少陽三焦経 絲竹空・和髎・耳門	⑤F5良導絡(胆経)：足少陽胆経 瞳子髎・陽白・上関・聴会
⑥H6良導絡(大腸経)：手陽明大腸経 迎香	⑥F6良導絡(胃経)：足陽明胃経 地倉・大迎・頬車・下関・承泣・四白・巨髎
★VM良導絡(前正中)：任脈・督脈 承漿・印堂・水溝・神庭・上星	★経外奇穴 魚腰・上明・太陽・球後・上迎香・侠承漿
★HM良導絡(後正中)：督脈 百会	

鍼灸治療で行われる美容鍼の経穴は，すべて陽のツボ(太陽，少陽，陽明)であり，陰のツボ(太陰，厥陰，少陰)はありません.

「美しさ」は身体的(外面的)な，そして「明るさ」は精神的(内面的)な評価です．陽の経絡刺激によって性格的に明るくなるということではありませんが，「美」と「輝き」が相関しているのはなんとも興味深いところだと思います.

(阿部聖孝)

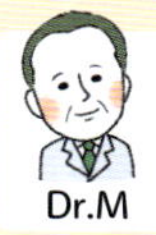

美容のツボは，すべて“陽”の経穴というのは面白いですね.

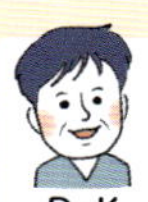

美しさと輝きは，よく並べられますね.「あの人は輝いているから美しい」とか「美しく輝いている」とか言われます.

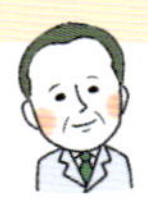

そうですね，外面的なことに加えて，内面も美しくなる必要があるということですね.

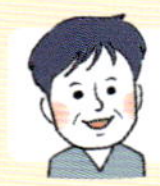

はい.

重要度 ★★☆　難易度 ★★☆

1 全身麻酔が適応となる手術

阿部聖孝

概要

- 局所麻酔は手術部位だけを麻酔して痛みを取り除く麻酔法ですが，全身麻酔は脳を含めて全身に麻酔の影響が及びます．美容外科では主に顔面部を対象とした比較的短時間の手術が多いので，局所麻酔で行うことが大半ですが，場合によっては全身麻酔が必要になります．

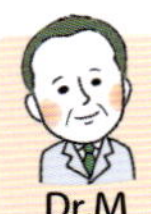

どのような場合に全身麻酔が必要になりますか？

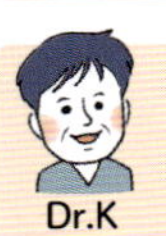

侵襲の大きい手術や気道確保が必要な手術など，局所麻酔だけでは対応が難しいケースです．原因別にまとめてみました．

美容外科手術において全身麻酔が適応となる場合

① 気道確保（気管内挿管）が必要な手術

- 口腔内からアプローチする手術：気道への流入を防止する必要がある場合
- 鼻腔内を操作する手術：咽頭部への垂れ込みに注意を要する場合

② 侵襲の大きい手術

- 疼痛が強い手術：局所麻酔では対応が難しい場合
- 全身に影響が及ぶ手術：術中の出血量や血圧変動などが心配される場合
- 長時間に及ぶ手術：患者さんが耐えられないほど長い時間がかかる場合

③ 患者さん側の要因

- 不安が強いケース：患者さんが動揺や混乱している場合

  ストレスにより交感神経の過緊張が続いている状態のときに，無理に意識下で手術を行うと自律神経反射が起こり，徐脈や血圧低下などの危険な状態になることがあります．
- 不動化が必要なケース：不安がなくてもつい動いてしまう場合

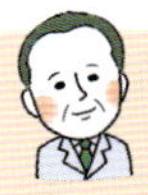

なるほど，具体的にはどんな手術が適応になりますか？

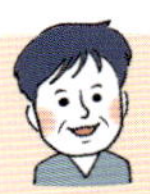

はい，当院で行っている手術のなかで，全身麻酔の適応があるものを挙げてみます．

当院で行っている手術のなかで，全身麻酔の適応があるもの

① **顔面輪郭**：エラ削り・アゴ削り・頬骨削り・反対咬合
② **鼻**：鼻中隔延長術・鼻骨骨切り術
③ **バスト**：豊胸術・乳房縮小術・乳房吊り上げ術
④ **脂肪吸引**：大腿全周脂肪吸引・全腹脂肪吸引
⑤ **アンチエイジング**：トータルフェイスリフト

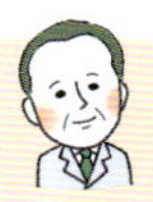

全身麻酔にはどんな種類・様式がありますか？　静脈麻酔との違いは何ですか？

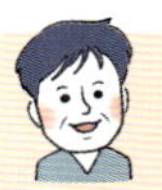

全身麻酔には経静脈的に薬液を投与する静脈麻酔と，肺に麻酔ガスを送り込む吸入麻酔があります．静脈麻酔は主に手術中の鎮静を目的としますので，狭義の意味では「気管内挿管による吸入麻酔」を全身麻酔と呼ぶことが多いです．

ペインクリニック①

美容外科とペインクリニック

私は第2と第4の水曜日に，日本医科大学付属病院の麻酔科・ペインクリニックで外来診療を行っています．ペインクリニックとは，患部に局所麻酔薬を注射する神経ブロックを中心に，理学療法や薬物療法などを併用しながら，痛みの診断・治療を行う診療科です．

さて，（かたや）メスを使う外科的治療によって形体を改善する美容外科と，（こなた）注射や内服薬などの内科的治療によって痛みを改善するペインクリニックですので，一見すると双方には何の共通点もないように思えます．しかし医師と患者さんとのコミュニケーションという一面から見ると，両者にはとても共通している部分がありました．

それは「結果を評価する客観的指標がない」ということです．例えば，内科で糖尿病の患者さんの治療効果や結果を評価するときには，血液検査の数値の推移を診て判断します．この場合，直接患者さんに血糖値やHbA1cの数値を見せて，「以前に比べて，これだけ良くなっていますよ」と説明することができます．他の診療科においても，循環器内科では心電図，整形外科ではX線・CT・MRIなどの画像，耳鼻科では聴力検査のオージオグラムなど，状態変化を可視化できるツールがあるのですが，美容外科とペインクリニックにはそれがありません．

ペインクリニックでは患者さんの痛みの治療をしますが，痛みは本人だけしか感じることができません．実際にペインクリニック外来で使われる痛みの評価法としては，VAS（visual analogue scale）やNRS（numerical rating scale）などがありますが，どれも本人申告による主観的な評価法になります．

さて美容外科には，客観的評価法として，どんなツールがあるでしょうか？　ほとんどの美容外科クリニックで行われているように，当クリニックでも手術前後に患者さんの局所の写真を撮影して状態を記録しています．確かに，手術前後の形体変化を客観的に示すためには，「写真」は最も強力で確実なツールになりえます．しかし美容外科の患者さんが求めるモノの本質は「形体改善によって得られる満足感」なので，結果を評価する指標となるのは本人の「満足度」になります．「痛み」と「満足度」は，どちらも本人しかわかりえない主観的な感覚です．双方に対する診療を行っていますと，インフォームドコンセントの大切さをつくづく実感いたします．

主観的な感覚は自律神経の影響を強く受けます．不安やストレスにより自律神経のバランスが乱れると，疼痛閾値が低下して痛みを強く感じるようになります．例えば何かにぶつかって打撲した際など，楽しい状態のときと不安が強いときとでは，同じ衝撃でも本人が感じる痛みの強さが違ってきます．

満足度も痛みと同じように，自律神経の影響を受けます．例えば手術後の左右差を不満に感じている人の場合，不安が強くなると自律神経バランスの不均衡によって，わずかの差をとても大きく感じてしまいます．これは虚偽や詐病ではなくて，本人の脳が本当にそのように感じている状態です．そのような場面では，患者さんが納得できるような説明をすることで，余分な不安材料が取り除かれ，本人が許容できる範囲内にその不満をとどめることができる場合があります．

知り合いの辛口で毒舌家の美容外科ドクターが，このようなヒドイことを言っていました．

「美容外科は，腕が悪くても口が上手ければやっていける」

「美容外科医は，腕が２割，口が８割」

「美容外科医は，技術よりも話術」

「美容外科医は，口８丁，でも手は２丁」

最初に聞いたときには，「うわ，メチャクチャなこと言っているなあ」と思いました．しかし良い意味に捉えてみると，「結果を可視化できない診療科においては，インフォームドコンセントが重要である！」という意味にもなりうるので，なるほど，一理あるかなとも思います．

（阿部聖孝）

重要度★★☆　難易度★★☆

2 全身麻酔の注意点

阿部聖孝

概要

- 麻酔の役割は単に痛みをなくすことだけではありません．よく知られている全身麻酔の３要素として，①鎮静，②鎮痛，③筋弛緩（不動化）がありますが，さらに④有害反応の抑制，⑤ホメオスタシスの維持といった重要な要素があります．

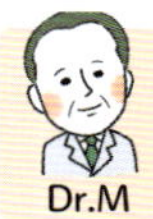

全身麻酔中にはどのような注意が必要ですか？

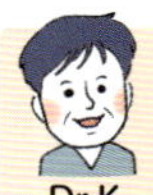

手術麻酔の究極の目的は「手術を安全に終わらせる」ことにあります．そのために全身麻酔中には心電図・血圧・動脈血酸素飽和度・呼気炭酸ガス濃度などをモニターして，患者さんの全身状態を安全に管理する必要があります．

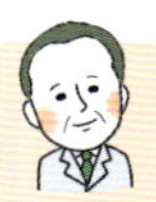

具体的に，例えば急激に血圧が上がったときなどには，どういった処置をしますか？

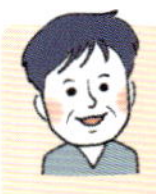

はい，まず原因を突き止めてそれに対応する処置をします．血圧上昇の原因が，浅麻酔ならば麻酔を深くしますし，術野で使用したエピネフリンが原因ならばしばらく様子を見て，必要に応じて降圧薬や抗不整脈薬を使用します．

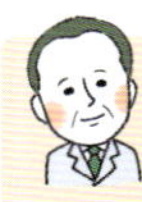

でも，すぐに原因がわからないときもあるでしょう．

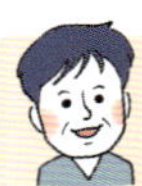

怖いのは，術前検査や既往歴からではわからないサイレントな病態があるときです．特に内分泌的疾患による全身状態の変化の対処は難しい，いや対応が不可能のケースも想定されます．しかし，原因がわからない状況でも，何か処置をしないと，患者さんの状態はどんどん悪くなっていきます．人間の身体には予備力がありますが，その限界を超えてしまうと元に戻ることがより困難になるので，早めの対処が必要になります．

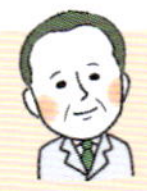

そういうときに麻酔科医はどうするのですか？

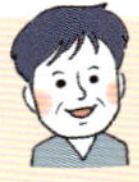

原因として可能性が高いものを順番に考えて，それに対するさまざまな処置を安全な順番で行っていきます．血圧上昇のケースでは，通常は浅麻酔が原因となることが多いので，まず安全な範囲で麻酔を少し深くします．

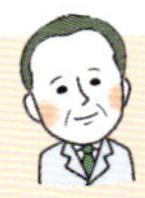

それでも血圧が下がらないときはどうしますか？

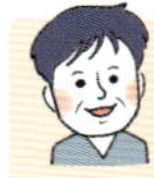

そのときには他の原因を考えながら，同時に適切な降圧薬を使用します．

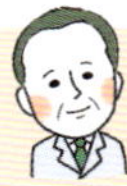

なるほど，診断と同時に治療を行う必要があるのですね．

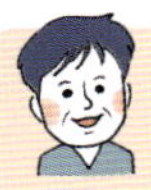
はい，本来であれば診断が確定してから治療を行うことが医療のステップであるべきですが…そこが麻酔科医が皆，葛藤するツライところです．

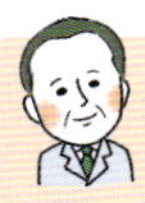
他にはどのような点に注意をしていますか？

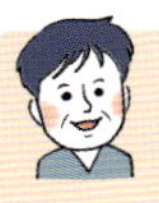
予兆を見逃さないことに注意を払っています．

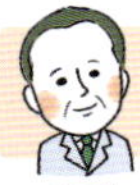
ん？　予兆とは？

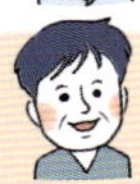
血圧上昇や不整脈が出現するときには，その前兆として心拍数が増加することが多いです．先ほどのケースですと頻脈が出現した時点で，血圧上昇や不整脈に対する処置を考えておくと，いざというときに早めの対処ができます．

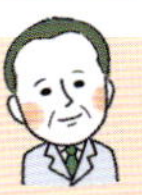
なるほど，“早め早めに少しの対処”が手術麻酔のコツですね．

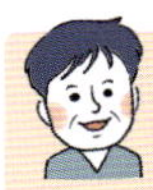
はい，先輩の麻酔科医はこんなことを言っていました．“術中の危険な状態に適切な対処ができても，まだまだ麻酔科医としては三流だよ．適切かつ迅速に対処ができてやっと二流だね．一流の麻酔科医とは…そもそも危険な状態を起こさない”
全身麻酔の手順に従って，その注意点とコツ，そして日帰り全身麻酔を安全かつ迅速に行うために当院で実践していることをまとめてみました．

美容外科手術における全身麻酔の注意点とコツ

- 麻酔操作は，術前⇒導入⇒維持⇒覚醒⇒リカバリーという一連の流れになります．
- 各操作を行うときに，スムーズに次のステップに進むために必要な注意点を考えながら麻酔することで，患者さんの来院から帰宅までを迅速かつ安全に進めることができます．

① 術前チェックでの注意点⇒サイレントの疾患を見逃さないこと

- 美容外科手術を受ける患者さんは，日常生活上健康な暮らしをしている人が多く，本人も自覚していない疾患が隠れている場合があるので注意が必要です．
- 術前にその状態を把握することで危険を回避することができます．

◎当院でも，術前の胸部X線検査で「横隔膜ヘルニア」が見つかった症例がありましたが，挿管・抜管時に胃内容物の誤嚥を回避するための処置を行ったことで，安全に手術・麻酔を施行することができました．

② 全身麻酔導入時の注意点⇒安全で確実な気管内挿管を行う

- 術後の嗄声や咽頭痛などの挿管によるアクシデントは，一般的な手術麻酔においても避けなければいけませんが，機能的改善を主目的としない（と思われている）美容外科手術では特に注意が必要です．

◎挿管困難な症例にあたった場合には，喉頭展開のときに喉頭鏡をかけたまま患者さんの頭部の位置を変化させると声門が見えやすくなることがあります．

動画①

③ 全身麻酔維持の注意点⇒覚醒遅延を起こさないようにする

- 全身麻酔中は，適正換気，必要十分量の麻酔(吸入麻酔・筋弛緩薬)，バイタルサインの安定を心がけることにより，覚醒遅延を回避することができます．

◎当院では全身麻酔をGOS(笑気：Gas＋酸素：Oxgen＋セボフルラン：Sevoflurane)で行っていますが，顔面骨切り手術の場合でも，麻酔維持のためのセボフルラン濃度は0.75%程度です．全身麻酔導入時には脱分極性筋弛緩薬を使用しますが，それ以降は，手術中の筋弛緩薬を使用しないので，基本的に筋弛緩のリバースは行っていません．

④ 麻酔覚醒時の注意点⇒安全な呼吸状態を確認する

- 覚醒状態を確認後，適切なタイミングで抜管しますが，抜管後は補助がなくても自力でしっかりとした呼吸ができていることを確認することが重要です(麻酔事故はリカバリー室で起こることが多い)．

◎完全に覚醒した状態で抜管するのが安全ですが，患者さんが暴れることや血圧上昇による再出血を避ける意味で，当院では自発呼吸がしっかり出ていれば無意識の状態(麻酔深度第３期)で抜管しています．その後は状態に応じて，マスク換気や下顎挙上などの呼吸の補助を行いますが，補助なしでもしっかりした呼吸ができている安全な状態を確認してからリカバリー室に移動します．

動画②

⑤ リカバリー室での注意点⇒段階的に安静度をupする

- 安全に帰宅できるようになるまでは，段階的に安静度を上げていくことが大切です．

◎当院では全身麻酔後の患者さんに対して，意識清明・歩行可能・自尿可能な状態になったときを帰宅の目安としていますが，それに加えて「本人の帰宅の意思」を確認しています．

＜日帰り全身麻酔後，帰宅可能の目安となる５つのポイント＞

① 意識清明(神経系)
② 立位・歩行可能(感覚器系)
③ 自尿可能(泌尿器系・自律神経系)
④ PONV：postoperative nausea and vomiting(術後悪心・嘔吐)(−)，飲水可，内服薬可(消化器系)
⑤ 患者本人の帰宅の意思

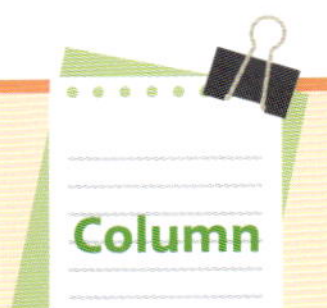

ペインクリニック②

忘れられない患者さん

私は第2と第4の水曜日に，日本医科大学付属病院の麻酔科・ペインクリニックで外来診療を行っています．ペインクリニックとは，患部に局所麻酔薬を注射する神経ブロックを中心に，理学療法や薬物療法などを併用しながら，痛みの診断・治療を行う診療科ですが，治療対象となる疾患の1つに帯状疱疹後神経痛（postherpetic neuralgia：PHN）があります．

PHNの痛みの程度は人によってさまざまですが，なかには日常生活に支障が出るほどの強い痛みに襲われるケースも少なくありません．一昔前は「早期の神経ブロックがPHNの発症を抑える」と言われておりましたので，体幹の帯状疱疹に対しては硬膜外ブロック，顔面（三叉神経領域）に対しては星状神経節ブロックがさかんに行われていました．しかし最近ではそれを実証する確実なエビデンスがないことがわかり，また鎮痛薬や抗ウイルス薬にプロドラッグとして有効性の高い薬剤が開発されましたので，現在はPHNのペインコントロールに対しては内服薬（プレガバリン，トラマドール塩酸塩など）で対処することが多く，ブロックを施行する頻度は格段に少なくなりました．

心に残る患者さんは，Kさんという30代半ばの女性でした．右頸部（C3〜C6領域）の帯状疱疹を発症後，同院皮膚科で治療を受け，その後のPHNに対する治療目的で当科に紹介されました．痛みの程度はかなり強く，ときには動けなくなるほどの状態でしたが，診療にはとても協力的でこちらの説明もよく理解されておりました．会社員としてお仕事をされており，聡明な方なので会社でも重要なポストを任されていました．また主婦として家事も務められ多忙な日々を過ごしていらっしゃいましたので，そのストレスが原因で発症したと推測されました．お子さんはおらず，年齢的にも早く第一子を授からなければというプレッシャーも相当なものであったと思います．

鎮痛薬としてリリカ®（プレガバリン），トラムセット®（トラマドール塩酸塩＋アセトアミノフェン）を処方し，ある程度良好なペインコントロールが得られていましたが，治療開始から1ヵ月後に旅行についての相談を受けました．

Kさん：「先生，今度家族で南の島に旅行に行くことになりました．旅行中の痛みがとても心配なのですが…どうすれば良いでしょう」
阿部：「わかりました，それではお薬を少し多めに処方いたします．頓服の形で，痛みが強いときに飲んでみてください」

Kさんは，処方薬をお持ちになって旅行に行かれ，2週間後に再来受診されました．

阿部：「旅行中の痛みはいかがでしたか？」
Kさん：「それが先生っ！　向こうにいる間はウソのように痛みが軽くなって，お薬はほとんど飲んでいませんでした…が，日本に帰ってきたら，また痛み出して，アイタタタという状態です」

この理由としては，自律神経が関係しています．ストレスなどにより自律神経のバランスが乱れると，疼痛閾値が低下して痛みを感じやすくなります．逆にリラックスすることで自律神経バランスが安定すると，内因性疼痛抑制機構の働きにより痛みを感じにくくなります．私がそういった内容を説明するときも，Kさんは熱心に耳を傾けていらっしゃいました．

その数ヵ月後になりますが，念願がかなって，Kさんは妊娠されました．産婦人科の主治医とも相談し，ペインクリニックの診療をしばらくお休みすることになりました．

それから1年が経過しました．この日，久しぶりにKさんが来院されました．

Kさん：「先生，ご無沙汰しております」
阿部：「痛みのほうはどうですか？」
Kさん：「たまに少し痛むときがありますが，お薬を飲まなくても平気です．今日はお願いが2つあって受診しました．と言いますのは，この度会社に復帰することになりました．長期病気療養休暇の満了に関しまして，こちらでの治療が終了したという診断書が欲しいのですが」
阿部：「わかりました，復帰できて良かったですね」
Kさん：「あと，もう1つのお願いと言いますのは…お陰様で，無事に元気な子を授かりました！」

膝の上にチョコンと抱かれていたのは，元気で可愛い赤ちゃん…キョロキョロ周りを見ています．

Kさん：「先生，よろしければ，抱っこしてあげてください」
阿部：「とても辛い時期があったと思いますが…Kさん，本当によく頑張りましたね」

慢性疼痛はとても辛いものです．治療に難渋するケースでは，不幸な転機をたどる場合もあります．治療経過によっては，もしかしたら授からなかった命の重さを手にして，私の中に熱いものが込み上げてきました（そのときのKさんの目は赤く潤んでいましたが，私の目も同様に赤くなっていたと思います）．

「止まない雨はないし，明けない夜もない」「虹は雨が降ったあとに現れる」

痛みの治療はとても複雑で難しいものですが，Kさんのようなケースを経験すると，「ペインクリニックをやっていて良かったなあ！」と心から思います．

（阿部聖孝）

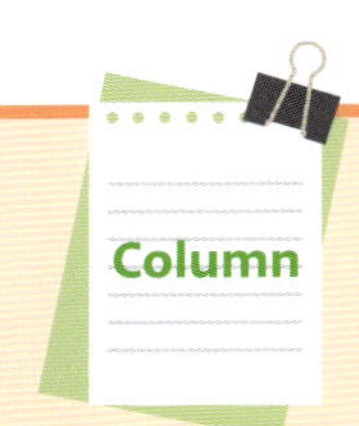

私（阿部）が麻酔科にさらに魅力を感じた出来事

私が形成外科から麻酔科に転科して，まだ初期のころのお話です．当時の日本医科大学付属病院麻酔科の当直は，指導医クラス・専門医クラス・研修医クラスの３人体制で行っていました（金銀銅or松竹梅：もちろん私は一番下の銅・梅です）．休日当直のある日，時間はお昼くらいに，循環器内科のドクターから麻酔科医局に連絡がありました．

内科：「当科入院中のAFL*の患者さんですが，粗動波に乗って頻脈となりました．これからバージョンをかけるのですが，麻酔科の先生にセデーションをお願いしたいと思いまして，ご連絡いたしました」

*AFLとは心房粗動（atrial flutter）のことで，心臓を拍動させる電気信号P波の代わりに，鋸歯状の粗動波が1分間に250〜350回出現します．粗動波の電気的信号に乗ってしまうと心臓が拍動しますが，通常は粗動波と拍動の比率が2：1あるいは4：1になることが多いので，その場合には緊急な治療は必要ありません．しかし何らかの原因で1：1の伝導となった場合には，動悸や胸痛などの症状が出現し，心不全や血栓症などの命にかかわる合併症を引き起こすので，早期に薬物療法や直流電気的除細動（カルディオバージョン）などの治療・処置が必要になります．カルディオバージョンは痛みと恐怖を伴う手技になりますので，患者さんには鎮痛や鎮静（セデーション）のために，通常は全身麻酔や静脈麻酔で行います．

それでは，麻酔科３人部隊（金銀銅or松竹梅），循環器内科病棟に向かっていざ出陣！　麻酔科医局から内科病棟までは，結構遠い道のりであります…．さてさてナースステーションをくぐって，病室にたどり着いてみると…．

患者さんはベッド上で心電図を撮っていましたが，とても辛そうに起坐呼吸（心臓に負担がかかると，横になるよりも座ったほうが，呼吸が楽になる場合があります）をしていました．その周りを10人程度の循環器内科のドクターとスタッフが取り囲み，心電図を見ながら「あ〜でもない，こ〜でもない…」と議論をしています．

我々の登場に気づいた，そのなかの一人の先生（連絡をくれたドクターだと思います）が，

内科：「あっ，麻酔科の先生，ありがとうございます．結構長い時間，頻脈が続いておりまして，これからバージョンをかけようと思います．その際に，セデーションを…」

と，お話をされましたが，その途中で麻酔科軍団のトップ（松）の先生が言いました．

麻酔科(松)：「循環器内科の先生，患者さんが辛そうなので，酸素を与えていただけますか．マスクで3L/m程度で良いでしょう」
内科：「あ，はい，わかりました」

患者さんには，すぐに酸素が投与されました．その後，患者さんの状態やカルディオバージョンの手順などについて，ディスカッションが始まりましたが，2〜3分して心電図を見ていた循環器内科の先生が突然言いました．

内科：「あれっ？　サイナスに戻ってる！？」

サイナスとは正常な洞調律，あるいは洞調律化した心電図波形のことを言います．
心臓への負担がなくなったことで，患者さんにも安堵の表情が見られます(その理由としては，マスクによる酸素投与によって心筋への酸素供給量が増加したため，負荷に耐用できる上限値が上がったことが考えられました)．
さて，患者さんの心電図が正常なリズムに戻ったので，治療の必要がなくなりました．

内科：「あのう，麻酔科の先生，すみません…せっかく，ご足労いただいたのですが…」

と，本当に申し訳なさそうに，循環器内科の先生は言いました．

麻酔科(松)：「わかりました，サイナスに戻って良かったですね．また何かありましたらご連絡ください」

という言葉を残して，我々麻酔科三銃士は撤収いたしました(カッコいい！)．

麻酔科医局への帰り道…私は，トップの先生に問いただしました．

麻酔科(梅)：「何で酸素投与していなかったんでしょうか？」
麻酔科(松)：「内科の考え方って，そんなもんだよ」
麻酔科(梅)：「起坐呼吸でハァハァしている患者さんに酸素が必要なことくらい…何にも知らないのか，知っていてもやらなかったのでしょうか？」
麻酔科(松)：「内科としては“診断が確定してから治療を開始する”という考え方があるんだ．医療はサイエンスだから，闇雲にヘタな鉄砲を撃ってはいけないのだよ」

その答えは，私にとってかなり衝撃的なものでした．と言いますのは，このトップの先生は非常に優秀である反面，結構乱暴な言葉で辛辣な表現をされることが多いのです．この件でも，よくお使いなられている「アホ・ボケ・カス」というワードが飛び出してくると思っていましたが，意外にも冷静に内科的思考を分析・評価されたお答えをいただいたので，私としてはその内容と表現に二度ビックリしたことを覚えています(そのようなギャップをお持ちのところも含めて，私はその先生をとても敬愛しております)．

なるほど，
内科的思考：診断が確定してから，治療を開始する(理論が先，実践は後)．
外科的思考：診断が確定する前でも，必要ならば治療を開始する(実践が先，理論は後)．
麻酔科的思考：診断を確定しながら，同時に治療を開始する(理論と実践，同時進行)．

一概にそうとは言えませんが(外科の先生に失礼ですね)，そのような傾向はあると思います．

(阿部聖孝)

INDEX

た行

な行

は行

ま行

や行

ら行

検印省略

秘伝のワザぜんぶ教えます

美容外科手術 とらの巻［WEB 動画付き］

定価（本体 12,000円＋税）

2025年 4 月 6 日　第1版　第1刷発行

著　者　市田 正成（いちだ まさなり）・阿部 聖孝（あべ きよたか）

発行者　浅井 麻紀

発行所　株式会社 文光堂
〒113-0033　東京都文京区本郷7-2-7
TEL（03）3813-5478（営業）
（03）3813-5411（編集）

印刷・製本：三報社印刷

ISBN978-4-8306-2639-5　Printed in Japan